**21世纪高职高专精品系列规划教材·国际商务专业**

◦BAOJIAN SHIWU◦

报检实务

顾永才　王斌义●主　编
高倩倩　陈幼端●副主编

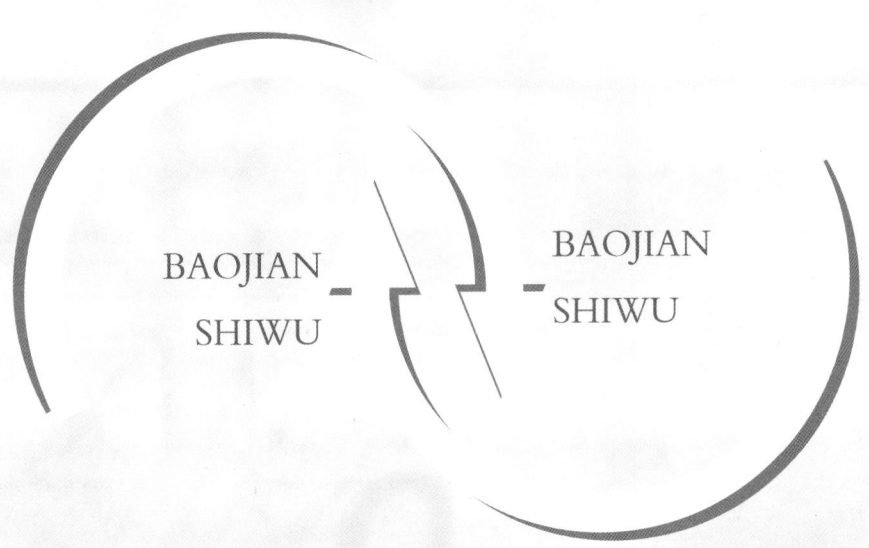

首都经济贸易大学出版社
Capital University of Economics and Business Press
·北京·

前 言

向检验检疫机构报告进出口货物的情况是收发货人或其代理人报检工作的核心环节。《报检实务》是国际经济贸易、国际商务、国际货运代理和国际物流等相关专业的专业课。本课程的目的和任务是使学生了解国家对外贸易和出入境检验检疫法律法规，懂得国际贸易过程中进出口货物报检流程，掌握报检业务的实际操作能力，使学生具备从事报检及相关工作的专业能力。本书是为高职高专《报检实务》课程编写的教材，也可为应用型本科院校相关专业选用。

在编写过程中，我们紧扣报检实务课程教学大纲的要求，以应用为目的，以必需、够用为度，在确实课程内容时充分借鉴高职高专在探索培养应用型人才方面取得的成功经验和教学成果；切实落实高职高专"任务驱动、行为引导"、"管用、够用、适用"以及"工学结合"的教学指导思想，突出教材的先进性和实训性，总结了报检业务实践和研究中已趋成熟的理论、基础知识和技能，吸收了国内外的最新研究成果，反映了报检业务发展的一系列新特点和发展趋势以及报检实践中的新经验与成果。

本教材共分8个项目任务：熟悉与报检有关的国际贸易业务；认知出入境检验检疫工作；报检注册；办理出境货物报检；办理入境货物报检；办理出入境货物的签证与放行；办理出入境运输工具、集装箱的报检；申请原产地证书。每个项目任务我们都设有项目要求、项目情景、知识模块、个案分析与演练、复习思考题5个版块。其中，项目情景以北京华鑫工贸公司及其报检员李华为模拟对象，引出需要完成的任务，并在本项目中阐述任务操作示范。知识模块阐述完成项目任务要求所应知应会的知识与技能。为方便学生学习，每个项目还大量运用了图表、案例、例题及链

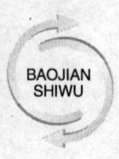

接、注释等形式进行说明,并对个案分析与演练提供了参考答案。本书教学用 PPT 请与首都经济贸易大学出版社联系。

为了能够达到预期的学习目的,要求学生在学习时注意理论联系实际并及时了解相关法规和实际操作的变化。结合课程的性质与特点,本课程的教学方法应落实"精讲多练、工学结合"的措施,主要包括两个方面,即系统讲授课程知识和引导学生开展实践演练,有条件的教学单位还可以安排学生进行模拟实训。通过对本教材的学习,要求学生既熟悉报检的基础理论和知识,又掌握一定的办理报检业务的操作技能。

由于本书注重报检业务知识的实用性与操作性,除可作为高职高专相关专业的教材外,也可作为报检人员的培训用书,同时也适合报检人员在工作实践中学习与参考。

本书由顾永才、王斌义任主编,高倩倩、陈幼端任副主编。参加编写与资料收集工作的还有熊丽荣、周诗鸿、陈加强、徐凯、苏倩倩、徐培中、段环秀、马周琴等。在写作过程中,我们参考了许多著述和资料,特向这些作者表示由衷的感谢。由于我们水平有限,书中如有不当与遗漏之处,敬请读者批评指正。

编 者

目录

项目任务一 熟悉与报检有关的国际贸易业务 / 1
单元一 了解国际贸易运作的基本程序 / 4
单元二 熟悉与报检有关的贸易合同与单证 / 12
单元三 了解我国的对外贸易管制 / 31
单元四 理解编码协调制度和我国的进出口商品归类 / 39

项目任务二 认知出入境检验检疫工作 / 65
单元一 了解出入境检验检疫工作的任务与内容 / 68
单元二 熟悉出入境货物检验检疫机构及其主要职能 / 78
单元三 掌握出入境检验检疫的一般工作流程 / 81

项目任务三 报检注册 / 91
单元一 自理报检及其备案登记 / 93
单元二 代理报检及其登记注册 / 97
单元三 报检员注册及其管理 / 104
单元四 电子报检及其注册 / 111

项目任务四 办理出境货物报检 / 123
单元一 办理一般出境货物报检 / 126
单元二 办理有特殊报检要求的出口商品的报检 / 140
单元三 办理出境动物及其产品的报检 / 144

目录

单元四　办理出境植物及其产品的报检 / 151
单元五　办理出境货物包装的报检 / 155

项目任务五　办理入境货物报检 / 167
单元一　办理一般入境货物报检 / 170
单元二　办理有特殊报检要求的入境货物的报检 / 181
单元三　办理进境货物包装的报检 / 190
单元四　办理进境动物及其产品的报检 / 194
单元五　办理进境植物及其产品的报检 / 201

项目任务六　办理出入境货物的签证与放行 / 215
单元一　熟悉出入境检验检疫的收费 / 218
单元二　办理出入境检验检疫签证与通关放行 / 220
单元三　申请实施直通放行 / 230
单元四　申请出入境检验检疫绿色通道 / 236

项目任务七　办理出入境运输工具、集装箱的报检 / 243
单元一　出入境集装箱的报检 / 248
单元二　交通运输工具的卫生检疫及其报检 / 256
单元三　运输工具动植物检疫的报检 / 265

项目任务八　申请原产地证书 / 275
单元一　认知原产地证书 / 278
单元二　原产地证书的注册、申请与签证 / 283

个案分析与操作演练参考答案 / 303
主要参考文献 / 317

项目任务一

熟悉与报检有关的
国际贸易业务

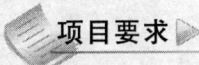
项目要求

▷ 了解国际贸易运作的基本程序
▷ 熟悉与报检有关的贸易合同与单证
▷ 了解我国的对外贸易管制
▷ 理解编码协调制度和我国的进出口商品归类

项目任务一
熟悉与报检有关的国际贸易业务

项目情景

北京华鑫工贸公司多年来一直从事国内贸易，2011 年，该公司决定进军国际贸易领域。幸运的是，公司很快获得一笔代理进口机动混凝土搅拌车的业务。公司决定让李华进入国际贸易项目组。李华参加了国际贸易项目组的第一次讨论会，项目经理提出，首先要查询进口机动混凝土搅拌车需要办理哪些进口证件？到哪里去办？并把这项任务交给了李华。李华毕业于某理工大学机电专业，不久被北京华鑫工贸公司招聘入岗。由于没有系统学过国际贸易知识，李华接到这一任务后感到很棘手，对购货合同（Purchase Contract）、商业发票（Commercial Invoice）等合同与单证知识都知之甚少，更不知道如何办理相应的进出口证件和通关手续。李华深感需要好好补习国际贸易业务知识。之后，在项目经理的指导下，李华总算完成了任务。

对进出口商品要如何办理检验检疫及通关手续，其基础工作主要有两步：第一步，通过商品归类查进出口税则，确定海关监管条件。第二步，明确监管条件后，办理相应的进出口证件。

项目经理将所要进口的该批机动混凝土搅拌车的商品归类为 HS 编码[①] 87054000。李华首先登录到中国海关网上服务大厅网（http://service.customs.gov.cn），在商品信息查询表中查询商品编码为 87054000 的机动混凝土搅拌车的海关监管条件的代码是 A（入境货物通关单）、B（出境货物通关单）、6（旧机电产品禁止进口）、O（自动进口许可证）。然后，李华查到入境货物通关单需到检验检疫部门办理法定检验检疫手续，检验检疫合格的，签发入境货物通关单；自动进口许可证需要按《自动进口许可管理货物目录》的规定向该商品的进口发证机构申领自动进口许可证。于是，李华到北京机电产品进出口机构办理自动进口许可证的申

[①] HS 编码有的简称为 H.S. 编码或 H.S 编码，本书统一简称 HS 编码。

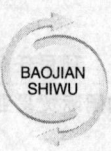

请工作。

为了做好国际贸易中的报检工作,报检人员必须掌握国际贸易的专业知识,尤其是国际贸易实务知识与技能。对开展报检代理的企业来说,报检人员只有掌握相关的贸易业务,才能更好地为客户服务,帮助客户实现国际贸易和跨国经营的目标。

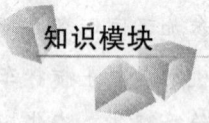

单元一 了解国际贸易运作的基本程序[①]

检验检疫与通关是国际贸易的必要环节。按规定的内容、以规定的方式向检验检疫机构报告进出口货物的情况(简称报检)是对外贸易关系人[②]在检验检疫与通关这一国际贸易的必要环节的核心工作。

一、国际贸易的含义

国际贸易(International Trade, International Business, Foreign Trade, Overseas Trade),通常是指国与国之间的团体、组织(如企业或公司)或个人所进行的商品(货物)、技术或服务的买卖或交换行为,是国际分工的具体体现,同时也表明各国间经济上的相互依赖或相互补充,它是经济全球化或区域一体化的表现形式之一。如以一个国家或地区为主体,其与另一些国家或地区所进行的商品、服务的买卖或交换即为该国或该地区的对外贸易。作为出口方来说,其输出商品和服务被称为出口贸易;作为进

---

① 对已学习过《国际贸易》、《国际贸易实务》等课程的学生,本单元可略讲或做归纳式的复习。

② 这里的对外贸易关系人主要包括出口商品的生产、经营单位;进口商品的收、用货单位或者代理接货、运输单位;进出口商品的代理报检、报关单位。

口方来说，其输入商品和服务即为进口贸易。所以，对外贸易又被称为进出口贸易或输出入贸易。有些海岛国家，如英国、日本等，常用海外贸易（Overseas Trade）来表示对外贸易。

传统的国际贸易和对外贸易仅指有形商品的交换，即人们通常所说的狭义的国际贸易和对外贸易；而广义的国际贸易和对外贸易则包括了商品和劳务的交换，分为有形商品贸易（Visible Trade）和无形商品贸易（Invisible Trade）。有形商品贸易是指有形的、可以看得见的商品的贸易；无形商品贸易则是指无形商品即劳务的输出与输入，如运输、保险、金融、旅游、租赁、技术等劳务的交换活动，它们在通过一国海关时不必申报，也不列入海关统计。具体来讲，无形商品贸易包括伴随着实物商品和人的国际移动而发生的劳务收支，如货物运输费、保险费、客运费、旅游费用等；由资本的国际移动而产生的投资收益项目，如利润、利息、红利、租金等；驻外机构经费、侨民汇款、专利费等其他收支项目。世界无形商品贸易主要分为国际服务贸易和国际技术贸易两大类。国际服务贸易构成国际无形商品贸易的主体，主要是指跨越国境的服务和消费以及各种生产要素的跨国境移动。

二、国际贸易的分类

作为一个统称的国际贸易，其分类各种各样，常见的分类方法如表1-1所示。

表1-1 国际贸易的分类

分类方法	国际贸易的分类名称
按商品形式的不同	有形贸易（国际货物贸易）、无形贸易（国际服务贸易、国际技术贸易）
按货物移动方向的不同	出口贸易、进口贸易、过境贸易（直接过境贸易、间接过境贸易）

续表

分类方法	国际贸易的分类名称
按进出国境与进出关境的不同①	总贸易、专门贸易
按贸易是否有第三者参加	直接贸易、间接贸易、转口贸易
按货物运送方式的不同	陆路贸易、海路贸易、空运贸易、邮购贸易
按贸易方式（即具体做法）不同	一般贸易、包销、寄售、拍卖、加工贸易、合作生产、易货贸易、补偿贸易、租赁贸易等

三、有关国际贸易的法规惯例

国际货物买卖与法律和国际惯例的联系十分密切。在实际的贸易业务中，将涉及各个国家的法律法规和国际贸易惯例，如合同法、货物买卖法、票据法、代理法、知识产权保护法等法律规定，特别是《联合国国际货物销售合同公约》、《国际贸易术语解释通则》、《跟单信用证统一惯例》（又称UCP600）、《托收统一规则》（又称国际商会第522号出版物）等。

这里仅对《国际贸易术语解释通则》进行简单小结。国际商会、国际法协会等国际组织以及美国一些商业团体纷纷制定了解释国际贸易术语的规则，这些规则被广泛采用，形成了有关贸易术语的国际贸易惯例。如国际法协会的《1932年华沙—牛津规则》（Warsaw – Oxford Rules 1932）、《1941年美国对外贸易定义修订本》（Revised American Foreign Trade Definitions 1941）、国际商会的《国际贸易术语解释通则》。在我国进出口贸易业务中，采用国际商会的规定和解释居多，如按CIF条件成交还可同时采用《1932年华沙—牛津规则》的规定和解释。如从美国和加拿大按FOB条件进口时，在规定合同条款和履行合同时，还应考虑《1941年美国对外贸易定义修订本》对FOB术语的特殊解释与运用。

---

① 一般情况下，几个国家间缔结关税同盟时，关境大于国境；在国境内开设自由港、自由贸易区、出口加工区时，关境小于国境；无上述两种情况时，关境等于国境。总贸易统计货物进出口以国境为标准；专门贸易统计货物进出口以关境为标准。如果外国货物进入国境后，暂时存在保税仓库，不进入关境，一律不列为专门进口。

《国际贸易术语解释通则》(International Rules for the Interpretation of Trade Terms, INCOTERMS) 是国际商会为统一各种贸易术语的不同解释于1936年制定的，随后，为适应国际贸易实践发展的需要，国际商会先后于1953年、1967年、1976年、1980年、1990年、2000年、2010年对《国际贸易术语解释通则》进行过多次修订和补充。2010年9月27日，国际商会正式推出《2010年国际贸易术语解释通则》(以下简称《INCOTERMS 2010》或《2010年通则》)，以取代已经在国际货物贸易领域使用了近十年的《2000年国际贸易术语解释通则》(以下简称《INCOTERMS 2000》或《2000年通则》)，《INCOTERMS 2010》于2011年1月1日正式生效。①

　　与《2000年国际贸易术语解释通则》相比，《2010年国际贸易术语解释通则》取消了"船舷"的概念，卖方承担货物装上船为止的一切风险，买方承担货物自装运港装上船后的一切风险，并删去了《2000年国际贸易术语解释通则》中的4个术语：DAF (Delivered at Frontier, 边境交货)、DES (Delivered Ex Ship, 目的港船上交货)、DEQ (Delivered Ex Quay, 目的港码头交货)、DDU (Delivered Duty Unpaid, 未完税交货)；新增了2个术语：DAT (Delivered at Terminal, 在指定目的地或目的港的集散站交货)、DAP (Delivered at Place, 在指定目的地交货)。即《2010年国际贸易术语解释通则》用DAP取代了DAF、DES和DDU三个术语，用DAT取代了DEQ，且扩展至适用于一切运输方式。这样，《2010年国际贸易术语解释通则》由《2000年国际贸易术语解释通则》的13种贸易术语变为11种贸易术语，由《2000年国际贸易术语解释通则》的E、F、C、D四组贸易术语变为按照所适用的运输方式划分的两组贸易术语（见表1-2）。

---

① 国际贸易惯例本身不是法律，对国际贸易当事人不产生必然的强制性约束力。国际贸易惯例在适用的时间效力上并不存在"新法取代旧法"的说法，即INCOTERMS 2010 实施之后并非 INCOTERMS 2000 就自动废止，当事人在订立贸易合同时仍然可以选择适用 INCOTERMS 2000，甚至选择适用 INCOTERMS 1990。

表 1-2 《2010 年国际贸易术语解释通则》的贸易术语

组别	术 语	中文解释	适用方式
第一组	EXW (Ex Works) FCA (Free Carrier) CPT (Carriage Paid to) CIP (Carriage and Insurance Paid to) DAT (Delivered at Terminal) DAP (Delivered at Place) DDP (Delivered duty Paid)	工厂交货 货交承运人 运费付至目的地 运费/保险费付至目的地 目的地或目的港的集散站交货 目的地交货 完税后交货	任何运输方式
第二组	FAS (Free alongside Ship) FOB (Free on Board) CFR (Cost and Freight) CIF (Cost Insurance and Freight)	装运港船边交货 装运港船上交货 成本加运费 成本、保险费加运费	水上运输方式

四、国际贸易运作的基本程序

一笔具体的进出口交易通常是在市场调研的基础上,在目标市场寻找潜在的交易对象,由进出口商的一方向潜在的客户发函或面洽开始建立业务关系,其后经过询盘、发盘、还盘、接受等磋商过程,最终达成交易并履行合同(如图 1-1 所示)。

国际货物交易活动包括商品的进口和出口两个方面。商品从生产加工开始到销往国外的消费者手中需要经过一系列的过程及许多业务环节,每一个业务环节之间密切相连。无论是出口还是进口,从基本业务程序来看,国际货物交易大致可以分为以下 4 个阶段。

(一)交易前的准备工作阶段

一般来说,进(出)口商通常在寻找新的出(进)口商前会先根据本方的营销策略,对潜在市场的基本情况进行一些调查了解。如果潜在市场的基本情况符合企业的要求,就将这个市场定位为目标市场,并在目标市

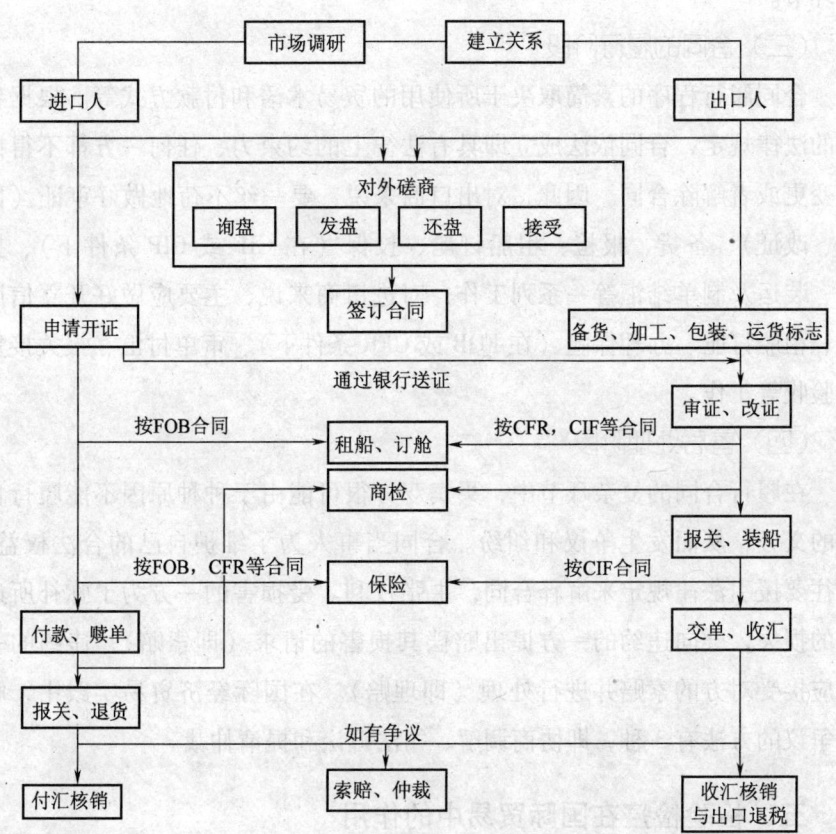

图 1-1 在信用证方式下国际贸易运作的基本程序

场上寻找潜在的出（进）口商作为交易对象，在对客户进行资信调查的基础上与之建立业务关系，制定进出口商品的经营方案或价格方案，申请进出口许可证[①]，落实货源，并开展广告宣传。

（二）交易的洽谈与合同的订立阶段

交易的洽谈（或磋商）一般经过询盘、发盘、还盘、接受的过程，最后达成一致意见，签订合同。在这个过程中，发盘和接受是两个不可缺少

[①] 进出口许可证是由国家商务部代表国家统一签发的、批准某项商品进出口的、具有法律效力的证明文件，也是海关查验放行进出口货物和银行办理结汇的依据。

的环节。

（三）合同的履行阶段

合同履行程序的繁简取决于所使用的贸易术语和付款方式等。根据各国的法律规定，合同依法成立即具有法律上的约束力，任何一方都不得擅自变更或者解除合同。因此，对出口商来说，要一丝不苟地做好审证（催证、改证）、备货、报检、租船订舱、投保（在 CIF 或 CIP 条件下）、报关、装运及制单结汇等一系列工作；对进口商来说，主要应做好开立信用证、租船订舱、办理保险（在 FOB 或 CFR 条件下）、审单付汇、报关接货和验收等工作。

（四）善后处理阶段

在履行合同的复杂环节中，买卖双方很可能由于种种原因不能履行自己的义务，从而发生争议和纠纷。合同当事人为了维护自己的合法权益，往往要援引法律规定来解释合同，主张权利。受损害的一方为了弥补所遭受的损失，会向违约的一方提出赔偿其损害的请求（即索赔），违约的一方应接受对方的索赔并进行处理（即理赔）。在国际经济贸易实践中，解决争议的方法有 3 种，即协商调解、司法诉讼和提请仲裁。

五、检验检疫在国际贸易中的作用

进出口交易与国内交易的不同之处在于存在国境或关境，因而需要繁杂的检验检疫等贸易和通关手续，且货物不能当面交接验收。为了避免交货以后双方因货物品质、数量、重量等方面的问题发生争议，需要一个有信誉的、权威的第三者充当公证人作出检验证明，作为将来处理争议和赔偿时的依据。检验检疫是国际贸易的必要环节，在国际贸易中发挥着重要作用。

第一，对进出口商品进行检验、鉴定和监督管理，加强进出口商品检验工作，规范进出口商品检验行为，维护社会公共利益和进出口贸易有关各方的合法权益，促进对外贸易的顺利发展。

第二，在国际贸易中，对外贸易、运输、保险各方往往要求由官方或权威的非当事人对进出口商品的质量、重量、包装、装运技术条件提供检验合格证明,作为出口商品交货、结算、计费、计税和进口商品处理质量与残短索赔问题的有效凭证。

【例1-1】某年8月,一艘沙特籍油轮经当地检验检疫局鉴定工作人员登轮查验,发现整票货物的净重量比提单量少了158.83公吨,短重比例高达4.15%,主要是装货港原发短量和运输损耗造成短量所致。检验检疫局出具检验证书,由收货方向有关方进行索赔。此案获得圆满解决。

第三,加强对重要出口商品质量的强制性检验是为了提高中国产品质量及其在国际市场上的竞争能力,以利扩大出口。出口商品如果质量差,必然会影响对外成交,卖不出去或卖不上好价,即使勉强推销出去,也会造成不良影响,招致退货或索赔,甚至丢失国外市场,使国家遭受经济损失和不良政治反映。对重要的出口商品实施强制性检验,能保证商品质量、规格、包装和数量、重量符合外贸合同和有关标准的要求。检验检疫合格就是对产品质量的一种证明。

第四,加强对进口商品的检验是为了保障国内生产安全与人民身体健康,维护国家对外贸易的合法权益。进口商品中以次充好、以旧顶新、掺杂使假等情况屡有发现,如果不认真检验,不仅会遭受经济损失,还会严重影响生产建设和人民身体健康。动植物疫情、虫害可能给人们的健康、社会的稳定造成极大损害。检验检疫部门对外国商品提高质量检测,把好质量关,就能有效避免此类问题。

【例1-2】某国MT公司与我国A市医疗设备公司签订了一批医疗耗材合同(总金额约80万元人民币)。A市检验检疫局在对医疗用品进行检验时,发现货物均存在包装破损、霉变、污渍、药品过期和部分医疗一次性用品已使用过等现象。为此,国家质量监督检验检疫总局明确指出,MT公司向我国出口不合格医疗器械甚至医疗垃圾,存在重大的安全和健康隐患,叫停该公司向我国出口医疗器械。

第五,官方检验检疫和监管认证是突破国外贸易技术壁垒和建立国家技术保护屏障的重要手段。检验检疫机构对出口产品或我国生产加工企业的官方检验检疫与监管认证,是突破国外技术贸易壁垒,取得国外市场准入资格并使我国产品能在国外顺利通关入境的保证。检验检疫机构加强对进口产品的检验检疫和对相关的国外生产企业的注册登记与监督管理,是采取了国外通行的技术贸易壁垒的做法,能够以合理的技术规范和措施保护国内产业和国家经济的顺利发展,保护消费者的安全、健康与合法权益,建立起维护国家根本利益的可靠屏障。

单元二 熟悉与报检有关的贸易合同与单证

对国际贸易商品进行报检时,通常需要随附贸易合同与贸易单证。本单元的任务主要是熟悉与报检有关的贸易合同与主要的贸易单证。

一、国际货物销售合同的基本内容与形式

国际货物销售合同(Sales Contract)又称国际货物买卖合同或国际贸易合同。按合同制作人分类,卖方制作的被称为"销售合同"(Sales Contract),买方制作的被称为"购货合同"(Purchase Contract);按合同内容的繁简程度,可分为销售合同(Sales Contract)和销售确认书(Sales Confirmation)。国际货物销售合同主要是指营业地处于不同国家(或地区)的当事人之间达成的货物买卖合同,它是买卖双方当事人磋商交流达成一致意见的真实意思表示的证明。国际货物销售合同不仅是规定买方和卖方各自权利与义务的法律文件,而且是国际贸易单证产生和制作的基础和依据。对外贸易关系人在报检时需要提供国际货物销售合同,并根据合同制作相关的基本单证,如发票、装箱单、提(装)货凭证(或运单、包裹单)、产地证等。

(一)国际货物销售合同的内容

一份完整的国际货物销售合同一般由3部分组成。

第一部分:约首。约首即合同的首部,通常包括合同的名称、合同的编号、合同签订的日期和地点、订约双方当事人的名称和地址等。

第二部分:约文。约文是合同的主体部分,一般以合同条款的形式具体列明交易的各项条件,规定双方的权利和义务。约文部分一般包括下列合同条款:品名、数量、品质、包装、价格、支付、运输、保险等。此外,通常还在一般交易条件或备注栏中列明有关预防及处理有关争议的条款。

第三部分:约尾。约尾即合同的尾部,主要说明合同的份数、附件及其效力、使用的文字、合同生效的时间、合同适用的法律以及缔约双方当事人(法人代表或其授权人)的签字。

国际货物销售合同的基本格式见案例1-1。

案例1-1

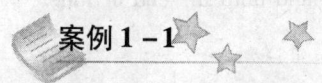

国际货物销售合同示例

上海国际贸易有限公司与伦敦Hold有限公司签订的销售合同如下:

Sales Contract

Contract No.:2011328

Signed at:Shanghai,China

Date:May 13th,2011

The Sellers:Hold Co. Ltd. London

　　　　　　Nels house,3 street,London,England

The Buyers:Shanghai International Trade Co. Ltd.

　　　　　　No. 15 Xinghua road,Shanghai,China

The contract, made out, in Chinese and English, both version being equally authentic, by and between the Seller and the Buyer whereby the Seller agrees to sell and the Buyer agrees to buy the under mentioned goods subject to terms and conditions set forth here in after as follows:

Name of Commodity, Specifications and Packing	Quantity	Unit Price	Total Value
Nightwear 100% Polyester	1 800pcs	CIF Shanghai USD 6.5 PER PCS	11 700.00USD

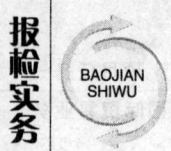

Time of Shipment: Before June 12th, 2011

Port of Loading: London

Port of Destination: Huangpu, Shanghai

Insurance: To be covered by the seller for 110% of the invoice value against I. C. C. (A)

Terms of Payment: By confirmed, irrevocable letter of credit in favor of the seller payable at sight with T/T reimbursement clause at sight allowing partial shipment and transshipment. The covering Letter of Credit must reach the Seller before the end of May and is to remain valid in London, England until the end of June.

Shipping Marks: N/M

Other Terms: Unless otherwise agreed and accepted by the Buyer, all other matters related to this Contract shall be governed, the Terms of Delivery which shall form an integral part of this Contract. Any supplementary terms and conditions that may be attached to this Contract shall automatically prevail over the terms and conditions of this Contract if such supplementary terms and conditions come in conflict with terms and conditions herein and shall be binding upon both parties.

Inspection & Claims: In case the quality, quantity or weight of the goods be found not in conformity with those as stipulated in this Contract upon reinspection by the General Administration of Quality Supervision, Inspection and Quarantine of the People's Republic of China within 60 days after completion of the discharge of the goods at the port of destination, if goods are shipped in containers, 60 days after the opening of such containers, the Buyer shall have the right to request the Seller to take back the goods or lodge claims against the Seller for compensation for losses upon the strength of the Inspection Certificate issued by the said Bureau, with the exception of those claims for which the insurers or owners of the carrying vessel are liable, all expenses including but not limited to inspection fees, interest, losses arising from the return of the goods or claims shall be borne by the Seller. In such a case, the Buyer may, if so requested, send a sample of the goods in question to the Seller, provided that sampling and sending of such sample is feasible.

Damages: With the exception of late delivery or non delivery due to "Force Majeure" causes, if the Seller fails to make delivery of the goods in accordance with the terms and conditions, jointly or severally, of this Contract, the Seller shall be liable to the Buyer and indemnify the Buyer for all losses, damages, including but not limited to, purchase price and/or purchase price differentials, dead freight, demurrage, and all consequential direct or indirect losses. The Buyer shall nevertheless have the right to cancel in part or in whole of the Contract without prejudice to the Buyer's right to claim compensations.

Force Majeure: Neither the Seller or the Buyer shall be held responsible for late delivery or nondelivery owing to generally recognized "Force Majeure" causes. However in such a case, the Seller shall immediately advise by cable or telex the Buyer of the accident and airmail to the Buyer within 15 days after the accident, a certificate of the accident issued by the competent government authority or the chamber of commerce which is located at the place where the accident occurs as evidence thereof. If the said "Force Majeure" cause lasts over 60 days, the Buyer shall have the right to cancel the whole or the undelivered part of the order for the goods as stipulated in the Contract.

Arbitration: Both parties agree to attempt to resolve all disputes between the parties with respect to the application or interpretation of any term hereof of transaction hereunder, through amicable negotiation. If a dispute cannot be resolved in this manner to the satisfaction of the Seller and the Buyer within a reasonable period of time, maximum not exceeding 90 days after the date of the notification of such dispute, the case under dispute shall be submitted to arbitration if the Buyer should decide not to take the case to court at a place of jurisdiction that the Buyer may deem appropriate. Unless otherwise agreed upon by both parties, such arbitration shall be held in Shanghai, and shall be governed by the rules and procedures of arbitration stipulated by the Foreign Trade Arbitration Commission of the China Council for the Promotion of International Trade. The decision by such arbitration shall be accepted as final and binding upon both parties. The arbitration fees shall be borne by the losing party unless otherwise awarded.

The Buyer: The Seller:

从案例 1-1 来看，销售合同的约文一般由基本条款（主要条款）和一般条款两部分构成。基本条款包括：货物名称和规格；成交数量；货物包装和运输标志；单价和总值；装运期；装运口岸；装运通知；投保人、投保险别、投保金额及保险条款；支付工具和方式；单据。基本条款是合同的主体内容，因此也被人们称为主要条款。一般条款是对合同基本条款的补充说明或作为双方订立的多份合同的共性条款，主要包括商检、索赔、仲裁及不可抗力等项内容。

按照我国法律的规定，缺少主要条款的合同是无效的。

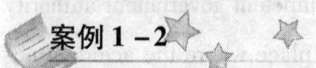
案例 1-2

某年 8 月，浙江一餐具厂与美国某有限公司签订一项进口设备合同，外商未携带设备的详细清单，只有简要介绍。但外商条件比较优惠，符合我方要求。外商表示先签订合同，回国后立即寄来设备清单。为此，我方建议在确认清单后再签合同，但外商仍坚持先签订合同。最后我方考虑到此外商在国际上有较好的声誉并有达成交易的诚意，该合同内容对我方也极为有利，故提出折中办法，先拟合同后生效，在合同中加上一条生效条款，写明合同于卖方寄交设备清单并经买方确认签字之日起生效。对此建议，外商欣然接受，买卖成交。

问题：浙江某餐具厂的主张正确吗？

【案例分析】

设备清单是签订合同的重要基础，它规定了设备的品种、数量、质量、规格和价格等内容。如果价格在合同中订明并生效,外商寄来的设备清单若与之不符,我方将毫无办法。如果没有设备清单,合同中的主要问题就是条款不健全,按照我国法律的规定,缺少主要条款的合同是无效的。因此,本案双方订立的不是一项合同,而仅是附条件生效的协议,只有对方寄来设备清单并经我方确认签字后才能算是合同成立,我方坚持在确认清单后再签合同的主张是正确的。合同中增加生效条款后,主动权就牢牢地掌握在我方手中了。

(二)国际货物销售合同的检验检疫条款

在国际贸易中,国际货物销售合同是进出口商品重要的检验依据,有关进出口商品检验检疫的条款是十分重要的,它关系到贸易的成败和经济得失。出口商品能否顺利地交货履约,进出口商品能否保证符合订货质量要求以及发生问题时能否对外索赔挽回损失,都与合同的商品检验检疫条款密切相关。

合同中的商品检验检疫条款一般分为品质数量条款和检验索赔条款两个方面。

品质数量条款是有关进出口商品品质、规格、等级、包装和数量等具体要求的条款,各种商品、各个合同往往都不一样。品质数量条款是评定进出口商品是否合格的重要检验依据。有的商品应订明有关检验标准,或抽样、检验方法,有的商品甚至还要规定使用检测仪器设备,防止使用不同标准,不同抽样、检验方法,或使用不同精度的仪器设备,得出不同的检验结果而引起争议。

检验索赔条款是有关检验交货和复验索赔的条款,包括发货人的检验机构、检验时间、检验地点、收货人的复验、复验机构、索赔期限、检验费用以及仲裁等条款。

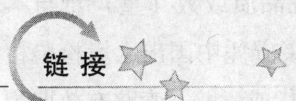

订立进出口商品的检验时间和地点的常用方法

在国际贸易中,进出口商品检验的时间和地点与买卖双方的切身利益密切相关,因为它涉及检验权、检验机构以及有关的索赔问题。根据国

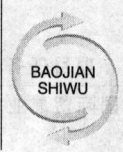

际惯例，确定进出口商品的检验时间和地点一般有以下3种做法：

1. 以离岸品质、数量为准。即由卖方在装运口岸装运前，申请检验机构对出口商品的品质、数（重）量进行检验，检验后出具的检验证书作为商品品质、数（重）量的最后依据。采用这种做法，买方对货物无复验权，也就是没有提出索赔的权利。

2. 以到岸品质、数量为准。即货物运抵目的港后，由当地的检验机构检验和出具的检验证书作为最后依据，如品质、数（重）量与合同规定不符，买方凭检验证书向卖方提出索赔，除非造成上述不符情况属于承运人或保险人的责任，卖方一般不得拒绝理赔。

3. 买方有复验权。即卖方在装运前进行检验的检验证书并不是最后依据，而是交货依据，货到目的地，允许买方进行复验，发现到货的品质、数（重）量与合同规定不符，属于卖方责任的，可凭检验证书向卖方提出索赔。这种做法兼顾了买卖双方的利益。我国在进出口业务中大都采用这种做法。

我国进出口贸易合同一般都规定收货人有复验权条款。出口贸易合同最好订明："双方同意以装运港中国出入境检验检疫机构签发的品质、数（重）量检验证书作为信用证项下议付所提出单据的一部分。买方有权对货物的品质、数（重）量进行复验，列明复验费由××负担。如发现品质或数（重）量与合同不符，买方有权向卖方索赔，但须提供经卖方同意的公证检验机构出具的检验报告。索赔期限为货物到达目的港××天内。"进口贸易合同最好订明："双方同意以制造厂（或××检验机构）出具的品质及数（重）量检验证明书作为有关信用证项下付款的单据之一。货到目的港经中国出入境检验检疫机构复验，如发现品质或数（重）量与本合同规定不符时，除属保险人或承运人责任外，买方凭中国出入境检验检疫机构的检验证书，在索赔有效期内向卖方提出退货或索赔。索赔有效期为××天，自货物卸毕日期起计算。所有退货或索赔引起的一切费用（包括检验费）及损失均由卖方承担。"上述索赔有效期限根据不同商品和国内调运、检验等实际情况以及检验工作的繁简作出不同的规定，如30~150天。对机电仪商品，应在合同中加订品质保证期（一般为一年）。在使用过程中发现材质次劣、装配不当、工艺加工不良，以致使用中发生故障、损坏和性能显著降低，以及发现其他隐蔽性严重缺陷等问题，属于发货人责任的，可在品质保证期内凭出入境检验检疫机构出具的证书向发货人索赔。

通过贸易、科技合作、交换、赠送、援助等方式输入动植物、动植物产品和其他检疫物的，应当在合同或者协议中订明中国法定的检疫要求，并订明必须附有输出国家（或地区）政府出入境检验检疫机关出具的检疫证书。

二、贸易单证

单证，也称单据（Documents），是指交易过程中的一系列证明文件，它是在国际贸易和国际结算中直接说明货物有关情况的商业凭证。单证通常由出口商应进口商和其他有关方的要求备妥并提交。

贸易合同签订后，在合同履行过程中的每一个环节都有相应的单据缮制、组合及运行（如图1-2所示）。

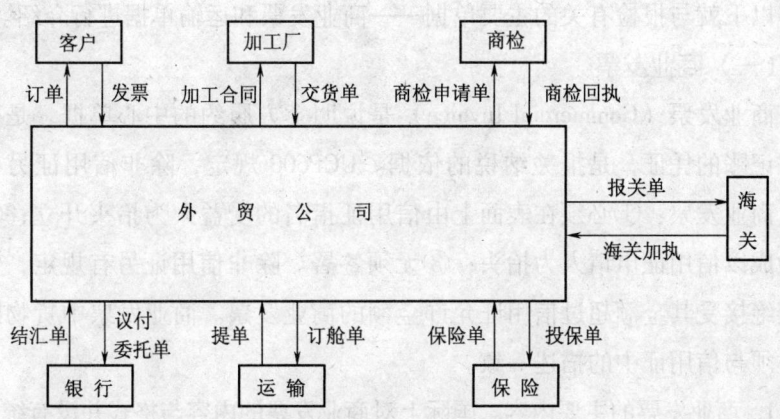

图1-2　出口业务涉及的单证示意图

单据与货款的对流原则已成为国际贸易中商品买卖支付的一般原则。首先，单据可以代表物权，即货运单据代表着货物所有权。货运单据的转移意味着货物所有权的转移，卖方交付货运单据意味着交付

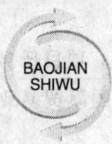

货物,而买方取得货运单据则意味着收到货物,谁控制了货运单据就等于控制了货物;其次,单据是一种履约证明和付款的依据,即单据是有关交易方履行合同的证明。卖方按期向买方交付合同规定的单据就意味着它履行了合同规定的义务,而没有按期交单或者没有交齐合同规定的单据就意味着它没有完全履行合同规定的义务,它就无法取得货款或无法取得全部货款。

按单据作用的不同,贸易单据可分为两大类:基本单据和附属单据。基本单据(Basical Documents),即在交易中不可缺少的单据,包括运输单据、商业发票和保险单。附属单据(Additional Documents),是指除基本单据外,进口商根据本国政府的有关规定或货物本身的不同特点而要求出口商提供的单据。附属单据本身又可以分为两类:一是进口国官方要求必须提供的单据,如海关发票、领事发票、产地证、检疫证、商品出口许可证、配额、装船证明等;二是由于货物本身的特点而要求出口商提供的说明货物情况的单据,如装箱单、重量单、尺码单、检验单、验货报告、受益人证明等。

以下就与报检有关的主要单据——商业发票和运输单据进行介绍。

(一)商业发票

商业发票(Commercial Invoice)是说明卖方履约的中心单据,是交易双方记账的凭证,是报关纳税的依据。UCP600规定,除非信用证另有规定,商业发票:①必须在表面上由信用证指名的受益人为抬头开立;②必须做成以信用证申请人为抬头;③无须签署。除非信用证另有规定,银行可拒绝接受其金额超过信用证允许金额的商业发票。商业发票中货物的描述必须与信用证中的描述一致。

1. 商业发票的主要内容。国际上对商业发票的内容与格式并没有统一的规定。通常而言,商业发票的内容可以分为首文、本文和结文三个部分。

(1)首文部分。发票的首文(Heading)是指发票应列示的一些基本情况,包括发票名称、发票开立人的名称与地址、发票号码、合同号码、发票开立的地点与日期、装运货物的船名、装运港、卸货港、收货人的名称、信用证号码等。

（2）本文部分。发票的本文（Body）部分是指发票应列示的包括运输标志（Shipping Mark）、货物的描述及数量、规格、包装、单价、总金额、毛重与净重以及价格条件等内容。

（3）结文部分。发票的结文（Complementary Clause）部分的内容主要是开立人的签字与盖章。在信用证结算方式中，签字人必须是信用证的受益人。

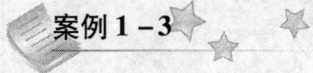
案例 1-3

商业发票制作实例

上海华联贸易有限公司与加拿大 TMN 公司成交了一笔出口交易，TMN 公司按期开来信用证的部分内容如下：

DOC. CREDIT NUMBER：2011/45687

APPLICANT：TMN CO., VANCOUVER, CANADA

BENEFICIARY：SHANGHAI HUALIAN TRADING COPORATION
　　　　　　　57 HUAIHAI ROAD SHANGHAI, CHINA

AMOUNT CURRENCY：USD5 256.00

AVALIABLE WITH/BY：FREELY NEGOTIABLE AT ANY BANK BY NEGOTIATION

LOADING IN CHARGE：CHINA

FOR TRANSPORT TO：VANCOUVER VIA HONGKONG

LATEST DATE OF SHIPMENT：110131

DESCRIPTION OF GOODS：

2 920YDS OF 100PCS COTTON DENIM – 8 OZ – ROPE DYED INDIGO (CT – 121)

DOUBLE P/SHRUNK RESIDUAL SHRINKAGE NOT MORE THAN 3 – 4PCS 82×50/14S×14S – WIDTH：58/59'

AT USD1.80/YD AS PER PURCHASE ORDER NO. FAB11 – 20110087/01 – 02，CIF VANCOUVER

DOCUMENTS REQUIRED：SIGNED COMMERCIAL INVOICE IN TRIPLICATE.

问题：请根据上述资料编制商业发票。

【案例分析】

上海华联贸易有限公司根据信用证制作的商业发票如下：

SHANGHAI HUALIAN TRADING COPORATION

57 HUAIHAI ROAD SHANGHAI, CHINA

INVOICE

TO：TMN CO.,　　　　　　　　　INVOICE NO.：SHE11/7203

VANCOUVER, CANADA　　　　　DATE：JAN. 28, 2011

　　　　　　　　　　　　　　　　L/C NO.：2011/45687

　　　　　　　　　　　　　　　　P. O. NO.：FAB11 - 20110087/01 - 02

SHIPPED FROM SHANGHAI TO VANCOUVER VIA HONGKONG

MARKS&NOS.　DESCRIPTION　QUANTITY　UNIT PRICE　　AMOUNT

GOLDTRON GARMENTS SDN BHD

PO NO. FAB11 - 20110087/01 - 02

COLOR：INDIGO

R/NO.：1 - 4, 6 - 36

　　　　　　　　　　　　2 920 YARDS　USD1.80/YARD　USD5 256.00

100PCS COTTON DENIM - 8 OZ - ROPE DYED INDIGO（CT - 121）

DOUBLE P/SHRUNK RESIDUAL SHRINKAGE NOT MORE THAN 3 - 4PCS 82 × 50/14S × 14S - WIDTH：58/59'

AS PER PURCHASE ORDER NO. FAB11 - 20110087/01 - 02, CIF VANCOUVER

TOTAL：US DOLLARS FIVE THOUSAND TWO HUNDRED AND FIFTY SIX ONLY

SHANGHAI HUALIAN TRADING COPORATION

57 HUAIHAI ROAD SHANGHAI, CHINA

（受益人签章）

E. & O. E.

---

2. 商业发票的制作。出口商必须审慎地对待发票所列明的每个栏目，做到商业发票反映的内容完整无缺、单证相符。具体如下：

(1) 编号（Invoice No.）。由各公司统一编号。发票作为中心票据，其他票据的号码均可与此号码相一致。

(2) 日期（Date）。商业发票的开立日期应早于其他的出口结汇单据（包装单据①除外），该日期主要视货物的筹备情况和信用证的规定而定。至于发票与信用证的关系，除非信用证另有规定，银行将接受出单日期早于信用证开立日期的单据，但该单据必须在信用证和 UCP600 规定的期限内提交。可见，商业发票的日期可以早于开证日期，但不得迟于信用证的议付有效期。而且由于发票开立后还需要办理运输、保险、检验等有关事宜，因此，发票日期在可能的情况下应尽量提前，给其他单据的日期安排留出空间。

(3) 合同号及信用证号（Contract No. and L/C No.）。参照合同和信用证缮制。

(4) 收货人或抬头人（To…）。如属托收方式，收货人一般为合同的买方；如属信用证方式，按信用证规定填制，一般为信用证项下的开证申请人；如有地址，应与信用证一致。

(5) 运输工具及航线（From…to…per…）：按实际情况填制，如货物是转运，转运地点也应明确表示。

【例1-3】Per S.S "Red Star" from Qingdao to London with Transshipment at Rotterdam.

注意，起运地和目的地应明确、具体，不能笼统表示；发票上的起讫地应与提单上的一致。

【例1-4】信用证规定：From China/any Chinese Port to London，而实际装运将从青岛运往伦敦。填写时应打上具体的中国港口/内陆城市的名称，即 From Qingdao, China to London。目的港也如此，需要填写具体港口名称。

(6) 唛头及件数（Marks and Numbers）。一般要包括客户名称缩写

---

① 由于货物是要先经过包装再对外进行销售，因而包装单据的日期不宜迟于商业发票的开立日，多数出口企业习惯上将包装单据和商业发票同日开立。

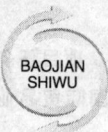

(如不用客户名称,可以发票号码/合同号码/订单号码代替)、目的港、件数。发票中的唛头应与提单上的唛头相一致;如来证规定唛头,可照来证缮制;如无唛头,可打上 N/M。

(7) 商品描述(Description of Goods)。描述内容一般包括合同的几项主要条款,即数量条款、品质条款和包装条款。根据UCP600,信用证支付方式下的发票上的货物描述应严格与信用证的描述一致。有时来证在有关货物内容引导词的引导下还包括其他不属于这一类的内容,如有关价格、装运等条款,在制单时,应把这些内容分别填写在合适的栏目、单据中,如属托收方式的,发票对货物的描述内容可参照合同的规定结合实际情况进行填制。

【例 1-5】 2 000 dozen towels, article No. BB5-20 inch by 40 inch, packed in 20 cartons, as per contract No. 1234.

案例 1-4

某信用证对货物的描述如下:7 000PCS OF 100% COTTON SHIRTS AT USD9.60 PER PCS AS PER CONTRACT NO. 07AB120 FOB QINGDAO。开证行收到单据后,经审核,商业发票未注明 FOB QINGDAO,因此认为单证不符而拒绝付款。但受益人认为贸易术语并不是货物描述的一部分,而且其已经在提单上注明了"FREIGHT COLLECT",表明贸易术语就是 FOB,因此单证是相符的,要求银行付款。

问题:请问开证行与受益人哪方有理?为什么?

【案例分析】

开证行有理。因为根据UCP600,商业发票的货物描述必须与信用证相符合。FOB QINGDAO 的文字放在货物描述这一部分,因此被视为货物描述的一部分,需要在商业发票上予以说明,以满足这一要求。由于受益人提交的商业发票未注明 FOB QINGDAO,银行有权把单据看做不符单据而拒绝接受。

(8) 单价和总值(Unit Price and Total Amount)。这两个栏目应完整表示出单价的4个组成部分,即计价货币、单位价格金额、计量单位及贸易术语。货币名称、计量单位不能遗漏。发票的单价必须与信用证上的单价完全一致。发票金额不要超过信用证规定的最大金额。如有溢短装,可允许在浮动的限额内增减;有扣除折扣的,应在此一并扣除;属于明佣的,也可在此扣除。来证要求注明 FOB 价格或要求分别注明运费、保险费和 FOB 价格的,制发票时应照办。

(9) 包装内容(Packed in…)。列明信用证中所表明的包装条款。例如,Total packed in 30 wooden cases of 500kgs each.

除此之外,如果以件数计算价格的商品,发票只列出件数和包装条件,可以不填毛、净重,但以重量计价的商品必须列明重量。另外,由于各国法令、习惯不一,来证要求在发票上注明"证明所制内容真实无误"或"本货系……生产"或注明"FOB 价格"、"运费价值"等,应一一照办。

(10) 声明文句及其他内容。声明文句主要是根据买方和信用证的要求,对一些特殊事项加以注明。如加注某些参考号、进口许可证号、生产厂家名称等;证明发票内容的正确与真实、货物产地、价值等;加注汇票出票条款等。例如,We hereby certify that the contents of invoice herein are true and correct.(兹证明发票中的内容是真实正确的。)We hereby certify that the goods are of Chinese origin.(兹证明货物产于中国。)

3. 商业发票的补充单据。商业发票的补充单据主要是包装单据。包装单据(Packing Documents)是指一切记载或描述商品包装情况的单据,是商业发票的附属单据,也是货运单据中的一项重要单据。其主要作用是补充商业发票的不足。

包装单据的种类很多,常见的有以下几种:装箱单(Packing List/Packing Slip)(样本如表 1-3 所示);包装说明(Packing Specification);详细装箱单(Detail Packing List);包装提要(Packing Summary);重量单(Weight List/Weight Note);重量证书(Weight Certificate/Certificate of Weight);磅码单(Weight Memo);尺码单(Measurement List)(样本如表 1-4 所示);花色搭配单(Assortment List)等。根据商品的不同和信用证

要求的不同，出口商要提供适当的包装单据。

表1-3 装箱单

Issuer:	装箱单 Packing List	
To:	Invoice No.	Date
Marks & No.; No. & Kind of Pkgs; Description of Goods	Gross WT. kgs	Net WT. kgs.	Measts. M^3

表1-4 尺码单

尺码单
Measurement List

No：_____ Date：_____

Contract No._____ 第Page_____页

标志及箱号 Mark & Nos.	品名及规格 Article and Specification	数量 Quantity	件数 Package	尺码 Measurement

包装单并无固定的格式和内容，一般由出口商根据货物的种类和进口

商的要求仿照商业发票的大体格式来制作,出口商制作的包装单格式不尽相同,但基本栏目内容相似,主要包括单据名称、编号、出单日期、货物名称、唛头、规格、件数、毛重与净重、签章等,有时还涉及包装材料、包装方式、包装规格等。

包装单的各项内容必须与其他单据一致,尤其是重量、件数或尺码等,必须与提单一致,还要与实货相符。为了与发票保持一致,包装单、重量单、尺码单的号码应与发票号码相同;它们的日期与发票日期相同或略迟于发票日期,但不得早于发票日期;它们不表示收货人、价格和货物装运情况;货物的描述使用统称。

(二)运输单据

运输单据是证明货物载运情况的单据,是当出口商将货物交给承运人办理装运时,由承运人签发给出口商的证明文件,证明货物已发运或已装上运输工具或已接受监管。由于运输方式的不同,运输单据的种类有很多,如海运提单、航空运单、快邮和邮寄收据、铁路运单、多式联运单据、公路运单等。

1. 海运提单。海运提单(Bill of Lading,B/L),简称"提单"(样本见表1-5),是海运时使用的运输单据,它是由承运人或其代理人根据运输合同签发给托运人的,表明接受特定的货物或货物已装上船并将经海洋运至目的地交给收货人的收据和物权凭证。收货人在目的港提取货物时,必须提交正本提单。提单是一种货物所有权凭证(Document of Title),谁拥有提单,谁就拥有了货物。提单持有人可据以提取货物,也可凭此向银行押汇,还可在载货船舶到达目的港交货之前转让[1]。提单是承运人与托运人之间运输契约(合同)的证明[2]。物权凭证、货物收据、运输合同的证明这三个基本功能就是提单在法律上的核心内容。

---

[1] 提单是一种可以流通的有价证券,作为对价转让的标的物或贷款的抵押品,但提单的转让必须在承运人交货前才有效。提单持有人必须在货物运抵目的港一定时间内把货提走,过期不提,视为无主货物,承运人可对货物行使处置权。

[2] 提单本身并不是运输契约,由于运输契约是在装货前商订,而提单一般是在装货后签发的,因此提单只是运输契约的证明。

表1-5 海运提单样本

(1) Shipper		COSCO
(2) Consignee		
(3) Notify Party		B/L No. (4) 中国远洋运输公司 CHINA OCEAN SHIPPING COMPANY
(5) Pre Carriage by	(6) Port of Receipt	Cable: Telex:
(7) Ocean Vessel	(8) Port of Loading	COSCO BEIJING 22264CPCPK CN GUANGZHOU 44080COSCA CN
(9) Port of Discharge	(10) Place Delivery	SHANGHAI 33057COSCO CN

(11) Container No.	(12) Seal No. Marks & Nos.	(13) No. of Containers or Pkgs	(14) Kind of Packages; Description of Goods	(15) Gross Weight	(16) Measurement
(17) Total Number of Containers of Packages (In Words)					

(18) Freight & Charges	(19) Revenue Tons	(20) Rate	(21) Per	(22) Prepaid	(23) Collect
(24) Ex. Rate	(25) Prepaid at	(27) Payable at		(29) Place and Date of Issue	
	(26) Total Prepaid	(28) No. of Original B(s)/L		Signed for the Carrier	

LADEN ON BOARD THE VESSEL
(30) Date:
(COSCO STANDARD FORM 07)
BY: COSCO SHANGHAI SHIPPING CO., LTD.
×××
(31) ENDORSEMENT:

COSCO SHANGHAI SHIPPING CO., LTD.
×××

(32) COPIES

不同船公司设计的提单的格式和内容不尽相同,但由于海运提单是物权凭证,直接牵涉各关系人的责任和权益,因而要求内容尽可能详尽、明确,以避免或减少纠纷。完整的提单包括正面关于商品装运情况的记载和背面印就的运输条款。

(1)由托运人填写部分。由托运人填写部分包括托运人、收货人和被通知人的名称和地址、提单号码、船名、装运港和目的港、货物名称叙述、装船件数、毛重、体积、运输标志、包装方式、全套正本提单份数等。

(2)由承运人或代理人填写部分。由承运人或代理人填写部分包括运费交付情况、签发日期与地点、船公司的签章、船长或其代理人的签章等。

(3)承运人或其代理人印定的部分。承运人或其代理人印定的部分是承运人对接受委托承运货物的若干代契约型的声明文字,主要包括装船条款、内容不知悉条款、承认接受条款、签署条款。

提单背面印就的运输条款规定了承运人的义务、权利和责任的豁免,是承运人与托运人双方处理争议时的依据。

2. 航空运单。航空运单(Air Way Bill)是空运承运人与托运人订立的民用航空货运凭证,它具有货物收据、运输合约、运费账单、报关依据以及承运人内部业务往来依据等作用,但不是物权凭证,只能做成记名收货人抬头,不能背书转让。

航空运单正面载有航线、日期、货物名称、数量、包装、价值、收货人名称和地址、发货人名称与地址、运杂费等项目。背面则印有规定托运人和承运人双方各自责任、权利和义务等内容的规章条款。

我国国际航空运单由一式12联组成,包括3联正本、6联副本和3联额外副本。3联正本中,第一联正本交给货主;第二联承运人(航空公司)留存,为运费账单和发票,作为各方费用结算的凭证;第三联注有"Original for the Consignee"字样,作为随机单据,到目的地后交收货人,作为核收货物的依据。航空运单签发日期不能超过交单的限期,否则会违反信用证的规定①。

3. 铁路运单。铁路运单（Rail Way Bill）是国际铁路运输中使用的单据，是由铁路承运人或其代理人签发的证明托运人与承运人运输合约的凭证。铁路运单只是运输合约的证明和货物收据，不是物权凭证。同航空运单一样，铁路运单一律记名，不得转让。

4. 公路运单。公路运单（Road Way Bill）是利用汽车运输时，由承运人或代理人签发的，作为收到货物的收据和运输合同的证明。

5. 邮包收据和快邮收据。邮包收据和快邮收据（Post Parcel Receipt and Courier Receipt）是货物采取邮包运输方式邮寄时邮局或快递公司出具的货物收据或邮寄证明。邮包收据和快邮收据由寄件人填写寄、收件人的名称及地址，所寄物品名称、价值等内容。邮局核实重量并收费后予以签发。

邮包收据和快邮收据一律做成记名抬头，只能由指定收件人领取，因此，它只是邮件收据和合同证明，不是物权凭证，不能转让。

6. 多式联运单据。多式联运单据（Multimodal Transport Document）是在货物的运输过程中使用一种以上的运输工具，由联运经营人签发的证明多式联运合同以及证明联运经营人接管货物并按合同条款妥善交付货物的单据，又叫联合运输单据（Combined Transport Document）。

多式联运是随集装箱运输的推广而发展起来的一种综合运输方式，签发此单据的人叫联运经营人，该人一般不掌握运输工具，一方面以承运人身份向货主揽货，另一方面又以托运人的身份向实际承运人托运。对托运人来说，他是总承运人，负责完成全程运输并负责赔偿货物在运输过程中发生的灭失和损坏。所以，多式联运单据可以概括为"五个一"：

一张单据，即全程运输只要一份运输单据。

一人签发，即单据只由多式联运经营人签发，而不需每个承运人签发。

---

① UCP600规定，航空运单只有在特别要求实际发运日期时，才以运单批注的发运日期为装运日期，否则均以签发日期作为装运日期。

——一个多式联运航程，尽管使用多种运输工具，但只作为一个航程对待。

——一人负责整个航程的完成，即联合运输经营人负责自收货地到交货地的运输。

——一人负责货物的灭失与损坏，即由联合运输经营人负责货物在运输过程中的灭失与损坏。

多式联运单据分为可转让的和不可转让的两种。前者像提单一样做成指示式，通过背书交付来完成转让手续；后者必须列明收货人，收货人不能转让单据。

多式联运单据一般包括以下 15 项内容：货物品类、标志、危险特征的声明、包数或者件数、重量；货物的外表状况；多式联运经营人的名称与主要营业地；托运人名称；收货人名称；多式联运经营人接管货物的时间、地点；交货地点；交货日期或者期间；多式联运单据可转让或者不可转让的声明；多式联运单据签发的时间、地点；多式联运经营人或其授权人的签字；每种运输方式的运费、用于支付的货币、运费由收货人支付的声明等；航线、运输方式和转运地点；关于多式联运遵守公约的规定的声明；双方商定的其他事项。以上一项或者多项内容的缺乏不影响单据作为多式联运单据的性质。

单元三　了解我国的对外贸易管制

对外贸易管制，简称贸易管制，即进出口贸易的国家管制，是指国家为了宏观经济利益和制定国内外政策的需要，履行所缔结或加入国际条约的义务，确立实行各种对外贸易制度并有效管理和规范对外贸易活动的总称。对外贸易管制是政府的一种强制性行政管理行为。受管制的货物在进出境时要提交授权部门批准的有关证件。

一、我国对外贸易管制的构成

我国为保障贸易管制各项制度的实施，在以《中华人民共和国对外贸易法》为核心的基础上又制定了相应的法律法规，并自主实行对外贸易管制，如《中华人民共和国海关法》、海关监管制度、关税制度等。我国贸易管制主要由海关监管制度、关税制度、对外贸易经营者的资格管理制度、进出口许可制度、出入境检验检疫制度、进出口货物收付汇管理制度以及贸易救济制度等构成。

我国对外贸易管制制度的内容体系可简要概括为货物、技术进出口许可管制以及其他贸易管制制度，具体可概括为"备"、"证"、"检"、"核"、"救"5个字（如图1-3所示）。

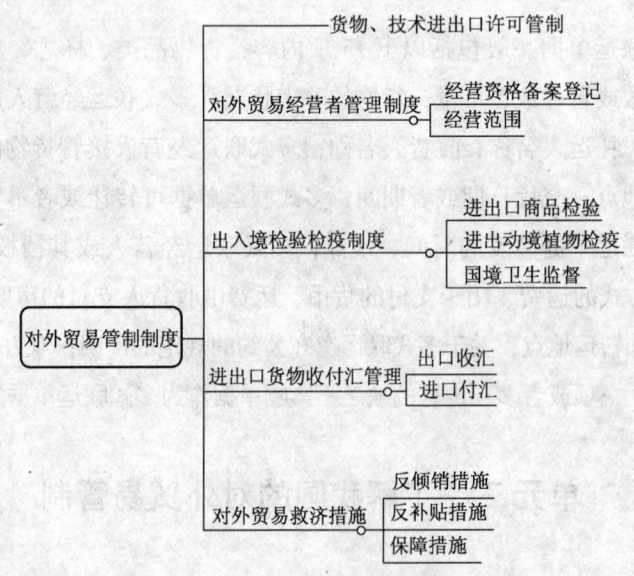

图1-3 我国主要贸易管理制度的构成

货物、技术进出口许可制度的管理范围包括：禁止进出口货物和技术；限制进出口货物和技术；自由进出口货物和技术（包括自由进出口中部分实行自动许可管理的货物）。我国货物、技术进出口许可管理属于以上哪一类主要是根据进出口货物的种类（税号类别）来确定。

"备"，即对外贸易经营资格的备案登记。我国对对外贸易经营者的资格管理实行备案登记制度，它突出强调的是我国对外贸易经营者在从事或参与对外贸易经营活动以前，须按规定向国务院商务主管部门或者其委托的机构办理备案登记。对外贸易经营者未按照规定办理备案登记的，海关不予办理进出口货物的验放手续。我国还对部分货物的进出口实行国营贸易管理[①]，实行国营贸易管理货物的进出口业务只能由经授权的企业经营，但国家也允许部分数量的国营贸易管理货物的进出口业务由非授权企业经营。

"证"，即货物、技术进出口的许可，它主要是指进出口许可证件，即法律、行政法规规定的各种具有许可进出口性质的证明、文件。进出口许可证件是我国进出口许可制度中的重要内容。进出口许可制度不仅是我国贸易管制的核心管理制度，也是我国贸易管制的主要实现方式之一。进出口许可证件是货物或技术进出口的证明文件，既是我国贸易管制最基本的手段，也是我国有关行政管理机构执行贸易管制与监督的重要依据。此外，国家有关主管部门对出口文物、进出口黄金及其制品、进口音像制品、进出口濒危野生动植物、进出口药品药材和进口废物等特殊进出口商品的批准文件或许可文件，同样是我国有关职能管理机构执行贸易管制的重要依据。

"检"，即商品质量的检验检疫、动植物检疫和国境卫生检疫，简称为"三检"。它主要强调的是对货物的进出口、运输工具的出入境实行必要的检验或检疫，也是我国贸易管制方面的重要内容之一，其基本目的是保证进出口商品的质量、保障人民的生命安全与健康。我国出入境检验检疫机构可依法对进出口的货物实施必要的检验检疫。

"核"，即进出口收、付汇核销，它反映了我国对有关进出口货物的收、付汇管理，强调对实际进出口的货物与技术实行较为严格的收、付汇核销制度，以达到国家对外汇实施管制的目的，防止偷逃、偷套外汇。境内出口单位向境外出口货物，应当办理出口收汇核销手续[②]；境内单位进

[①] 实行国营贸易管理的进出口货物目录和授权企业的目录由国家商务部会同相关经济管理部门制定公布。

[②] 出口外汇核销单是跟踪、监督出口单位出口后收汇核销和出口单位办理货物出口手续的重要凭证之一。国家外汇管理局制发出口外汇核销单，报关单位在出口报关时向海关提交。出口货物海关放行运输出境后，报关单位向海关申请签发由海关签注盖章的出口货物外汇核销单和海关打印的出口货物报关单出口收汇核销证明联。外汇管理部门凭海关签注的出口货物外汇核销单和出口货物报关单出口收汇核销联，以及银行出具的收汇凭证，办理收汇核销手续。

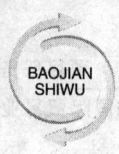

口货物，应该办理进口付汇核销手续①。

"救"，即贸易管制中的救济措施。根据世界贸易组织的有关规定，任何一个世界贸易组织成员都可以为维护自身经济贸易利益，防止或阻止本国产业受到侵害和损害而采取保护性措施。在对进出口贸易实行管制的过程中，我国根据国际公认的规则所采取的贸易补救措施主要包括反倾销、反补贴和保障措施。反倾销和反补贴措施针对的是价格歧视这种不公平的贸易行为，保障措施针对的则是进口产品激增的情况。实施反倾销、反补贴和保障措施均应先采取临时贸易救济措施，然后才采取最终救济措施。反倾销与反补贴措施的实施形式有临时反倾销税、现金保证金、保函以及最终加征相应的税赋；保障措施的主要形式是加征关税、实行配额数量限制或者最终加征关税或实行关税配额。临时反倾销措施和临时反补贴措施实施的期限都是不超过4个月，临时反倾销措施在特殊情况可以延长至9个月；而保障措施的实施期限，临时保障措施不超过200天并计入保障措施总期限，最终保障措施一般不超过4年，全部保障措施实施期限不能超过10年。

海关监管是实现对外贸易管制的重要手段，报关是海关确认进出口货物合法性的先决条件。进出口货物的收发货人通过报关，交验进出口许可证件和有关单证。海关通过"单"、"证"、"货"三大要素对实际进出口货物合法性的查验来实现贸易管制。"单"、"证"、"货"互为相符是海关确认货物进出口合法性的必要条件，在"单"、"证"、"货"互为相符的情况下，海关才予以放行。

二、我国对各类许可证的主要管理措施

货物进出口许可制度是根据国家的法律、政策和国内外市场的需要，对进出口商品的品种、数量实行全面管制的制度，其管理范围包括禁止进

---

① 货物进口后，报关单位在报关时向海关提交进口付汇核销单，进口货物海关放行后，报关单位向海关申请签发经海关签注的进口付汇核销单和海关打印的进口货物报关单进口付汇核销证明联。进口单位或其代理人凭进口付汇核销单和海关出具的进口货物报关单付汇证明联向国家外汇管理局指定银行办理付汇核销。

出口、限制进出口货物和自由进出口中部分实行自动许可管理的货物。

(一)进出口许可证的管理措施

进出口许可证管理是进出口许可管理制度的核心内容,也是国家限制进出口的一种主要的管理形式。进出口许可证是允许进出口的证明文件,是国家管理货物进出境的法律凭证,同时也是海关进行监管和验放的重要依据。

我国已全部取消普通商品的进口许可证管理,仅对特殊商品实行进口许可证管理,例如,2011年实行进口许可证管理的货物分两类,其中,实行进口许可证管理的重点旧机电产品由2010年的88个调整为85个,实行进口许可证管理的消耗臭氧层物质保持47个不变,总计132个10位HS编码商品。

我国实行出口许可证管理的商品是指国家授权商务部会同海关总署等有关部门制定公布的实行出口许可证管理的商品。2011年,实行出口许可证管理的货物由2010年的619个调整为625个,增加了氯化镧、氟化铽、氟化镝、氟化镧4个稀土类和2个锡及锡基合金商品,分别实行出口配额许可证、出口配额招标和出口许可证管理。

凡实行进出口许可证管理的货物,对外贸易经营者应当在进出口前按规定向指定的发证机构申领出口许可证,海关凭出口许可证接受申报和验放。我国进出口许可证的审核和签发由商务部统一负责,实行分级管理。申领进出口许可证要按照国家进出口许可证管理商品分级发证目录的要求向各级签发机关办理。具体办法如下:①中央、国务院各部委及其所属企业,由其主管部门向商务部配额许可证事务局申领;②商务部授权该部驻各地特派员办事处签发沿海开放城市及在其联系地区内有关单位的部分进出口许可证;③商务部授权各省、自治区、直辖市、计划单列市的商务厅(局)签发本地区部分出口货物许可证和部分进口货物许可证。

进口许可证的有效期为一年,当年有效,特殊情况下需要跨年度使用时,有效期最长不得超过次年3月31日。进口许可证应当在有效期内使用,逾期自行失效,海关不予放行。进口许可证不得擅自更改证面内容,如需更改,经营者应当在许可证有效期内提出更改申请,并将许可证交回原发证机构重新换发许可证。

进口许可证管理实行"一证一关"(即进口许可证只能在一个海关报关)管理。一般情况下,进口许可证为"一批一证"(即进口许可证在有效期内一次报关使用)。如要实行"非一批一证"(即进口许可证在有效期内可多次报关使用),应当同时在进口许可证备注栏内打印"非一批一证"字样,但最多不超过12次。由海关在许可证背面"海关验放签注栏"内逐批签注核减进口数量。

出口实行"一批一证"制的商品,其许可证有效期自发证之日起最长为3个月。供港澳地区(不包括转口)鲜活冷冻商品的许可证有效期为1个月。不实行"一批一证"制的商品、外商投资企业和补偿贸易项下的出口商品,其许可证有效期自发证之日起最长为6个月。许可证证面有效期如需跨年度时,可在当年将许可证日期填到次年,最迟至2月底。跨年度的出口许可证不得再延期。

出口许可证应当在有效期内使用,逾期自行失效,海关不予放行。出口许可证不得擅自更改证面内容,如需更改,经营者应当在许可证有效期内提出更改申请,并将许可证交回原发证机构重新换发许可证。

出口许可证管理实行"一证一关"制、"一批一证"制和"非一批一证"制。实行"非一批一证"制的,签发出口许可证时应在备注栏内注明"非一批一证",但最多不超过12次,由海关在许可证背面"海关验放签注栏"内逐批签注出运数量。报关12次后,出口许可证即使有余额,海关也停止接受报关。实行"非一批一证"管理的货物为外商投资企业出口货物、加工贸易方式出口货物、补偿贸易项下出口货物,具体包括大米、玉米、小麦、活牛、活猪、活鸡、牛肉、猪肉、鸡肉、原油、成品油、煤炭。

(二)自动进口许可证管理

我国对部分属于自由进口的货物实行自动进口许可证管理。自动进口许可证是我国自动进口制度中具有法律效力、用来证明对外贸易经营者经营某些商品合法进口的证明文件,是海关验放该类货物的重要依据。

自动进口许可证实行"一批一证"管理,部分货物也可实行"非一批一证"管理(如铜精矿等),但不得超过6次。一般情况下,自动进口许可证的有效期为6个月,在公历年度内有效。

(三)纺织品临时出口许可证管理

列入纺织品出口管理商品目录的纺织品出口凭纺织品临时出口许可证办理海关手续。纺织品临时出口许可证实行"一批一证"、"一关一证"制,在公历年度内有效,有效期为6个月,逾期作废。对出口到欧盟、美国以外其他国家(或地区)的纺织品和服装,无须申领出口许可证。

此外,我国还有相应的对废物进口许可证、野生动植物允许进出口证明书、精神药品进出口准许证、麻醉药品进出口准许证、两用物项和技术进出口许可证等的管理措施。主要管制措施归纳如表1-6所示。

表1-6 主要管制措施表

管制范围	管制机关	管制凭证	凭证使用及有效期
进出口许可证管理	商务部授权配额许可证事务局	进口许可证 出口许可证	"一证一关""一批一证"。对不实行"一批一证"的商品,备注栏中注明"非一批一证"字样,在有效期内最多可使用12次
自动进口许可证管理	商务部	自动进口许可证	原则上实行"一批一证" 对实行"非一批一证"的商品,累计使用不超过6次,有效期为6个月
纺织品出口	商务部配额许可证事务局及各地授权部门	纺织品临时出口许可证	实行"一批一证""一证一关"。公历年度有效,有效期6个月
进口废物	国家环保总局	进口废物批准书	非一批一证。进口废物不能转关(废纸除外),只能在口岸海关办理进境手续。

续 表

管制范围	管制机关	管制凭证	凭证使用及有效期
濒危物种	国家濒危物种进出口管理办公室	公约证明书 非公约证明书	公约、非公约：一批一证 非物种：当年使用；一次性使用
进（出）口药品	国家药品监督管理局	精神药品、麻醉药品进出口准许证 进口药品通关单	一批一证制
进出口黄金及其制品	中国人民银行	出口：黄金产品出口准许证 进口：中国人民银行授权书	当年有效，跨年度作废
两用物项和技术进出口	商务部	两用物项和技术进出口许可证	可跨年度使用，有效期至次年3月31日 出口许可证："一证一关"，"一批一证" 进口许可证："非一批一证"、"一证一关"
出入境检验检疫	国家质量监督检验检疫总局	入境通关单、出境通关单	一批一证
音像制品	文化部	进口音像制品批准单	海关凭批准单办验放手续
化学品首次进境及有毒化学品管理	国家环保总局	有毒化工品进出口管理放行通知单 化学品进出口环境管理登记证	海关凭批准单办验放手续
进出口农药	农业部	进口农药登记证明 出口农药登记证明 非农药登记管理证明	一批一证
兽药进口	农业部	已加盖已报检印章的申报单	海关凭批准单办验放手续

单元四　理解编码协调制度和我国的进出口商品归类[①]

我国对进出口商品的很多政策管理，如出口许可证管理、出口退税管理、商检种类管理等，都是以 HS 编码（即《商品名称及编码协调制度》）为基本分类基础。检验检疫人员受理报检时，会将商品的 HS 编码作为一个重要工作环节仔细加以审核。进出口商品归类是报检员报检的一项重要基础工作。报检员应了解商品名称及编码协调制度的主要内容及作用，掌握《商品名称及编码协调制度》的构成，并能运用其查找商品税号，掌握我国海关进出口商品分类目录的内容和商品编码的查找方法，具备在《中华人民共和国海关进出口税则》上快速查找商品的进出口税率的能力，并能在报检单上正确填制。

一、HS 编码的重要性

HS 编码（Harmonized System Code）是按照《商品名称及编码协调制度》（The Harmonized Commodity Description and Coding System，HS）的相关规定，对每一种进出口货物进行商品归类，以确定该种商品唯一性的商品编码，是商品在国际市场上流通的"身份证"号码，是各国海关、商品出入境管理机构确认商品类别、进行商品分类管理、审核关税标准、检验商品品质指标的最基本的要素。对检验检疫工作而言，如果 HS 编码归类不当，可能导致法检商品的逃漏检及检验检疫规费的流失，可能致使不合格产品流出国门。而在原产地证书的办理过程中，商品 HS 编码归类是否正确，对证书能否签发、签发是否正确也扮演了十分重要的角色，对企业产品能否顺利得到进口国关税优惠意义重大。

商品归类直接关系到企业的税负、获取退税收益、需提交许可证种类等一系列重要事宜，所以，熟悉商品归类并给予正确编码是从事报检、

[①] 本单元可作为选讲内容，需要另备教学资料，如《商品归类与编码目录》、《中华人民共和国海关进出口商品规范申报目录》等。

报关工作的基本技能之一。在过去的日常工作中,经常会遇到这种情况,报检人员为了绕过许可证的管理,或为了取得更高比例的退税,或为了逃避检验检疫机构对商品实施法定检验,有意填报不正确的 HS 编码。例如,某公司在申报茶叶出口时,只笼统地将品名申报为中国茶,而不显示是绿茶还是红茶,以逃避海关对特种茶的许可证管理。针对这种情况,检验检疫人员受理报检时会将 HS 编码作为一个重要工作环节仔细加以审核。当然,也有很多报检员由于不懂得 HS 编码的分类规则而错报了 HS 编码。

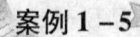
案例 1-5

商品编码申报不符引发的问题

某外贸出口企业出口汽车风扇,认为汽车风扇属于汽车配件,归入第 87 章。但第 87 章章注规定:本税目包括品目 87.01 至 87.05 所列机动车辆的零件及配件,但它们必须同时符合下列两个条件,即必须是可确定为专用于或主要用于上述车辆的;必须是不列入第十七类注释二规定不包括的货品范围的。经查阅,汽车风扇应属于第 84 章。如果归入第 87 章,得出的 HS 编码不属于出口法定检验的范围,而根据第 84 章的归类规定得出的 HS 编码应属于出口法定检验的范围。由于企业人员对归类理解错误,货物虽已到达上海港,却由于没有经过法检,造成无法在口岸海关报关出口。货物延误了船期,造成了不小的损失和麻烦。

【案例分析】

商品编码申报不符往往会引发如下问题:

第一,使用不正确的商品编码可能会引起进出口税率适用的错误,造成税款多征、漏征,同时也会影响出口退税计算的正确性。

第二,使用不正确的商品编码可能会造成海关监管条件适用错误。比如,应申领许可证件而未申领许可证件的,无法及时通关;需要办理法检的商品而未申请法检,影响顺利通关;非法检的商品却申请了法检,产生了报检费用的浪费等。

第三,进口料件商品编码申报不准确,还涉及相关出口成品的商品编码更改及相关合同的更改、核销问题，企业必须重新向海关申报，由海关审核、批准、备案，手续复杂，时间较长。商品编码的临时更改将影响货主报检、报关和通关，进而影响口岸通关速度和企业正常生产。

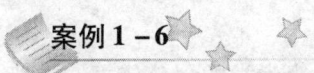

案例 1-6

2011年1月，某企业向惠州检验检疫局申报一批进境集装箱，共装载13项商品，包括塑胶粒、空白软线性线路板、插座和磁头组装件等商品。工作人员在审核单证时发现该企业申报的插座HS编码为8541100000，属非法定检验货物。实际上，正确的HS编码应为85366900，属于入境验证商品。这一情况引起了工作人员的警觉，经询问，报检员自称是因为工作疏忽，错误录入HS编码所致。后经惠州检验检疫局工作人员进一步调查发现，从2010年1月至今，该企业已使用相同手段将4批本应属法定入境验证商品改为非法定检验货物申报入境，其目的是逃避相关部门对入境验证商品的检验监管。

【案例分析】

对进出口商品报检而言，一个商品的名称及其HS编码如同一个人的身份证及其身份证号码，其重要作用不言而明，且不容忽视。而本案中涉及的插座HS编码所对应的检验检疫类别为"L/N"，即属于入境验证商品，须纳入检验监管范围，海关监管条件为"/B"，即企业进口报关时海关不需提供通关单，这样无形中就给极个别企业提供了可乘之机。如本案中企业为贪图方便，故意伪报HS编码，逃避检验监管，企图蒙混过关。

二、商品名称及编码协调制度

《商品名称及编码协调制度》（简称协调制度，HS）是在《海关合作理事会商品分类》（CCCN）和联合国《国际贸易标准分类目录》（SITC）的基础上，协调国际上一些主要的税则、统计等所涉及的商品分类目录而制定的一部多用途的国际贸易商品目录。世界贸易组织（WTO）贸易总量

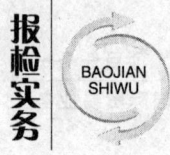

90%以上的货物是以该制度分类的。

协调制度商品分类目录将国际贸易商品分为21个类、97个章(第77章是空章)、1 221个品目、5 052个6位数级商品编码(2007年版)①。

从协调制度的分类方法和编目来看,HS商品分类的特点主要表现在以下几个方面:

第一,协调制度基本上以商品所属的生产行业为类的划分依据。一般把同一工业部门或相关工业部门的商品归于一类。例如,第二类(6~14章)为植物产品;第六类(28~38章)为化学工业及相关工业的产品;第十一类(50~63章)为纺织工业产品。有些章也可自立为一类。例如,第15章(第三类)是油脂工业产品;第93章(第十九类)是军工业品;第97章(第二十一类)为艺术品。

第二,协调制度以商品的自然属性(原料性商品)或所具有的功能和用途(制成品)为设章原则。一般来说,不同原料的商品列入不同的章。例如,机织织物按其原料不同分别归入第50章(丝织物)、第51章(毛织物)、第52章(棉织物)、第53章(麻织物)以及第54章(人造丝织物);金属制品也按其原料不同分别归入第73章(钢铁制品)、第74章(铜制品)、第75章(镍制品)、第76章(铝制品)、第78章(铅制品)、第79章(锌制品)、第80章(锡制品)。相同原料制成的商品一般编排在同一章内。例如,塑料及其制品在第39章、橡胶及其制品在第40章、玻璃及其制品在第70章。

第三,在同一章内的商品,按照从原料到成品的加工程度依次排列,即原材料——坯件——半成品——制成品。加工程度越深,商品的品目号排得越后。例如,第44章的"木和木制品"按燃料木料(44.01)——原木(44.03)——粗加工的木棍(44.04)——锯木(44.07)——制胶合板用的薄板(44.08)——胶合板(44.12)——木制品(44.15~44.21)的顺序划分为21个品目号。章与章之间的编排也是这样,即加工程度越复杂的商品越往后排。例如,活动物排在第1章,鲜肉排在第2章,肉类的

---

① 读者可以从网上下载或查询商品名称及编码协调制度的详细分类,并加以学习。

保藏则排在第 16 章；活树排在第 6 章，木材排在第 44 章，木制玩具排在第 95 章，木制工艺品排在第 97 章。

由于商品种类和性质的复杂性，不可能刻板地把所有的商品都按原料分类，尤其是对那些由多种原料组成的商品或加工程度较高的工业品，如精密仪器、光学仪器、航天航空器以及工艺品和艺术品等。因此，许多章是按商品的用途划分的，这时就不考虑其所使用的材料。例如，羽绒衣、羽绒被、羽毛球及羽毛掸就没有按其所使用的原料归入第 67 章（羽毛，羽绒制品），而是按它们各自的用途分别归入第 62 章（机织服装）、第 94 章（床上用品）、第 95 章（体育用品）以及第 96 章（杂项制品）。此外，像第 57 章的地毯、第 64 章的鞋类以及第 95 章的玩具，也都不考虑其原料结构，而根据其用途单立一章。

第四，类次及同类章次多依照先动物商品，再植物商品，后矿物商品的顺序排列。例如，活动物以及动物产品在第一类，植物产品在第二类，矿物产品在第五类。又如，第十一类中第 50 章、第 51 章为动物纤维及制品，第 52 章、第 53 章为植物纤维及制品。此外，对同类商品，按具体列名、一般列名和未列名的顺序排列；对同一商品按整机在前、零件或配件在后的顺序排列。

第五，协调制度分类时还要注意照顾商业习惯和实际操作的可行性。对某些进出口数量较多又难以按生产行业分类的商品，专列类、章和商品品目。例如，第二十类第 94 章的活动房屋即属此种情况。

通过上述分析我们可以看出，协调制度的分类原则是按商品的原料来源，结合其加工程度、用途以及所在工业部门来编排商品。这里，原料来源为编排的主线条，加工程度及用途为辅线条。主辅线条相辅相成，再加上"法定注释"，使人们能在协调制度所涉及的成千上万种商品中迅速、准确地确定自己商品所处的位置。这也正是协调制度分类法的科学性和系统性所在。

协调制度整个分类体系由归类总规则、注释（类注、章注、子目注释）和商品名称及编码表三部分组成。

（一）商品名称及编码表

商品名称及编码表由协调制度编码（简称商品编码）和货品名称（亦称品目条文和子目条文）组成，是协调制度商品分类目录的主体，从属于21个类，分布在97个章中（第77章是空章，保留为协调制度将来所用）。商品编码栏居左，商品名称栏居右，依次构成一横行。

1. 商品名称。商品名称即品目条文，主要采用商品的名称、规格、成分、外观形态、加工程度或方式、功能及用途等形式限定商品对象。它是协调制度具有法律效力的归类依据，在各种归类依据中居于最优先使用的地位。品目条文可解决的商品归类问题不能使用其他归类原则。

2. 商品编码。协调制度采用结构性商品编码。它采用6位数编码，把全部国际贸易商品分为21类、97章。章下再分为目和子目。商品编码的前两位代表"章"，三、四位数代表"目"，五、六位数代表"子目"，而我国又根据实际情况增加了第七、八位"本国子目"。现以商品马的编码为例加以介绍：

编码：0 1　0 1　1　0　1　0
位数：1 2　3 4　5　6　7　8
含义：章　　税目　一级子目　二级子目　三级子目　四级子目

协调制度在商品编码表中的商品名称前分别用"一"、"— —"、"— — —"、"— — — —"代表一级子目、二级子目、三级子目、四级子目。商品编码表举例如表1-7所示。

表1-7　商品编码表

商品编码	商品名称	商品编码	商品名称
01.01	马、驴、骡： 一改良种用	01.04	绵羊、山羊： 一绵羊
0101.1010	— — —马	0104.1010	— — —改良种用
0101.1020	— — —驴	0104.1090	— — —其他
	一其他：		一山羊：
0101.9010	— — —马	0104.2010	— — —改良种用
0101.9090	— — —驴、骡	0104.2090	— — —其他

关于商品编码，应掌握以下几点：

(1) 商品编码是具有特定含义的顺序号，它用四位号码表示品目列号。前两位表示品目所在章，后两位表示品目在该章的排列次序，中间用圆点隔开。例如，商品编码47.05，表示该商品在第47章，列第5个品目；商品编码62.05，代表第62章（机织服装），05顺序号下的商品，即机织男衬衫。一个品目号可以代表一种商品，也可表示一组相关的商品。例如，品目号04.09仅代表蜂蜜一种商品，而品目号08.04却代表鲜的或干的海枣、无花果、菠萝、油梨、艺果等一组商品。

(2) 一些品目被细分为一级子目。一级子目用五位数码表示，第五位数码代表一级子目，表示它所在品（税）目（品目即税目，下同）下所含商品一级子目的顺序号。

(3) 一些一级子目被进一步分为二级子目，用六位数码表示。例如，上面提到的62.05还可细分为6205.20（全棉男衬衣）和6205.30（化纤男衬衣）。第六位数码代表二级子目，表示它在一级子目下所含商品二级子目的顺序号，第七、八位依此类推。

(4) 没有设一级或二级子目的品目，商品编码的第五位或第六位数码为0，如0501.00。需要指出的是，作为未列名商品的第五位或第六位数码，用数字9表示，不代表它在该级子目中的实际序位，其间的空序号是为在保留原有编码的情况下，适应日后增添新商品而设立的。例如，编码0407.0029中的9并不代表实际顺序号，而是代表除鸡蛋、鸭蛋、鹅蛋以外未具体列名的其他禽蛋。数字9被未列名零件占用时，数字8表示未列名整机。

(5) 四位数级商品编码所对应的货品名称栏目又称品目条文，主要采用货品名称、规格、成分、外观形态、加工程度或方式、功能及用途等形式限定货品对象。品目条文是协调制度具有法律效力的归类依据，在品目归类时居于优先使用的地位。

(6) 五位和六位数级商品编码所对应的货品名称栏目又称子目条文。五位数级商品编码所对应的货品名称栏目为一级子目条文；六位数级商品编码所对应的货品名称栏目为二级子目条文。子目条文是协调制度具有法律效力的归类依据，在本级子目归类时处于优先使用的地位。

（7）商品编码数大于六位时，表示此编码是某国家根据 HS 编制的税目号或统计编号，其前面六位数字即 HS 的编码。按照《协调商品名称和编码制度》的规定，在 HS 基础上编制的国家税目号或统计编号，前六位数字必须与 HS 完全相同。如果该项商品在所属的 HS 品目中未再细分，即无子目号时，编制国家税目号或统计编号时，其第四位数字后面应加上两个"0"，然后再加上国家税目号或统计编号的细分编码，从而确保其前六位数字与 HS 完全相同，不使 HS 体系产生混乱。

（8）由于协调制度的定期修改以及在一定时间内不能使用已删除的编码，所以，从 1996 年版本开始，协调制度中商品编码的连续性已被破坏，如品目 14.01 后是品目 14.04，而不是品目 14.02 及 14.03（被 2007 年版删除）；子目 1515.30 后是子目 1515.50，而不是子目 1515.40（被 2007 年版删除）。

（二）注释

协调制度中的注释是解释说明性的规定。为了避免人们在商品归类上发生争议，协调制度还为每个类、章甚至有的品目和子目加了注释。注释的目的在于限定协调制度中各类、章、品目和子目所属货品的准确范围，简化品目和子目条文文字，杜绝商品分类的交叉，保证商品归类的正确。

1. 协调制度中注释的种类。协调制度中的注释有 3 种：位于类标题下的注释，简称类注（Section Notes）；位于章标题下的注释，简称章注（Chapter Notes）；位于类注、章注或章标题下的子目注释（Subheading Notes）。

2. 注释的法律效力。注释是具有法律效力的商品归类依据，被称为"法定注释"。相对来说，各类、章的标题对商品的归类没有法定的约束力，仅为查阅的方便而设。了解这一点对正确查阅协调制度编码十分重要。例如，第 22 章的标题为"饮料、酒和醋"，而章注释却明确标明"本章不包括以重量计、醋酸浓度超过 10% 的醋酸溶液"（品目 29.15）。

除另有说明外，注释一般只限于使用在相应的类、章、品目及子目中。在运用注释解决商品归类问题时，子目注释处于最优先的地位，其次是章注，最后才是类注。即三者发生矛盾时服从子目注释，类注和章注发生矛盾时服从于章注释。

（三）归类总规则

为了保证国际上对协调制度使用和解释的一致性，使某一特定商品能够始终如一地归入一个唯一编码，协调制度首先列明了归类总规则，规定了使用协调制度对商品进行分类时必须遵守的分类原则和方法。我国在进出口商品归类中，完全沿用了协调制度确立的税则归类规则。

协调制度归类总规则共有 6 条，是商品具有法律效力的归类依据，适用于品目条文、子目条文以及注释无法解决商品归类的场合。按照归类总规则及其归类方法归类，每一种商品都能找到一个最合适的税目。如果有些新产品或特殊商品按照这个归类规则和方法确定其应归税目确有困难（首先要对该商品作全面了解），可向海关请示和咨询。

1. 规则一。规则一的原文是："类、章及分章的标题，仅为查找方便而设；具有法律效力的归类，应按品目条文和有关类注和章注确定，如品目、类注或章注无其他规定，按以下规则确定。"

规则一说明了 3 个问题：

第一，类、章及分章的标题对商品归类不具有法律效力。

第二，具有法律效力的归类依据是品目条文、类注和章注。

第三，归类时应按顺序运用归类依据，即先品目条文，其次是注释，最后是归类总原则。也就是说，只有在前级依据无法确定该商品的归类时，才能使用下一级依据，各级依据矛盾时，应以前级为准。

例如针织吊袜带，从其名称看似应归入第 61 章 "针织或钩编的服装制品和服装附件"。进一步查阅第 61 章内的品目条文和类、章注释即发现，此束腰带应归入第 62 章 "非针织或非钩编的服装制品和服装附件" 的 62.12 品目中。再如，因查阅类、章标题，牛尾毛应归入第 5 章其他动物产品，查看品目条文未见牛尾毛列名，似应归入 05.11 其他未列名的动物产品，但是再查阅第5章章注四得知，马毛包括牛尾毛，故牛尾毛应按列名产品马毛归入05.03（见图1-4）。

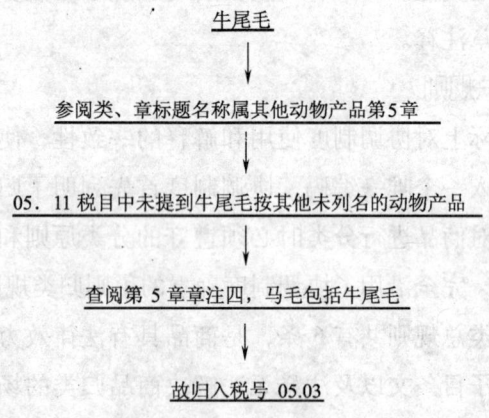

图1-4　牛尾毛归类示意图

规则一告诉我们，确定商品在协调制度中的归类应首先参照品目条文和类、章注释，许多商品可据此归类，而不必借助其他规则。例如，活马归在品目01.01；冷冻杏子归在品目08.09，因为品目08.09的条文提及"新鲜的杏"，且第8章注释2注明："冷冻水果应归入新鲜水果所属的品目下。"然而，按品目条文和类、章注释进行归类不可能总是准确的，在某些情况下，一些特定商品初看可归在几个品目内，当品目条文或类、章注释未另行规定时，就要采用总规则的后面几条。

2. 规则二。规则二的原文是："（一）品目所列货品，应视为包括该项货品的不完整品或未制成品，只要在进口或出口时该项不完整品或未制成品具有完整品或制成品的基本特征，还应视为包括该项货品的完整品或制成品（或按本款可作为完整品或制成品归类的货品）在进口或出口时的未组装件或拆散件。（二）品目中所列材料或物质，应视为包括该种材料或物质与其他材料或物质混合或组合的物品。品目所列某种材料或物质构成的货品，应视为包括全部或部分该种材料或物质构成的货品。由一种以上材料或物质构成的货品，应按规则三归类。"

规则二分两部分,为扩大品目范围而设,适用于品目条文、章注、类注无其他规定的场合。

规则二(一)有条件地将不完整品、未制成品和散件包括在品目所列货品范围之内,仅适用于第七至第二十一类。对不完整品和未制成品,必须具有相应完整品或制成品的基本特征。不完整品是指这个物品还不完整,还缺少一些东西,如汽车少了一个轮胎仍按汽车归类。未制成品是指虽具有制成品的形状特征,但还不能直接使用,需经过进一步加工才能使用的物品,如已具备制成品大概外形或轮廓的坯件。散件必须是因运输、包装等原因而被拆散或未组装,仅经焊、铆、紧固等简单加工就可装配起来的物品,如为便于运输而装于同一包装箱内的两套摩托车未组装件,可视为摩托车整车。"未组装件或拆散件"意指用简便紧固件(如螺、丝螺母和螺栓等)或用铆接或焊接方法可组装好的物品。许多货物以未装配或拆卸开的形式出售是因为包装、运输或管理的需要。庞大的或易碎的货物(如桥架、灯具、照明设备等)通常均是未装配或拆卸开的,只要未装配的或拆卸的商品具有完整品或制成品的基本特征,就应归于其成品的品目。只有在品目条文或类、章注释未另行规定时,才援用此规则。例如,品目91.01,其条文规定为"具有贵金属或表面包有贵金属的金属表壳的怀表、手表"等,因此,未包装好的钟表部件(如钟表机芯)不能归入91.01,而必须归入其他品目。

规则二(二)的作用是将保持原商品特征的某种材料或物质构成的混合物或组合物品等同于某单一材料或物质构成的货品,即有条件地将单一材料或物质构成货品的范围扩大到添加辅助材料的混合或组合材料制品,如加糖牛奶仍具有牛奶的基本特征,等同于牛奶;以毛皮饰袖口的呢大衣仍具有呢大衣的基本特征,等同于呢大衣。又如"涂蜡的热水瓶塞子",其基本特征是由软木制成的柱形塞子,涂上石蜡并不改变它的基本特征,所以仍归45.03天然软木制品的税号中。

例如,做手套用已剪成型的针织棉布应归入6116.9200(见图1-5)。

使用规则二时要注意如下几点:①只有在规则一无法解决时,方能运

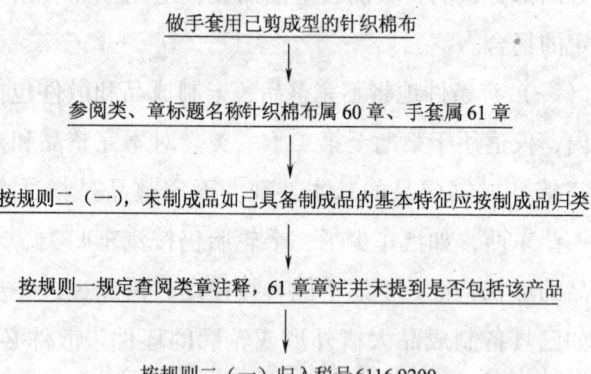

图1-5 针织棉布归类示意图

用规则二。②规则二(一)一般不适用于第一至第六类的商品。③品目所列商品范围的扩大是有条件的,即不管是"缺少",还是增多,都必须保持"基本特征"。"基本特征"的判断有时是很困难的,例如,缺少了多少零部件的电视机仍具有电视机的基本特征,仍可以按电视机归类。对不完整品而言,核心是看其关键部件是否存在,如压缩机、蒸发器、冷凝器、箱体这些关键部件如果存在,则可以判断为具有冰箱的基本特征;对未制成品而言,主要看其是否具有制成品的特征,如齿轮的毛坯,如果其外形基本上与齿轮制成品一致,则可以判断为具有齿轮的基本特征;对未组装件或拆散件而言,主要看其是否通过简单组装即可装配起来。④当品目条文或类、章注释有特殊规定时,规则二(二)款将不适用。例如,第9章(咖啡、茶、调味品)中混合商品的归类,按该章注释1的规定办才有效;品目15.03不包括混合猪油,因为该品目的条文规定猪油不能与其他混合。由两种或两种以上材料或物质组成的商品原则上可能归于两个或两个以上品目时,这种商品应按规则三归类。

3. 规则三。规则三的原文是:"当货品按规则二(二)或由于其他原因看起来可归入两个或两个以上税目时,应按以下规则归类:(一)列名比较具体的品目,优先于列名一般的品目。但是,如果两个或两个以上品目都仅述及混合或组合货品所含的某部分材料或物质,或零售的成套货品中的某些货品，即使其中某个品目对该货品描述得更为全面、详细，这些货品在有关品目的列名应视为同样具体。（二）混合物、不同材料构成或不同部件组成的组合物以及零售的成套货品，如果不能按照规则三（一）归类时，在本款可适用的条件下，应按构成货品基本特征的材料或部件归类。（三）货品不能按照规则三（一）或（二）归类时，应按号列顺序归入其可归入的最末一个品目。"

规则三只能使用在货品看起来可归入两个或两个以上品目的场合。规则三有3条规定，应按规定的先后次序加以运用。即只有不能按照规则三（一）归类时，才能运用规则三（二）；不能按照规则三（一）和规则三（二）归类时，才能运用规则三（三）。因此，它们的优先次序为：具体列名；基本特征；从后归类。

规则三的具体解释与应用如下：

（1）规则三（一）的应用。规则三（一）讲的是列名比较具体的品目优先于列名一般的品目。例如，自行车轮胎似乎可归入40.11和87.14，但40.11对其描述得很具体，称之为"新的充气橡胶轮胎，用于自行车"，而87.14只是说"摩托车、自行车的零件"，因此，自行车轮胎应归入40.11。

对"具体"和"一般"可理解为：与类别名称相比，商品的品种名称更具体。例如，紧身胸衣是一种女内衣，看起来既可归入62.08女内衣品目下，又可归入62.12妇女紧身内衣品目下，比较两个名称，女内衣是类名称，属一般列名，妇女紧身胸衣是商品品种名称，是具体列名，故本商品应归入62.12。所列名称明确包括某一货物的品目比所列名称未明确包括该货品的品目更具体。又如，汽车用电动刮雨器可能归入两个编号，即汽车零件（87.08）或电动器具（85.12），查阅十六、十七类类注及第85和87章章注并无规定，应按规则三（一）具体列名归类，又比较品目条文，因85.12机动车辆用电风挡刮雨器较87.08机动车辆用的零件、附件具体（所列名称明确包括了电动刮雨器），因此该商品应归入85.12。

此外，对具有单一功能的机器设备，在判定具体列名与否时，可按下述规定操作：按功能属性、类别列名的比按用途列名的具体；按结构原理、功能列名的比按行业列名的具体；同为按用途列名的，则以范围小、关系最直接者为具体。

规则三（一）简称"具体列名"原则。它包含了以下3层意思：

第一，商品的具体名称与商品的类别名称相比，前者更具体，因此，按商品具体名称列目的税号优先于按商品类别列目的税号。比如，进口电子表用的集成电路，税则上有两个税号与其有关，一个是税号85.21，是按微电子电路这个具体的商品名称列目；另一个是91.11，是按钟表零件这样一类的商品名称列目。显然，微电子电路的税号更具体，应归入85.21。如果两个税号属同一商品，可比较它的内涵和外延，一般说来，内涵越大、外延越小，税号就越具体。

第二，如果一个税目所列名称更为明确地包括某一货品，则该税目要比所列名称不完全包括该货品的其他税目更为具体。

第三，与有关商品最为密切的税号应优先于与其关系间接的税号。如进口汽车柴油机的活塞，有关的税号一个是柴油机专用零件84.06，另一个是汽车专用零件87.06。活塞是柴油机的零件，柴油机又是汽车的零件，那么，活塞就是汽车零件的零件，但上述两个零件是不同层次的，活塞与汽车是间接关系，因此应归入84.06。

需要说明的是，如果两个或两个以上税目都仅述及混合或组合货品所含的某部分材料或物质，或零售成套货品中的某些货品，即使其中某个税目比其他税目对该货品描述得更为全面、详细，这些货品在有关税目的列名应视为同样具体。例如，小狗造型的卷笔刀似乎可归入95.03（非人类生物性玩具）及82.14（具有刃口的制品），此时，95.03和82.14被视为描写得同等具体。在这种情况下，货品应按规则三（二）或规则三（三）的规定进行归类。

(2) 规则三（二）的应用。当规则三（一）不适用时，规则三（二）才采用。规则三（二）仅适用于以下货品：混合物；不同材料的组合物品；不同部件的组合物品；零售的成套物品。

规则三（二）是说明混合物、不同材料或不同部件的组合货品以及零售的成套货品，在归类时应按构成材料或部件的基本特征归类。确定货品的基本特征一般可综合分析货品的外观形态、结构、功能、用途、使用的最终目的、商业习惯、价值比例、社会习惯等多方面因素。可根据其所含材料或部件的性质、体积、数量、重量或价值来确定物品的基本特征，也可根据所含材料对物品用途的作用来确定物品的基本特征。因此，前述小狗造型的卷笔刀应归入 82.14。

规则三（二）所称零售的成套货品是指为了某种需要或开展某项专门活动，将可归入不同品目的两种或两种以上货品包装在一起，无须重新包装就可直接零售的成套货品。零售的成套货品必须是同时符合以下 3 个条件的物品：

第一，由至少两种看起来可归入不同品目号的不同物品构成的。例如，六把乳酪叉不能作为本款规则所称的成套物品。

第二，为了迎合某项需求或开展某项专门活动而将几件产品或物品包装在一起的。

第三，其包装形式适于直接销售给用户而货物无须重新包装的（例如，装于盒、箱内或固定于板上）。据此，它包括由不同食品构成，配在一起调制后可成为即食菜或即食饭的成套食品。

案例 1-7

报检员张华手中有下列货品：①一个礼盒，内有咖啡一瓶、咖啡伴侣一瓶、塑料杯子两只；②一个礼盒，内有一瓶白兰地酒、一只打火机；③一个礼盒，内有一包巧克力、一个塑料玩具；④一碗方便面，内有一块面饼、两包调味品、一把塑料小叉。张华认为，属于 HS 归类总规则中所规定的"零售的成套货品"的是①、④。

问题：你认为张华的观点正确吗？为什么？

【案例分析】

张华的观点正确。根据归类总规则三（二）的规定，"零售的成套货品"必须满足 3 个条件：由至少两种可归入不同品目的不同物品构成；为了某项需求或某项专门活动而将几件产品或物品包装在一起；其包装形式适于直接销售而货物无需重新包装。本题中只有①、④选项符合，而②选项中的白兰地酒与打火机以及④选项中的巧克力与玩具，它们相互之间并不存在配合关系。

下面我们举几个按规则三（二）的规定进行归类的成套物品的例子：①由一个夹牛肉（不论是否夹奶酪）的小圆面包构成的三明治（品目号16.02）和法式炸土豆片（品目号20.04）包装在一起的成套物品，该物品应归入品目号16.02。②配置一餐面条的成套物品，由装于一纸盒内的一包未煮的面条（品目号19.02）、一小袋乳酪粉（品目号04.06）及一小罐番茄酱（品目号21.03）组成，该物品应归入品目号19.02。应注意的是，对品目条文或注释已有规定的成套物品，不能依此规则办理。

规则三（二）不适用于包装在一起的混合产品，混合产品需分别归类。例如，放在礼品盒内的一块电子表（9102.12）和一条贱金属项链（7117.19）。此礼品盒不是为了适应某一项活动的需要包装成套的，不能按规则三（二）办理，应分别归类。再如，放在皮盒内的成套理发用具（电动理发推子、塑料梳子、剪子、发刷、棉制毛巾）应归入8510.2000。因该商品可直接销售给用户，适合规则三（二）的使用条件，并且根据功能、最终用途及价值比例等因素分析，电动推子具备该成套货品的基本特征，因此该成套理发用具应按电动推子归类（如图1-6所示）。

<u>放在皮盒内的成套理发用具（电动理发推子、塑料梳子、剪子、发刷、棉制毛巾）</u>

↓

<u>参阅类及章注并未提到这类成套商品归何税号</u>

↓

<u>按规则三（二），其成套商品中具有主要特征的商品是电动理发推子</u>

↓

<u>故归入税号8510.2000</u>

图1-6 成套理发用具归类示意图

规则三（二）与规则二所讲的混合物、组合物是有区别的，规则三（二）中所说的混合物、组合物已改变了原来的特征，难以肯定是原来的商品。其中，对由几个不同部件构成的组合货品，这些部件可以是各自独立的，但它们必须功能上互相补充，共同形成一个新的功能，从而构成一个整体。使用本规则的关键是确定货品的主要特征。一般来说，可根据商品的外观形态、使用方式、主要用途、购买目的、价值比例、贸易习惯、商业习惯、生活习惯等诸因素进行综合分析来确定。

（3）规则三（三）的应用。规则三（三）只适用于不能按规则三（一）和规则三（二）归类的货品。规则三（三）规定，在此种情况下，货品应归入看起来可归入诸多有关品目中居于商品编码表最末位置的品目，即从后归类原则。例如，25%的牛肉（02.01）、25%的猪肉（02.03）、25%的羊肉（02.04）和25%的鸡肉（02.07）组成的肉馅归入02.07。但如果肉馅中牛肉、猪肉、羊肉各为30%，鸡肉仅10%，此时，应归入02.04，而不是02.07。

规则三（三）不能在类注、章注有例外规定时使用，注释中的例外规定在操作时总是优先于总规则的。以下用几个例子来说明规则三的使用。

【例1-6】含铜锡各50%的铜锡合金应归入8001.20。因铜锡含量相等，既可按铜合金归类，也可按锡合金归类，前者应归入7403.22，后者应归入8001.20，但依规则三（三）从后归类的原则，该商品只能按锡合金归类。

【例1-7】本色梭织布、五成棉、五成聚酰胺（切断短纤维）且重量相等应归入税号55.14（如图1-7所示）。

<u>本色梭织布、五成棉、五成聚酰胺（切断短纤维）且重量相等</u>
↓
<u>参阅类、章标题名称，棉属52章，人造短纤维属55章</u>
↓
<u>查阅第十一类和52、55章注释并未提到该合成品</u>
↓
<u>按规则三（一）、规则三（二）不适用，应按规则三（三）归入最后一个税目</u>
↓
<u>若按棉则归税号52.11，若按聚酰胺则归入税号55.14，</u>
↓
<u>因此该合成品应归税号55.14</u>

图1-7 本色梭织布、五成棉、五成聚酰胺归类示意图

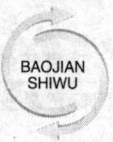

使用规则三时要注意以下几点：

第一，只有规则一与规则二解决不了时，才能运用规则三。例如，"豆油70%、花生油20%、橄榄油10%的混合食用油"，不能因为是混合物，且豆油含量最大，构成基本特征，从而运用规则三（二）按豆油归入15.07，而是应该首先运用规则一，由15.17的税（品）目条文确定归入15.17。

第二，在运用规则三时，必须按其中（一）、（二）、（三）款的顺序逐条运用。

第三，规则三（二）中的零售成套货品必须同时符合下列3个条件：①由至少两种可归入不同税（品）目的不同物品构成；②为了某项需求或某项专门活动而将几件产品或物品包装在一起；③其包装形式适于直接销售而货物无须重新包装。不符合以上3个条件时，不能看成是规则三（二）中的零售成套货品。

4. 规则四。规则四的原文是："根据上述规则无法归类的货品，应归入与其最相类似的货品的品目。"

因协调制度品目多设有（其他）子目，多数章单独列出"未列名货品"品目以容纳特殊货品，并且规则四只适用于品目条文、注释均无规定且很少使用归类总规则一、二、三解决商品归类的场合，所以此项规定很少使用。

鉴于规则四未明确指出商品最相类似之处是指名称、特征，还是指功能、用途、结构，使用此规定难度较大。必须使用本规定时归类程序如下：待归商品——详列最相类似货品编码——从中选出一个最合适编码——如无法判断最合适编码，依从后归类原则选择最末位的商品编码。

本规则明确对不能归入税则分类目录中任何一个税号的物品，应归入最相类似物品的税号。归类时，第一步要用进口的货品同与其相近似的物品逐一比较，从而确定其最相近似的物品。第二步则是确定哪一个税号对该类似物品最为适用，然后将进口物品归入该税号之内。

5. 规则五。规则五的原文是："除上述规则外，本规则适用于下列货品的归类：（一）制成特殊形状仅适用于盛装某个或某套物品并适合长期使用的照相套、乐器盒、枪套、绘图仪器盒、项链盒及类似容器，如果与所装物品同时进口或出口，并通常与所装物品一同出售的，应与所装物品一并归类。但本款不适用与本身构成整个货品基本特征的容器。（二）除规则五（一）规定的以外，与所装货品同时进口或出口的包装材料或包装容器，如果通常是用来包装这类货品的，应与所装货品一并归类。但明显可重复使用的包装材料和包装容器可不受本款限制。"

规则五是解决货品包装物归类的专门条款。规则五（一）仅适用于同时符合以下5条规定的容器的归类：①制成特定形状或形式，专门盛装某一物品或某套物品的容器；②适合长期使用的容器，其使用期限与盛装物品的作用期限相称，在物品不使用时，容器可起保护物品的作用；③必须与所装物品同时进出口，为运输方便可与所盛物品分开包装；④通常与所装物品一同出售；⑤包装物本身不构成整个物品的基本特征。

规则五应用举例如下：

【例1-8】皮革制手枪套与左轮手枪同时进口，则按手枪归入93.02。皮革制手枪套单独进口归入42.02。

【例1-9】一次性瓶装啤酒，按啤酒归类归入22.03。装在回收玻璃瓶内的瓶装啤酒，啤酒瓶与啤酒分别归类，啤酒瓶归入70.10，啤酒归入22.03。

规则五不适用于某些特定的容器，如价值高于所装物品，因而通常不与所装物品一起销售的容器；不适用于使整个商品或整套商品具有其基本特征的容器，即使这些容器通常是与所装物品一起销售的。例如，当高级香皂塑料盒与高级香皂一起呈验时，归类于34.01（香皂的品目号），若分开呈验，则归类于39.24（塑料盥洗用品）。但对盛装茶叶的银质茶叶罐，则须将其归入71.14（贵金属制品），而不应归入茶叶的品目（09.02）。

但是，当包装材料或容器显然可反复使用时，本规则不适用。例如，盛装罐头肉的马口铁盒应与肉类制品（16.01）归在一起，但用以装液化气的钢瓶则应归在73.11，而不是与液化气一起归类。

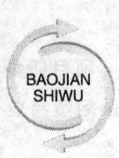

规则五解决的是包装材料或包装容器何种情况下单独归类,何种情况下可与所装物品一并归类的问题。重点要注意包装材料或包装容器与所装物品一并归类的条件——与所装货品同时进口或出口。例如,"单独进口某香水专用的玻璃瓶",尽管该玻璃瓶是香水专用的,也不能按香水归类,只能按玻璃瓶归入 70.13。又如,"与数字照相机一同进口的照相机套",由于符合规则五(一)的条件,所以应与照相机一并归入数字照相机的税(品)目 85.25,而不能按 42.02 的"照相机套"的列名归类。

6. 规则六。规则六的原文是:"货品在某一品目下各子目的法定归类,应按子目条文或有关的子目注释以及以上各项规则来确定,但子目的比较只能在同一数级上进行。除本制度目录条文另有规定的以外,有关的类注、章注也适用于本规则。"

由于 HS 税则出现了 5 位数级、6 位数级子目,这与《海关合作理事会商品分类目录》(CCCN)税则只有 4 位数级税目不同,因此,有必要对 5、6 位数级子目的归类规则作出规定,规则六就是这样产生的。

规则六为解决某一品目下各子目的法定归类而设,它规定 5 位数级子目的商品范围不得超出所属 4 位数级品目的商品范围,6 位数级子目的商品范围必须在所属的 5 位数级子目的商品范围之内。也就是说,在确定了商品的 4 位数级编码后,才可确定其 5 位数级编码,再进一步确定 6 位数级编码。例如,要将女用衬衣归类于相应的子目时,首先应确定 4 位数级品目号,然后确定其相应的一级子目号,最后再在该一级子目内确定其相应的二级子目号,对其他的一级子目则不必查看了。

规则六还规定,规则一至规则五在必要的地方加以修改,可适用于确定商品在同一级品目下各级子目的归类。在确定了商品 4 位数级编码后具体操作时,各归类依据的有限级别依次为:5 位数级子目条文、子目注释、章注、类注、作适当修改后归类总规则一至规则五。以相同程序确定商品的 6 位数级子目,应依次操作优先级,当类注、章注与子目条文或子目注释相矛盾时,应服从于子目条文或子目注释。例如,第 71 章章注四(二)规定第 71 章称"铂"指铂族金属,而子目注释规定 7110.11~19 称"铂"

仅指"铂"金属，则在解释子目7110.11~19时应以子目注释为准。

规则六告诉我们，任何商品只有在协调制度的4位数级品目中适当归类之后，才能考虑其子目归类问题。品目下面子目的归类必须符合在细节上已作必要修正的4位数级品目归类的原则，子目条文和子目注释应优先考虑。为了正确归类，只有属于同一级的子目才是可比的。即在一个品目中，一级子目号只能在相应的一级子目条文的基础上加以选定，同样，二级子目号只有在参照与其相应的一级子目的分目条文（又称二级子目）之后才能选定。例如，税号52.08棉机织物，其5位数级子目按未漂白、漂白、染色、色织、印花来分，而6位数级子目又是按坯布每平方米重量来分，如在税号5208.4的色织布中，色织布又按每平方米重量是否超过100克来分出两个6位数子目，即超过100克的归入税号5208.42，不超过100克的归入税号5208.41。也就是说，税号5208机织物中的色织布还要按其每平方米重量进行比较后，才归入各自对应的6位数级子目中。

确定子目时，一定要按先确定一级子目，再二级子目，然后三级子目，最后四级子目的顺序进行。确定子目时，应遵循"同级比较"原则，即一级子目与一级子目比较，二级子目与二级子目比较，依此类推。

例如，"中华绒毛蟹种苗"在归税（品）目03.06项下子目时，应按以下步骤进行：

①先确定一级子目，即将两个一级子目"冻的"与"未冻的"进行比较而归入"未冻的"；

②再确定二级子目。即将二级子目"龙虾"、"大螯虾"、"小虾及对虾"、"蟹"、"其他"进行比较而归入"蟹"；

③然后确定三级子目，即将两个三级子目"种苗"与"其他"进行比较而归入"种苗"。

所以，正确的归类（重点是子目）是0306.2410。

注意，不能将三级子目"种苗"与四级子目"中华绒毛蟹"比较而归入0306.2491"中华绒毛蟹"，因为两者不是同级子目，不能比较。

总之，归类总规则是《商品名称及编码协调制度》中所规定的最为基

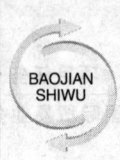

本的商品归类规则,它规定了6条基本规则,在使用这6条规则时要注意以下两点:

第一,要按顺序使用每一条规则,即当规则一不合适时才用规则二,规则二不合适才用规则三,依此类推。

第二,在实际使用规则二、三、四时要注意条件,即是否类注、章注和税目有特别的规定或说明,如有特别规定,应按税目或注释的规定归类而不能使用规则二、三、四。

三、我国进出口税则与商品归类

我国规定,收发货人或者其代理人应当按照法律、行政法规规定以及海关要求如实、准确申报其进出口货物的商品名称、规格型号等,并且对其申报的进出口货物进行商品归类,确定相应的商品编码。

我国对进出口商品进行归类的依据主要有:《中华人民共和国海关进出口税则》(简称《进出口税则》)、《进出口税则商品及品目注释》、《本国子目注释》、海关总署发布的关于商品归类的行政裁定以及海关总署发布的商品归类决定[①]。我国现行的《进出口税则》是以《商品名称及编码协调制度》为基础,结合我国实际的进出口情况编制而成的,其结构与协调制度商品分类目录结构基本相同,也由归类总规则、注释和商品名称及编码表三部分组成。但《进出口税则》在商品名称及编码表中增设了税率栏,并将商品编码改称税则号列,税则号列的前6位数码及其货品名称与协调制度的相应栏目完全一致。为适应我国关税、统计和贸易管理的需要,税则号列增设了第7、第8位数码,1~7位数码和1~8位数码分别代表第三、第四级子目,即中国子目。与此相适应,增设了必要的三、四级子目注释,即中国子目注释。新子目的增设反映了我国关税政策和产业政策,有利于统计进出口量较大的产品及新技术产品。未设三级或四级子目

---

① 此外,在进出口商品归类过程中,海关可以要求进出口货物的收发货人提供商品归类所需的有关资料并将其作为商品归类的依据;必要时,海关可以组织化验、检验,并将海关认定的化验、检验结果作为商品归类的依据。

的税则号列，第 7 或第 8 位数码为 0，如 0207.3400。

例如，商品编码（税则号列）5105.3910 各层次含义如下：51 表示第 51 章（协调制度章代码）；05 表示该章第五个品目（协调制度品目代码）；3 表示品目 51.05 项下第三个一级子目（协调制度子目代码）；9 表示子目 5105.3 项下未列名二级子目（协调制度子目代码）；1 表示子目 5105.39 项下第一个三级子目（中国子目代码）；0 表示子目 5105.391 项下未增设四级子目（中国子目代码）。

我国《进出口税则》逐条采用了 HS 的归类总规则、类注释、章注释及子目注释，也以《协调制度注释》作为最具权威性的解释说明文件，商品归类原则和方法亦与协调制度相同。

为了规范进出口企业的申报行为，海关总署编制了《中华人民共和国海关进出口商品规范申报目录》（简称《规范申报目录》）。《规范申报目录》采用了与我国海关进出口商品分类目录基本相同的结构，所列商品按照我国海关进出口商品分类目录固有的类、章、品目的顺序排列，并根据需要在品目级或子目级列出了申报要素。在保存原有注释的基础上，某些章在正文前以【注解】的方式对该章的共性问题加以说明，以起到便于准确理解商品归类申报要求的作用。《规范申报目录》的正文包括商品编码、商品描述、申报要素、说明举例 4 个栏目。报关单"商品名称、规格型号"栏的填写应在确定商品编码后进行。在使用《规范申报目录》填写报关单时，应当先阅读各章的【注解】，弄懂该章的共性问题，再按《规范申报目录》中相应编码对应的申报要素的各项内容逐一填写清楚。

在对进出口货物进行商品归类时，应运用具有法律效力的归类依据，按照法定归类程序办理。正确的操作程序是正确进行进出口货物商品归类的前提和保证。进出口货物商品归类（8 位数级）的具体操作程序如下：

第一步，确定品目（4 位数级编码）。

确定品目的基本方法是：明确待归类商品的特征——查阅类、章标题——列出可能归入的章标题——查阅相应章中的品目条文和注释，如可见该商品，则确定品目；如无规定，则运用归类总规则二至规则五确定品目。注意,此处所说归类商品的特征是指决定商品处于不同类、章的特征。

第二步,确定子目(5~8位数级编码)。

查阅所属品目的一级子目条文和适用的注释,如可见该商品,则确定一级子目(5位数级);如无规定,则运用作适当修改后的归类总规则二至规则五确定一级子目。依次重复前述程序,确定二、三、四级子目,即6、7、8位数级子目,最终完成归类。注意,同一数级的子目才能进行比较。

在确定了商品4位数级编码后确定一级子目具体操作时,各归类依据的优先级别依次为:5位数级子目条文、子目注释、章注、类注(类、章注释与子目条文或子目注释不矛盾时)——作适当修改后的归类总规则二至规则五;或5位数级子目条文、子目注释(类、章注释与子目条文或子目注释不相一致时)——作适当修改后的归类总规则二至规则五。作适当修改后的归类总规则二至规则五是指将归类总规则二至规则五中所述"品目"改为"子目",即可用相同的规定解决各级子目中有关"具有相应完整品或制成品的基本特征的不完整品、未制成品"等的归类;同理,可用相同的具体列名、基本特征等方法解决看起来可归入多个子目的货品的归类。

个案分析与操作演练

1. 某公司经理部通过某商行从某国进口落叶松厚板材6 975立方米,运抵某港后,发现多数板材发霉生毛,有些呈褐色或黑色,且小规格材多,不符合合同要求。检验检疫部门接到报检后进行了认真检验,按材质情况和腐朽程度分为短材、轻微腐朽、严重腐朽、全部腐朽、与合同规格不符几类。这几类的数量分别是:短材707.67立方米,轻微腐朽的866.59立方米,严重腐朽的3 125.4立方米,全部腐朽的266.54立方米,合同与规格不符的1 220.92立方米。商检准确、及时出证后,交经营单位对外索赔。外商接到索赔证书到现场看货,经过一天半的抽查和检量,对证书未提出异议,承认现实并承担损失,同意认赔41.94万美元。

问题：请根据本案阐述检验检疫在国际贸易中的作用。

2. 合同中的检验条款规定"以装运地检验报告为准"，但货到目的地后，买方发现货物与合同规定不符，经当地商品检验机构出具检验证书后，买方可否向卖方索赔？为什么？

3. 韩国 A 公司出售一批电视机给香港 B 公司，B 公司又把这批电视机转口售给上海 C 公司。货物到达香港时，B 公司已发现货物质量有问题，但 B 公司将这批货物转船直接运往上海。上海 C 公司收到货物后，经检验，发现货物有严重的缺陷，要求退货。于是 B 公司转向 A 公司提出索赔，但遭到韩国 A 公司拒绝。

问题：韩国 A 公司有无权利拒绝？为什么？

4. 某年 3 月，山东 TT 公司与香港 M 公司签订了一个进口香烟生产线合同。设备是二手货，共 16 条生产线，由 A 国某公司出售，价值 80 多万美元。合同规定，出售商保证设备在拆卸之前均在正常运转，否则更换或退货。设备运抵目的地后发现，这些设备在拆运前早已停止使用，在目的地装配后也因设备损坏、缺件，根本无法马上投产使用。但是由于合同规定，如要索赔，需商检部门在"货到现场后 14 天内"出证，而实际上货物运抵工厂并进行装配就已经超过 14 天，无法在这个期限内向外方索赔。这样，工厂只能依靠自己的力量进行维修。经过半年多的时间，花了大量人力物力，也只开出了 4 套生产线。

问题：本案中山东 TT 公司损失的主要原因是什么？如何防范这些损失？

5. 上海某服装公司的报关员小王要对"饰有兔毛皮（作袖口）的男士呢大衣"与"衬里为兔毛皮的男士呢大衣"两种商品进行归类，他将两种商品都归入了第 11 类纺织品。

问题：小王的归类正确吗？

6. 分组讨论下列商品的归类：（1）葵花子油渣饼；（2）制刷用山羊毛；（3）纯棉妇女用针织紧身胸衣；（4）菠萝原汁中加入 20% 的水组成

的混合物。

7. 小张手中有下列货品的进出口业务：(1) 40升专用钢瓶液化氮气；(2) 25千克桶（塑料桶）装涂料；(3) 纸箱包装的彩色电视机；(4) 分别进口的照相机和照相机套。问题：上述4种货品中，包装物与所装物品应分别归类的有哪些？

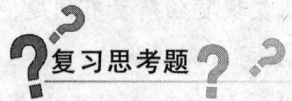
复习思考题

一、名词解释

法定检验检疫　报检　预验　复验

二、简答题

1. 按货物移动方向的不同，可将国际贸易分为哪几种？
2. 请列举贸易方式（6种以上）。
3. 图示在信用证方式下国际贸易运作的基本程序。
4. 简述国际货物销售合同基本条款的主要内容。
5. UCP600对发票有哪些要求？
6. 国际贸易中的基本单据和附属单据都有哪些？
7. 我国实现对外贸易管制的手段是什么？
8. 简述进出口许可证的管理措施。
9. 协调制度商品分类目录将国际贸易商品分为多少类？整个分类体系由哪三部分组成？
10. 商品编码中第5位数码代表什么？
11. 商品编码数大于6位时表示什么意思？
12. 简述协调制度中注释的法律效力。
13. 规则五适用于哪些货品的归类？
14. 简述我国进出口货物商品归类的依据。

项目任务二

认知出入境检验检疫工作

项目要求

- 了解出入境检验检疫工作的任务与内容
- 熟悉出入境货物检验检疫机构及其主要职能
- 掌握出入境检验检疫的一般工作流程

项目情景

北京华鑫工贸公司在天津设有生产车间。2011年4月3日，北京华鑫工贸公司从天津口岸进口了一批机电设备货物，该批货物属于《出入境检验检疫机构实施检验检疫的进出境商品目录》中规定的商品。项目经理要求李华协助报检员张军督促代理报检单位适时申请检验。李华不知道检验检疫机构需要检验哪些内容？张军告诉李华，法定检验检疫的商品，检验检疫机构一般要对其是否符合安全、卫生、健康、环境保护、防止欺诈等要求以及相关的品质、数量、重量等项目进行检验。张军按检验检疫的相关规定对该批机电设备进行了报检，结果这批机电设备不合格。北京华鑫工贸公司对出入境检验检疫机构作出的检验结论不服，欲申请复验。李华问张军："应当向哪一机构申请复验？应如何申请复验？"张军也不甚清楚。后来，北京华鑫工贸公司在明知该批货物不合格的情况下，仍然用于生产经营，结果北京市检验检疫局对北京华鑫工贸公司进行了行政处罚。

北京市检验检疫局为什么要对北京华鑫工贸公司进行行政处罚呢？因为在明知该批货物不合格的情况下，华鑫工贸公司仍然用于生产经营，出入境检验检疫机构可以责令其停止销售、使用，没收违法所得，并处违法销售、使用商品货值金额等值以上3倍以下罚款。

检验人员告诉李华：对出入境检验检疫机构作出的检验结论不服，欲申请复验，应向作出检验结果的出入境检验检疫机构或者其上级出入境检验检疫机构以至国家质检总局提出申请。复验必须在收到商检结果15日内提出，复验商品必须保持原样。报检人申请复验，应当按照规定如实填写复验申请表，并提供原报检所提供的证单、资料及原检验检疫机构出具的检验证书。

报检员要了解出入境检验检疫工作的内容、机构及其职能，掌握出入境检验检疫工作的一般工作流程和相关规定。

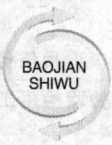

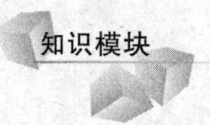
知识模块

单元一　了解出入境检验检疫工作的任务与内容

出入境①检验检疫工作是指检验检疫机构依照进出口国有关法律、行政法规及国际惯例的规定，实施对报检人申报出入境的货物、交通运输工具、货物包装、集装箱以及人员等进行检验检疫、认证和签发官方检验检疫证明等监督管理业务的统称。我国出入境检验检疫产生于19世纪后期，迄今已有100多年历史②。当前我国出入境检验检疫工作的主管机关是国家质量监督检验检疫总局（简称国家质检总局）。我国出入境检验检疫机构具有公认的法律地位。我国出入境检验检疫根据其业务内容划分，包括进出口商品检验、进出境动植物检疫以及国境卫生检疫。这些检验检疫业务对保证国民经济的发展，消除国际贸易中的技术壁垒，保护消费者的利益和贯彻我国的对外交往政策，都有非常重要的作用。

一、出入境检验检疫的法律地位

世界各国的法律法规和国际通行法、有关规则、协定等，都赋予检验检疫机构公认的法律地位，国际贸易合同中对检验检疫一般也有明确的条款规定，使检验检疫工作受到法律保护，所签发的证件具有法律效力。

我国出入境检验检疫的法律地位主要是由以下4个方面决定的：

---

① 我国很多文献、法规都将出入境与进出境、进出口混用，读者不必在乎其细微差别，其基本含义一致。

② 早在1864年，英商劳合氏的保险代理人——上海仁记洋行就开始代办水险和船舶检验、鉴定业务，上海仁记洋行成为中国第一个办理商检业务的机构。中国最早的动物检疫是1903年在中东铁路管理局建立的铁路兽医检疫处，它对来自沙俄的各种肉类食品进行检疫工作。

第一，国家以法律形式从根本上确定了中国出入境检验检疫的法律地位。由于出入境检验检疫在国家涉外经济贸易中的地位十分重要，我国先后制定了《进出口商品检验法》、《进出境动植物检疫法》、《国境卫生检疫法》以及《食品卫生法》等法律，分别规定了出入境检验、检疫的目的和任务、责任范围、授权执法机关和管辖权限、检验检疫的执行程序、执法监督和法律责任等重要内容，从根本上确定了出入境检验检疫工作的法律地位。

第二，检验检疫机构作为行政执法机构，确立了它在法律上的执法主体地位。上述4个关于检验检疫的法律中分别对此作出了明确规定。国务院成立进出口商品检验部门、进出境动植物检疫部门和出入境卫生检疫部门作为授权执行有关法律和主管各该方面工作的主管机关，确立了它们在法律上的行政执法主体地位。随着国家出入境检验检疫体制的改革，我国实行商检、动植检和卫检机构体制合一，成立了国家检验检疫机构，即国家质量监督检验检疫总局，继承了原来商检、动植检和卫检机构的执法授权，成为4部法律共同的授权执法部门。

第三，我国出入境检验检疫法规已形成相对完整的法律体系，奠定了依法施检的执法基础。在上述4部检验检疫法律和国务院的实施条例公布后，各种配套法规，规范性程序文件，检验检测技术标准，检疫对象的消毒、灭菌、除虫等无害化处理规范等，经过具体化和修改补充，已基本完整齐备；检验检疫机构经过精减，健全内部管理的各项责任制度，也已基本适应了执法需要，对保证检验检疫工作的正常开展和有序进行具有极其重要的意义。此外，我国出入境检验检疫的法律体系还要适应有关国际条约的规定。迄今为止，中国已加入联合国食品法典委员会（CODEX）和亚太地区植保委员会（APPPC）等，并与世界上许多国家签订了双边检验检疫协定，使中国的检验检疫与国际法规标准相一致。

第四，我国检验检疫法律具有完备的监管程序，保证了法律的有效实施。其中，最主要的是货物的进出口和出入境都要通过海关最后一道监管措施，未经检验检疫并取得有效证书和放行单据就无法通关过境，人员的出入境则由边防机构的监管把关来保证检疫程序的有效实施。

二、出入境检验检疫的主要目的、任务和作用

出入境检验检疫是随着国际贸易和人员的往来而产生的，在不同的历史时期，因受历史条件局限性的制约，出入境检验检疫的作用、主要目的和任务也不相同。

（一）出入境检验检疫的主要目的和任务

当前我国出入境检验检疫的主要目的和任务有：

第一，对进出口商品进行检验、鉴定和监督管理，保证进出口商品符合质量（标准）要求，维护对外贸易有关各方的合法权益，促进对外经济贸易的顺利发展。

第二，对出入境动植物及其产品，包括其运输工具和包装材料进行检疫和监督管理，防止危害动植物的病菌、害虫、杂草种子及其他有害生物由国外传入或由国内传出，保护本国农、林、渔、牧业生产和国际生态环境及人类的健康。

第三，对出入境人员、交通工具、运输设备以及可能传播传染病的行李、货物、邮包等物品实施国境卫生检疫和口岸卫生监督，防止传染病由国外传入或者由国内传出，保护人类健康。

（二）出入境检验检疫的作用

出入境检验检疫对保证国民经济的发展，消除国际贸易中的技术壁垒，保护消费者的利益和贯彻我国的对外交往政策，都有非常重要的作用，具体体现在以下几个方面：

第一，出入境检验检疫是国家主权的体现。我国关于应检对象的强制性制度是国家主权的具体体现。出入境检验检疫机构作为涉外经济执法机构，根据法律授权，代表国家行使检验检疫职能。

第二，出入境检验检疫是国家管理职能的体现。出入境检验检疫机构对出境货物、包装和运输工具的检验检疫、注册登记与监督管理都具有相当的强制性，是国家监督管理职能的具体体现。

第三，出入境检验检疫是维护国家根本经济权益与安全的重要的技术贸易壁垒措施，是保证我国对外贸易顺利进行和持续发展的需要。

第四，出入境动植物检疫对保护农林牧渔业生产安全、促进农畜产品的对外贸易和保护人体健康具有十分重要的意义。

第五，国境卫生检疫对防止检疫传染病的传播、保护人体健康是一个十分重要的屏障。

三、我国出入境检验检疫机构工作的主要内容

我国出入境检验检疫机构的工作，从其业务内容来看，包括进出口商品检验、进出境动植物检疫以及国境卫生检疫，其主要内容概括起来一共有以下 13 个方面。

（一）法定检验检疫

法定检验检疫又称强制性检验检疫，是指出入境检验检疫机构依照国家法律、行政法规和规定，对必须检验检疫的出入境货物、交通运输工具、人员及其他事项等依照规定的程序实施强制性的检验检疫措施。

法定检验检疫的货物，货主或其代理人应在规定的时限和地点向检验检疫机构报检。国家质检总局及其各地的检验检疫分支机构依法对指定的进出口商品实施法定检验，检验的内容包括商品的质量、规格、重量、数量、包装及安全卫生等项目。经检验合格并签发证书以后，方准出口或进口。

1. 法定检验检疫的范围。须实施法定检验检疫的范围如下：

（1）有关法规如《出入境检验检疫机构实施检验检疫的进出境商品目录》中规定的商品；

（2）对进出口食品的卫生检验和进出境动植物的检疫；

（3）对装运出口易腐烂变质食品、冷冻品的船舱、集装箱等运载工具的适载检验；

（4）对出口危险货物包装容器的性能检验和使用鉴定；

（5）对有关国际条约规定或其他法律、行政法规规定须经检验检疫机构检验的进出口商品实施检验检疫；

(6) 国际货物销售合同规定由检验检疫机构实施出入境检验时,当事人应及时提出申请,由检验检疫机构按照合同规定对货物实施检验并出具检验证书。

2. 《出入境检验检疫机构实施检验检疫的进出境商品目录》。《出入境检验检疫机构实施检验检疫的进出境商品目录》(简称《实施检验检疫的进出境商品目录》或《法检目录》)是以《商品分类和编码协调制度》为基础编制而成的,包括了大部分法定检验检疫的货物,是检验检疫机构依法对出入境货物实施检验检疫的主要执行依据。列入《法检目录》的进出境商品,必须经出入境检验检疫机构实施检验检疫和监管,进出口经营者持出入境检验检疫机构签发的入境货物通关单或出境货物通关单向海关办理进出口手续。

《法检目录》中每条目录都由商品编码、商品名称及备注、计量单位、海关监管条件和检验检疫类别五栏组成(见表2-1)。其中,商品编码、商品名称及备注和计量单位是以 HS 编码为基础,并依照最新的海关《商品综合分类表》的商品编号、商品名称、商品备注和计量单位编制。

表2-1 《出入境检验检疫机构实施检验检疫的进出境商品目录》举例

海关商品编号	商品名称	计量单位	海关监管条件	检验检疫类别
08109030	鲜龙眼	千克	A/B	P. R/Q. S
28469029	其他氯化稀土	千克	/B	M/N

其中,海关监管条件、检验检疫类别代码含义如下:

(1) 海关监管条件代码:

A:表示对应商品须实施进境检验检疫;

B:表示对应商品须实施出境检验检疫;

D:表示对应商品海关与检验检疫联合监管。

(2) 检验检疫类别代码:

M:表示对应商品须实施进口商品检验;

N:表示对应商品须实施出口商品检验;

P:表示对应商品须实施进境动植物、动植物产品检疫;

Q：表示对应商品须实施出境动植物、动植物产品检疫；

R：表示对应商品须实施进口食品卫生监督检验；

S：表示对应商品须实施出口食品卫生监督检验；

L：表示对应商品须实施民用商品入境验证。

2011年《法检目录》中实施进出境检验检疫和监管的HS编码有4 902个，其中，实施进境检验检疫和监管的HS编码3 955个，实施出境检验检疫和监管的HS编码4 233个，海关与检验检疫联合监管的HS编码3个。

根据检验检疫相关法律法规规定，《法检目录》内商品进出口时须依法申报检验检疫，擅自进出口未报检的法检商品属于违法行为。《中华人民共和国进出口商品检验法》第15条规定："必须经商检机构检验的出口商品的发货人或者其代理人，应当在商检机构规定的地点和期限内，向商检机构报检。"《中华人民共和国进出口商品检验法实施条例》第46条规定："擅自出口未报检或者未经检验的属于法定检验的出口商品，由出入境检验检疫机构没收违法所得，并处商品货值金额5%以上20%以下罚款；构成犯罪的，依法追究刑事责任。"第47条规定："销售、使用经法定检验、抽查检验或者验证不合格的进口商品，或者出口经法定检验、抽查检验或者验证不合格的商品的，由出入境检验检疫机构责令停止销售、使用或者出口，没收违法所得和违法销售、使用或者出口的商品，并处违法销售、使用或者出口的商品货值金额等值以上3倍以下罚款；构成犯罪的，依法追究刑事责任。"

案例 2-1

某厂在2010年8月至2011年5月间，有部分《法检目录》内的来料料件复出未按规定报检，品名包括插座、导线、开关、变压器等，总货值55 350美元，山东某检验检疫局对当事人作出行政处罚。

问题：山东某检验检疫当事人的决定是否正确？

【案例分析】

当事人的行为属于擅自出口未报检的出口法检商品，违反了《中华人民共和国进出口商品检验法》第15条的规定，可以根据《中华人民共和国进出口商品检验法实施条例》第46条的规定进行处罚。

3. 法定检验检疫的程序。法定检验检疫的基本程序如图2-1所示。

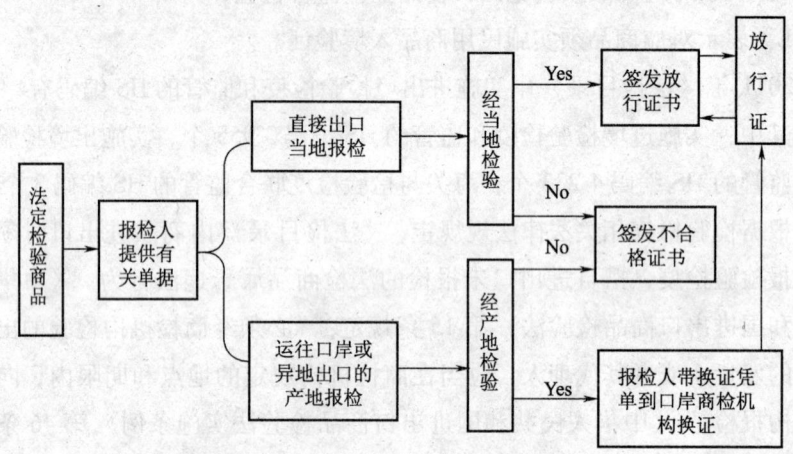

图2-1 法定检验检疫的基本程序

（二）进出口商品检验

进出口商品检验是指确定列入《出入境检验检疫机构实施检验检疫的进出境商品目录》的进出口商品是否符合国家技术规范的强制性要求的合格评定活动①。

凡列入《出入境检验检疫机构实施检验检疫的进出境商品目录》的进出口商品和其他法律、法规规定须经检验的进出口商品，必须经过出入境检验检疫部门或其指定的检验机构检验。检验检疫机构根据需要，对检验合格的进出口商品可以加施检验检疫标志或封识。

（三）动植物检疫

我国对入境、出境、过境的动植物、动植物产品和其他检疫物实施检疫；对装载动植物、动植物产品和其他检疫物的装载容器、包装物、铺垫材料实施检疫；对来自动植物疫区的运输工具实施检疫；对入境拆解的废

---

① 合格评定程序包括抽样、检验和检查；评估、验证和合格保证；注册、认可和批准以及各项的组合。

旧船舶实施检疫；对有关法律、行政法规、国际条约规定或者贸易合同约定应当实施出入境动植物检疫的其他货物、物品实施检疫。

（四）卫生检疫与处理

我国关于卫生检疫与处理的内容和规定主要有：

1. 出入境检验检疫部门统一负责对出入境的人员、交通工具、集装箱、行李、货物、邮包等实施医学检查和卫生检查。

2. 检验检疫机构对未染有检疫传染病或者已实施卫生处理的交通工具，签发入境或者出境检疫证。

3. 检验检疫机构对入境、出境人员实施传染病监测，有权要求出入境人员填写健康申明卡，出示预防接种证书、健康证书或其他有关证件。

4. 对患有鼠疫、霍乱、黄热病的出入境人员，应实施隔离留验。

5. 对患有艾滋病、性病、麻风病、精神病、开放性肺结核的外国人，应阻止入境。

6. 对患有监测传染病的出入境人员，视情况分别采取留验、发就诊方便卡等措施。

7. 对国境口岸和停留在国境口岸的出入境交通工具的卫生状况实施卫生监督。

8. 对发现的患有检疫传染病、监测传染病、疑似检疫传染病的入境人员实施隔离、留验和就地诊验等医学措施。

9. 对来自疫区、被传染病污染、发现传染病媒介的出入境交通工具、集装箱、行李、货物、邮包等物品进行消毒、除鼠、除虫等卫生处理。

（五）进口废物原料、旧机电产品装运前检验

我国对国家允许作为原料进口的废物，实施装运前检验制度，防止境外有害废物向我国转运。收货人与发货人签订的废物原料进口贸易合同中，必须订明所进口的废物原料须符合中国环境保护控制标准的要求，并约定由出入境检验检疫机构或国家质检总局认可的检验机构实施装运前检验，检验合格后方可装运。

（六）进口商品认证管理

我国对涉及人类健康和安全，动植物生命和健康，以及环境保护和公共安全的产品实行强制性认证制度。我国主要通过制定强制性产品认证的产品目录和强制性产品认证程序规定，对列入《实施强制性产品认证的产品目录》中的产品实施强制性的检测和审核。列入《实施强制性产品认证的产品目录》内的商品，必须经过指定的认证机构认证合格，取得指定认证机构颁发的认证证书，并加施认证标志后，方可进口。

（七）出口商品质量许可和卫生注册管理

我国对重要出口商品，如机械、电子、轻工、机电、玩具、医疗器械、煤炭等类商品实行质量许可制度，并对实施许可制度的出口商品实行验证管理。出入境检验检疫部门单独或会同有关主管部门共同负责发放出口商品质量许可证的工作，未获得质量许可证书的商品不准出口。国内生产企业或其代理人均可向当地出入境检验检疫机构申请出口质量许可证书。

我国对进出口食品实施卫生监督检验。进口的食品（包括饮料、酒类、糖类）、食品添加剂、食品容器、包装材料、食品用工具及设备必须符合我国有关法律法规的规定。申请人须向检验检疫机构申报并接受卫生监督检验。检验检疫机构对进口食品按食品危险性等级分类进行管理。检验检疫机构依照国家卫生标准进行监督检验，检验合格的方准进口。一切出口食品必须经过检验，未经检验或检验不合格的不准出口。

凡在中华人民共和国境内生产、加工、储存出口食品的企业，必须取得卫生注册证书或者卫生登记证书后方可生产、加工、储存相应的出口食品。未经卫生注册或者登记企业的出口食品，国家质检总局设在各地的出入境检验检疫机构不予受理报检。

出口食品生产企业需要办理国外卫生注册的，必须按规定取得卫生注册证书或者卫生登记证书，依照《出口食品生产企业申请国外卫生注册管理办法》的有关要求，向所在地直属检验检疫局提出申请，由其向国家认证认可监督管理委员会申请推荐，国家认证认可监督管理委员会负责统一向进口国卫生主管当局推荐。未取得有关进口国批准或认可的，不得向该国出口食品。

（八）出口危险货物运输包装检验

我国对出口商品的运输包装进行性能检验，未经检验或检验不合格的，不准用于盛装出口商品。对出口危险货物包装容器实行危包出口质量许可制度，危险货物包装容器须经检验检疫机构进行性能鉴定和使用鉴定后，方能生产和使用。

（九）外商投资财产价值鉴定

外商投资财产鉴定包括价值鉴定，损失鉴定，品种、质量、数量鉴定等。各地检验检疫机构凭财产关系人或代理人及经济利益有关各方的申请，或司法、仲裁、验资等机构的指定或委托，办理外商投资财产的鉴定工作。

（十）货物装载和残损鉴定

用船舶和集装箱装运粮油食品、冷冻品等易腐食品出口的，应向口岸检验检疫机构申请检验船舱和集装箱，经检验符合装运技术条件并发给证书后，方准装运；对外贸易关系人及仲裁、司法等机构，对海运进口商品可向检验检疫机构申请办理监视、残损鉴定、监视卸载、海损鉴定、验残等残损鉴定工作。

（十一）进出口商品质量认证

检验检疫机构根据国家统一的认证制度，对有关的进出口商品实施认证管理。检验检疫机构可以根据国家质检总局的规定，同外国有关机构签订协议，或接受外国有关机构的委托进行进出口商品质量认证，准许有关单位在认证合格的进出口商品上使用质量认证标志。

（十二）涉外检验检疫、鉴定、认证机构审核认可和监督涉外检验检疫、鉴定、认证机构审核认可

对拟设立的中外合资、合作进出口商品检验、鉴定、认证公司，由国家质检总局负责对其资格、信誉、技术力量、装备设施及业务范围进行审查。合格后出具《外商投资检验公司资格审定意见书》，然后交由商务部批准，在工商行政管理部门办理登记手续领取营业执照后，再到国家质检

总局办理《外商投资检验公司资格证书》,方可开展经营活动。

对从事进出口商品检验、鉴定、认证业务的中外合资、合作机构或公司及中资企业,对其经营活动实行统一监督管理。

对境内外检验鉴定认证公司设在各地的办事处,实行备案管理。

(十三)与外国和国际组织开展合作

检验检疫部门承担世界贸易组织贸易技术壁垒协议(WTO/TBT)和"实施动植物卫生检疫措施的协议(WTO/SPS协议)"咨询业务。承担联合国(UN)、亚太经合组织(APEC)等国际组织在标准与一致化和检验检疫领域的联络工作。负责对外签订政府部门间的检验检疫合作协议、认证认可合作协议、检验检疫协议执行议定书,并组织实施等。

单元二 熟悉出入境货物检验检疫机构及其主要职能

一、出入境检验检疫的主管机构及其职责

我国出入境检验检疫工作的主管机关是国家质量监督检验检疫总局(以下简称国家质检总局)[①]。国家质检总局是国务院主管全国质量、计量、出入境商品检验、出入境卫生检疫、出入境动植物检疫、进出口食品安全和认证、认可、标准化等工作,并行使行政执法职能的直属机构。国家质检总局垂直管理各地的出入境检验检疫机构。国家质检总局在中国各省、市、自治区和海、陆、空口岸设有分支机构,负责办理出入境检验检疫业务。目前,全国各地设有直属检验检疫局共35家。

国家质检总局及其设在全国各口岸的出入境检验检疫局负责的检验检疫的主要职责有3项:实施法定检验检疫、办理进出口商品鉴定业务、对进出口商品的质量和检验工作实施监督管理。有关法定检验检疫的内容已在上文述及,下面仅阐述后两项。

---

① 2001年,我国组建国家质量监督检验检疫总局的同时,成立了国家认证认可监督管理委员会和国家标准化管理委员会,分别统一管理全国质量认证、认可和标准化工作。

项目任务二
认知出入境检验检疫工作

链接

我国出入境检验检疫机构的演变

我国出入境检验检疫机构演变如图2-2所示。

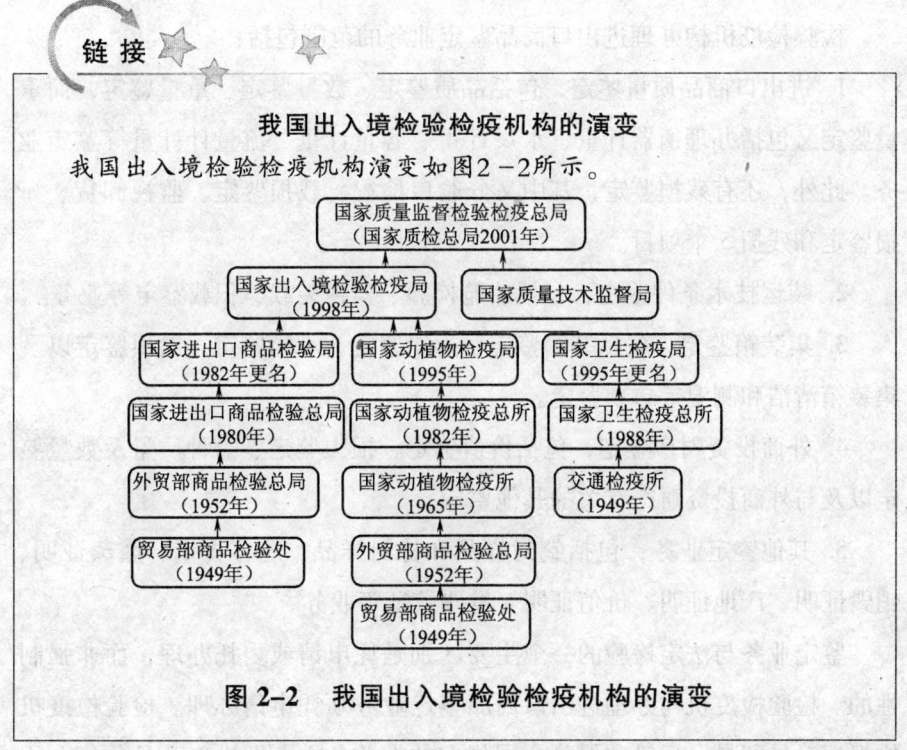

图2-2 我国出入境检验检疫机构的演变

(一) 鉴定业务

根据《中华人民共和国进出口商品检验法》(以下简称《商检法》) 及《中华人民共和国商品检验法实施条例》(以下简称《商检法实施条例》)的规定,对外经济贸易关系人或者外国检验检疫机构可以根据有关合同的约定或自身的需要,申请或委托检验检疫机构办理进出口商品鉴定业务,签发鉴定证书。这类检验称为鉴定业务,为非法定检验检疫。非法定检验检疫的基本程序如图2-3所示。

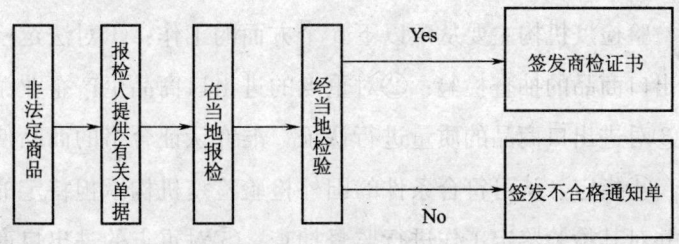

图2-3 非法定检验检疫的基本程序

检验检疫机构办理进出口商品鉴定业务的范围包括：

1. 进出口商品质量鉴定，包括品质鉴定、数量鉴定、重量鉴定，而重量鉴定又包括办理衡器计重、水尺计重、容量计重、流量计计重等鉴定业务。此外，还有残损鉴定，其中又分舱口检视、载损鉴定、监视卸货、海损鉴定和残损5个项目。

2. 装运技术条件鉴定，包括船舱检验、监视装载、积载鉴定等业务。

3. 集装箱鉴定，包括装箱鉴定、拆箱鉴定、承租鉴定、退租鉴定以及集装箱清洁和测温等单项鉴定。

4. 外商投资财产鉴定，包括价值鉴定、损失鉴定、品种质量及数量鉴定以及与外商投资财产有关的其他鉴定。

5. 其他鉴定业务，包括签封样品和拣封样品、舱容丈量、熏蒸证明、销毁证明、产地证明、价值证明、发票签证等业务。

鉴定业务与法定检验的一个主要区别是凭申请或委托办理，而非强制性的。检验检疫机构办理进出口商品鉴定业务须凭申请办理。检验检疫机构根据对外贸易、运输和保险合同规定的有关各方，即进口商品收货、用货单位和代理接运部门以及出口商品的生产者、供货单位和经营部门的申请以及外国检验机构的委托，办理进出口商品鉴定业务，签发各种鉴定证书，供申请单位作为办理商品交接、结算、计费、理算、通关、计税、索赔或举证等的有效凭证。

（二）监督管理

监督管理即检验检疫机构依据国家法规对进出口商品通过行政和技术手段进行控制、管理和监督。

我国检验检疫机构主要从事以下6个方面的工作：①对法定检验范围以外的进出口商品的抽查检验；②对重点的进出口商品生产企业派驻质量监督员；③对进出口商品的质量进行认证，准许认证合格的商品使用质量认证标志；④指定、认可符合条件的国外检验检疫机构承担特定的检验鉴定工作，并对其检验鉴定工作进行监督抽查；⑤对重点的进出口商品及其生产企业实行质量许可制度；⑥对经检验合格的进出口商品加施商标和封识管理。

二、我国的专业检验检疫部门

除出入境检验检疫机构外，我国还有负责检验检疫的专业部门。例如，进出口药品由卫生部指定的药品检验部门检验；进出口计量器具由国家计量部门检验鉴定；进出口锅炉及压力容器的安全监督检验，由锅炉压力容器安全监察机构办理；进出口船舶、主要船用设备和材料、集装箱的船舶规范检验，由船舶检验检疫机构办理；进出口飞机，包括飞机发动机、机载设备等的适航检验，由民航部门的专门机构办理；出口文物必须经国家文物行政管理部门检验鉴定并出具准予出口的凭证；等等。凡上述物品的进出口检验，须依法向各专职检验部门申请办理，只有取得合格的检验鉴定文件后，才准予进口或出口。

此外，我国也有为进出口贸易提供检验服务的中介组织，如中国进出口商品检验总公司（China National Import & Export Commodities Inspection Corporation，CCIC），该公司是国家指定的开展进出口商品检验和鉴定业务的检验实体，它的性质是民间商品检验检疫机构。CCIC 在全国各省、市、自治区设有分支机构，接受对外贸易关系人的委托，办理各项进出口商品的检验鉴定业务，为之提供顺利交接与结算、合理解决索赔争议等方面的服务。CCIC 还在世界许多国家设有分支机构，承担装前检验和对外贸易鉴定业务。

单元三 掌握出入境检验检疫的一般工作流程

我国实施"先报检，后报关"的检验检疫货物通关制度（如图 2-4 所示）。此外，我国还有免验、预验、复验和重验的相关规定。

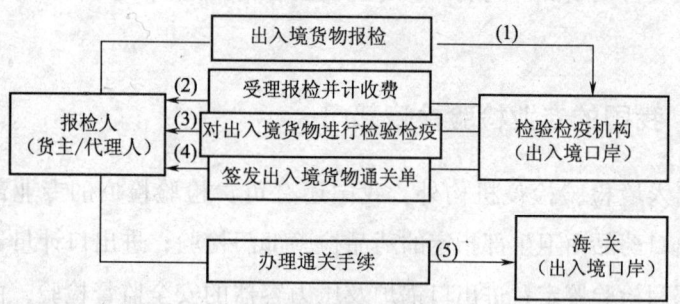

图 2-4 我国检验检疫货物通关的基本程序

一、出入境检验检疫的一般工作流程

出入境检验检疫采用将进出口商品检验、动植物检疫和卫生检疫工作合并在一起,"一次报检、一次抽(采)样、一次检验检疫、一次卫生除害处理、一次计收费、一次发证放行"的"三检合一"工作模式。其工作流程可概括为以下4个环节:受理报检——→检验检疫和鉴定——→计、收费——→签证、放行。这里主要以出入境货物的检验检疫为例对检验检疫的工作程序进行概要阐述,各环节的具体做法与规定我们将在其他单元详细阐述。

(一)受理报检

报检也称报验,是指申请人向出入境检验检疫机构就进出口货物报请检验检疫,是检验检疫机构受理报检的前提和基础。检验检疫机构接受申请人报检,是检验检疫工作的开始。检验检疫机构根据我国《出入境检验检疫报检规定》,负责受理报检范围内的各类报检工作。

1. 需要报检的范围。报检范围具体为:①国家法律、法规规定必须由检验检疫机构检验检疫的;②输入国家(或地区)规定必须凭检验检疫机构出具的证书方准入境的;③有关国际条约规定须经检验检疫的;④申请签发普惠制原产地证或一般原产地证的;⑤对外贸易关系人申请的鉴定业务和委托检验;⑥对外贸易合同、信用证规定由检验检疫机构或官方机构出具证书的;⑦未列入《出入境检验检疫机构实施检验检疫的进出境商品目录》的入境货物，经收、用货单位验收发现质量不合格或残损、短缺，需检验检疫局出证索赔的；⑧涉及出入境检验检疫内容的司法和行政机关委托的鉴定业务。

2. 报检人报检时必须履行的手续。不同类的货物，如一般货物、动植物以及一些有特殊规定的检验检疫货物，其报检要求是不同的。报检人报检时必须履行的手续主要有3项：填写报检单；提供相应的单证；按规定缴纳检验检疫费。

目前我国已实行电子报检，报检人可以电子申报。

（二）检验检疫和鉴定

出入境检验检疫机构对进出口商品实施检验的内容，包括是否符合安全、卫生、健康、环境保护、防止欺诈等要求以及相关的品质、数量、重量等项目。在检验检疫和鉴定环节，报检人应事先约定抽样、检验检疫和鉴定的时间，并须预留足够的取采样、检验检疫和鉴定的工作日，同时须提供进行取采样、检验检疫和鉴定等必要的工作条件。

1. 抽样。凡需检验检疫并出具结果的出入境货物，一般需检验检疫人员到现场抽取样品。所抽取的样品必须具有代表性、准确性、科学性。抽取后的样品必须及时封识送检，以免发生意外，并及时填写现场记录。

检验检疫机构样品抽取的方法有：进出口合同中规定了抽样方法的，按合同规定的标准或方法抽取；合同没规定抽样方法的，按有关标准进行抽样。

2. 制样。凡所抽取样品，需经过加工方能进行检验的称为制样（样品制备）。制样一般在检验检疫机构的实验室内进行，无制样条件的，可在社会认可的实验室制样。

样品及制备的小样经检验检疫后重新封识，超过样品保存期后销毁，需留中间样品的，按规定定期保存。

《中华人民共和国进出口商品检验法实施条例》第47条规定，企业擅自使用抽检不合格的进口商品，检验检疫机构责令其停止使用，没收违法使用的商品，并处商品货值金额等值以上3倍以下的罚款。

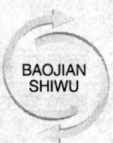

3. 实施检验检疫。对出入境应检对象，检验检疫人员通过感官的、物理的、化学的、微生物的方法进行检验检疫，以判定所检对象的各项指标是否符合合同及买方所在国（或地区）官方机构的有关规定。

4. 隔离检验检疫。入境的动物必须在入境口岸进行隔离检验检疫。对需要隔离检验检疫的出境动物，先确定隔离场，由检验检疫人员进行临诊检查和实验室检验检疫。

入境植物需隔离检验检疫的，应在口岸检验检疫机构指定的场所进行。入境的种子、种苗和其他繁殖材料，根据《引进种子、种苗检疫审批单》的审批意见，需要隔离检验检疫的，在口岸检验检疫机构指定的植物检验检疫隔离苗圃或隔离种植地种植。

5. 鉴定业务。除国家法律、行政法规规定必须经检验检疫机构检验检疫的对象外，检验检疫机构可根据对外贸易关系人、国外机构的委托、执法司法仲裁机构的委托或指定等，对出入境货物、动植物及其包装、运载工具和装运技术条件等进行检验检疫或鉴定，并签发有关证书，作为办理出入境货物交接、计费、通关、计纳税、索赔、仲裁等事项的有关凭证。

6. 卫生除害处理。按照《中华人民共和国国境卫生检疫法》及其实施细则、《中华人民共和国食品卫生法》、《中华人民共和国进出境动植物检疫法》及其实施条例的有关规定，检验检疫机构所涉及的卫生除害处理的范围和对象是非常广泛的，它包括出入境的货物、动植物、运输工具、交通工具的卫生除害处理以及公共场所、病源地和疫源地的卫生除害处理等。

卫生除害处理的方法主要包括：

（1）物理方法：超声波处理、紫外线照射、加热处理、冷冻处理、扑杀、焚烧、深埋等；

（2）化学方法：药物蒸熏除害、药物表面喷洒；

（3）禁止出入境、过境或封存等。

（三）检验检疫收费

检验检疫收费包括：出入境检验检疫费，考核、注册、认可认证、签证、审批、查验费，出入境动植物实验室检疫项目费，鉴定业务费，检疫处理费等。收费对象是向出入境检验检疫机构申请检验、检疫、鉴定等业务的货主或其代理人。收费基本上采取预收费或月底结算两种方式。对预收费者，申请人取证（单）时，根据检验检疫结果，多退少补。

（四）签证、放行

签证、放行是检验检疫机构检验检疫工作的最后一个环节。

1. 签证。出入境检验检疫机构根据我国法律规定行使出入境检验检疫行政职能，按照有关国际贸易各方签订的契约规定或其政府的有关法规以及国际惯例、条约的规定从事检验检疫工作，并据此签发证书。

凡法律、行政法规、规章或国际公约规定须经检验检疫机构检验检疫的出境货物，经检验检疫合格的，签发出境货物通关单，作为海关核放货物的依据。同时，国外要求签发有关检验检疫证书的，检验检疫机构根据对外贸易关系人的申请，经检验检疫合格的，签发相应的检验检疫证书；经检验检疫不合格的，签发出境货物不合格通知单。凡法律、行政法规、规章或国际公约规定须经检验检疫机构检验检疫的入境货物，检验检疫机构接受报检后，先签发入境货物通关单，海关据以验放货物。然后，经检验检疫机构检验检疫合格的，签发《入境货物检验检疫情况通知单》；不合格的，对外签发检验检疫证书，供有关方面对外索赔；需异地实施检验检疫的，口岸检验检疫机构办理异地检验检疫手续。

2. 放行。放行是检验检疫机构对列入法定检验检疫范围的出入境货物出具规定的证件，表示准予出入境并由海关监管验放的一种行政执法行为。凡列入《出入境检验检疫机构实施检验检疫的进出境商品目录》的进出境商品，必须经出入境检验检疫机构实施检验检疫，海关凭出入境检验检疫机构签发的入境货物通关单或出境货物通关单验放。海关只受理报关地出入境检验检疫机构签发的入境货物通关单或出境货物通关单。对出入境运输工具，符合卫生检疫要求的，检验检疫机构签发运输工具检验检疫证书并予以放行；经卫生处理的，签发检验检疫证书并予以放行。

关于检验检疫收费、签证与放行，我们将在项目任务六中详细阐述。

二、免验、预验和复验

我国还有免验、预验及复验的相关规定。

（一）免验

在国际上获质量奖（未超过 3 年时间）的商品；经国家检验检疫部门认可的国际有关组织实施质量认证，并经检验检疫机构检验质量长期稳定的商品；连续 3 年出厂合格率及商检机构检验合格率 100%，并且没有质量异议的出口商品；连续 3 年检验合格率及用户验收合格率 100%，并且获得用户良好评价的出口商品，可由收货人、发货人或者其生产企业提出免验申请，填写免验申请表，经国家质检总局审核批准，可以免验。获准免验进出口商品的申请人，凭有效的免验证书、合同、信用证及该批产品的厂检合格单和原始检验记录等到当地检验检疫机构办理放行手续，并交纳放行手续费。对需要出具商检证书的免检商品，检验检疫机构可凭申请人的检验结果核发商检证书。

免验证书有效期为 3 年。期满要求续延的，免验企业应当在有效期满 3 个月前向国家质检总局提出免验续延申请，经国家质检总局组织复核合格后，重新颁发免验证书。

（二）预验

预验是检验检疫机构为了方便对外贸易，根据需要和可能对某些品质较为稳定、非易腐易烂的出境货物预先进行的检验检疫，它是防止内地不合格货物运抵口岸的一项有效措施。

对已生产的整批出口货物，生产厂已检验合格及经营单位已验收合格，货已全部备齐并堆存于仓库，但尚未签订外贸合同或虽已签订合同但信用证尚未到达，不能确定出运数量、运输工具、唛头的，为了使货物在信用证到达后及时出运，可以办理预报检。检验检疫机构对预报检的出境货物实施检验检疫，合格的签发出境货物换证凭单，不合格的签发出境货物不合格通知单。正式对外出境时，报检单位到报关地检验检疫机构，凭出境货物换证凭单①办理查验放行手续。

需要分批装运出口的货物、整批货物可办理预验。出口货物经检验检疫合格后，检验检疫机构签发出境货物换证凭单。正式装运出口时，可在检验检疫有效期内逐批向检验检疫机构申请办理放行手续。放行时，检验检疫机构查验合格后，在出境货物换证凭单的登记栏内对货物的数量予以登记核销。

（三）复验

经出入境检验检疫机构初验的进出境商品，因各种原因需要进行的第二次检验称复验。报检人对出入境检验检疫机构的进出境商品检验结果有异议时，可以向原出入境检验检疫机构或者其上级出入境检验检疫机构以至国家质检总局申请复验，由受理复验的出入境检验检疫机构或者国家质检总局作出复验结论。

检验检疫机构或者国家质检总局对同一检验结果只进行一次复验。复验申请表是进出口商品的报验人对商检机构的检验结果持有异议时，申请复验使用的文书。复验必须在收到商检结果15日内提出，复验商品必须保持原样。报检人申请复验，应当按照规定如实填写复验申请表（见表2-2），并提供原报检所提供的证单、资料及原检验检疫机构出具的检验证书。

表2-2 复验申请表

复验申请表
申请单位：_____
（地址：　　　　　电话：　　　　　联系人：　　　　　）
申请日期：

发货人		生产企业	
受货人		贸易国别	
商品名称		合同号	

---

① 预验合格的货物必须在出境货物换证凭单有效期内到出境口岸办理查验换证放行手续。办理出境查验换证时，必须提交出境货物换证凭单正本方可办理。

续 表

数量 (重量)		原检验出 证机构		出证日期	
发货时间		收货时间		货物存放地	
商品标记及号码			随附单据		
		1. 检验证书　份 （正或副、复印件）　本 2. 合同副本　份 3. 信用证　张 4. 运单　张 5. 发票　张 6. 装箱单　张 7. 发货明细单　张 8. 说明书及资料　本 9. 验收记录　张 10. 口岸进口货物代运发货通知单　张 11. 进口货物残损单　张 12. 保险单　张 13. 其他单证　张				
		申请理由和复验项目、要求			

　　检验检疫机构或者国家质检总局自收到复验申请之日起 15 日内，对复验申请进行审查并作出如下处理：①复验申请符合规定的，予以受理，并向申请人出具《复验申请受理通知书》；②复验申请内容不全或者随附证单资料不全的，向申请人出具《复验申请材料补正告知书》，限期补正，逾期不补正的，视为撤销申请；③复验申请不符合规定的，不予受理，并出具《复验申请不予受理通知书》。复验申请人应当按照规定交纳复验费用。受理复验的检验检疫机构或者国家质检总局的复验结论认定属原检验的检验检疫机构责任的，复验费用由原检验检疫机构承担。

　　报检人对检验检疫机构、国家质检部门作出的复验结论不服的，可以依法申请行政复议，也可以依法向法院提起诉讼。报检人或其他关系人向法院起诉，法院已经受理的，不得申请复验。

★ 个案分析与操作演练 ★

1. 硬粒小麦（配额内）在《法检目录》中对应的商品编码为1001100001，计量单位为千克，海关监管条件为A/B，检验检疫类别为P.R/Q.S。

问题：(1) 该商品是在入境时还是在出境时实施检验检疫？

(2) 该商品进出口时应实施哪些检验检疫？

2. 某厂于2011年6月28日以来料成品退换的方式从深圳口岸出口一批法检商品，品名：水貂皮衣（1.8KG/件），HS编码：4303101090，重量：162千克，货值：37 098美元。当事人未依法向检验检疫机构申报就出口了上述货物。

问题：当事人的行为属于什么行为？应该如何处罚？

3. A企业进口一批水性油漆共计40桶，检验检疫工作人员下厂抽样检验后送实验室检验，检测结果为"挥发性有机化合物不符合GB18582—2001标准要求"，即抽样检验结果不合格。但是在检测结果出来之前，A企业就已经使用了18桶该批进口油漆了。在接到检测结果后，企业认为：它们多年来一直使用该品牌的油漆，且产品质量稳定，符合国际标准，此次检测结果不合格，可能是由于溶剂受污染引起的，遂申请将剩余的22桶油漆进行重新抽样检验。而检验检疫工作人员认为：该企业虽然长期进口该品牌的油漆，但并不排除抽检的这一批是不合格的可能性，且企业也无法证明剩余的22桶油漆就是此次进口的抽检不合格的那一批，故不同意重新抽样检验。

问题：(1) A企业的行为是否违法？

(2) 检验检疫局是否应该同意A企业重新抽样检验的要求？

(3) 检验检疫机构是否应对该企业进行行政处罚？依据是什么？应当作出怎样的处罚决定？

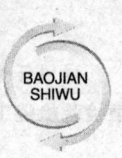

4. 济南A公司某年12月3日从黄岛口岸进口了一批旧机电设备货物。

问题：(1) 若该批货物依法应当实施检验，出入境检验检疫机构实施检验的内容包括什么？

(2) 若A公司对出入境检验检疫机构得出的检验结论不服，欲申请复验，请问应当向哪一机构申请？应如何申请复验？

(3) A公司对复验结果不服，拟申请再次复验，出入境检验检疫机构还会同意再次复验吗？A公司对复验结果不服应该怎么办？

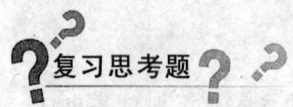

一、名词解释

法定检验检疫　报检　预验　复验

二、简答题

1. 简述出入境检验检疫的法律地位。
2. 简述出入境检验检疫的作用。
3. 我国出入境检验检疫机构工作的主要内容有哪些？
4. 简述法定检验检疫的范围。
5. 检验检疫类别P. R/Q. S的含义是什么？
6. 简述鉴定业务的范围。
7. 简述检验检疫的工作流程。
8. 简述检验检疫机构制样的一般方法。
9. 免验的条件是什么？
10. 如何申请复验？

项目任务 三

报检注册

项目要求

▶ 办理自理报检单位登记注册
▶ 办理代理报检单位登记注册
▶ 办理报检员注册
▶ 申请开通电子报检

项目任务三
报检注册

项目情景

北京华鑫工贸公司收到北京检验检疫局的行政处罚后，决定进行工作整改，加强报检工作。一是北京华鑫工贸公司决定招聘专职报检人员，不再让代理报检单位代理报检，而是要自理报检，以节约成本，更好地使报检环节与贸易业务环节衔接起来。二是成立专门的子公司——北京华鑫货运代理公司开展代理报检业务，以扩大公司的经营范围，增加赢利增长点。李华通过了报检员资格考试，取得了报检员证，开始忙于办理自理报检单位登记注册、报检员注册、办理代理报检单位登记注册、申请开通电子报检。

李华先后登录"中国检验检疫电子业务网"（www.eciq.cn）和信城通网站（www.itownet.cn）完成了上述4项任务。

向检验检疫机构报告进出口货物的情况是收发货人或其代理人报检工作的核心环节。我国的报检单位分为自理报检单位和代理报检单位。出口货物的生产、经营单位，进口货物的收、用货单位可以自行报检，也可以委托其他报检企业代理报检。我国实行报检员职业资格制度，对报检行为进行严格管理。

电子报检是检验检疫实施"电子申报、电子监管、电子放行"，即"三电"工程的重要组成部分。报检单位通过安装企业端电子申报软件，将报检数据经互联网输入检验检疫综合管理系统。

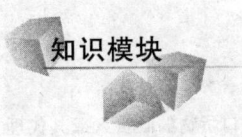

知识模块

单元一　自理报检及其备案登记

货物收、发货人以及进出口货物的生产、加工和经营单位办理本单位检验检疫事项的行为称为自理报检。自理报检单位是指办理检验检疫手续的出入境货物收发货人以及进出口货物的生产、加工和经营单位等①。自理报检单位在首次报检时，须先办理备案登记手续。自理报检必须遵守出入境检验检疫有关报检的规定，并接受出入境检验检疫机构的监督管理。

一、自理报检单位备案登记

从事出入境检验检疫报检工作的自理报检单位在首次报检时，须先办理备案登记手续，取得报检单位备案登记代码②，方可办理相关检验检疫报检手续。

自理报检单位的备案登记须在"中国电子检验检疫业务网"提出申请，获得《出入境检验检疫自理报检单位备案登记申请书》，然后持企业法人营业执照、组织机构代码证、进出口企业资格证书/对外贸易经营者备案登记表、海关注册登记证明书等资料到本单位工商注册地检验检疫机构办理，领取《自理报检单位备案登记证明书》。

李华就是这样办理北京华鑫工贸公司自理报检单位备案登记的：

第一步：登录"中国电子检验检疫业务网"，点击"报检企业注册登记"（如图 3-1 所示）。

第二步：进入"报检企业管理系统"后，选择新注册单位，输入组织机构代码，点击注册（如图 3-2 所示）。

---

① 可以申请自理报检的单位有：具有进出口经营权的国内企业；进口货物的收货人或其代理人；出口货物的生产企业；出口货物运输包装及出口危险货物运输包装生产企业；中外合资、中外合作、外商独资企业；国外（境外）企业、商社常驻中国代表机构；进出境动物隔离饲养和植物繁殖生产单位；进出境动植物产品的生产、加工、存储、运输单位；对进出境动植物、动植物产品、装载容器、包装货物、交通运输工具等进行药剂熏蒸和消毒服务的单位；有进出境交换业务的科研单位。

② 全国检验检疫系统对报检单位代码制定了严格的统一编码原则，即不同地区的报检单位以不同的代码标志。例如，北京为 1100×××××，天津为 1200×××××，山东为 3700××××，广东为 4400××××××，等等。前 4 位为报检单位所在地辖区的检验检疫机构代码，后 6 位为流水号。

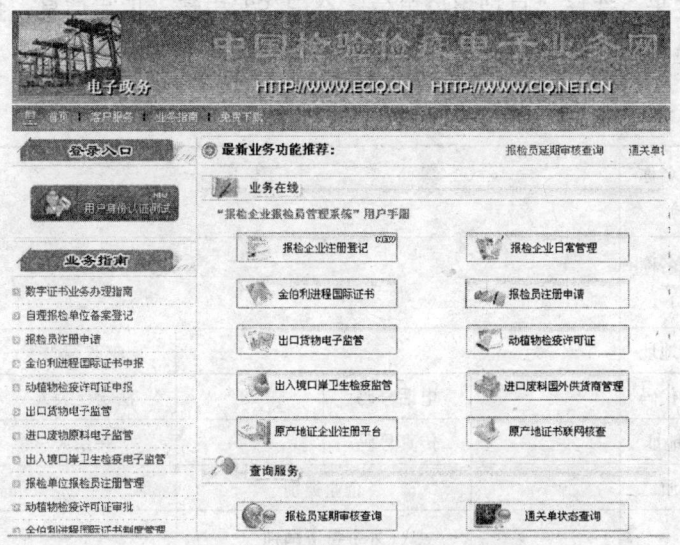

图3-1　中国电子检验检疫业务网首页

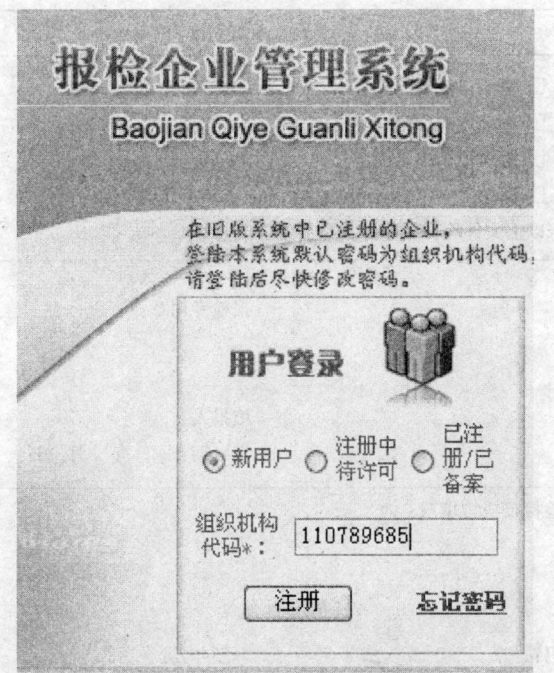

图3-2　报检企业管理系统页面

第三步：选择"自理报检单位"登记备案申请，填写信息，打印《自理报检单位备案登记申请表》（见表3-1）。

表3-1 自理报检单位备案登记申请表

申请单位名称（中文）				
申请单位名称（英文）				
申请单位地址			邮政编码	
海关注册代码		电话号码	法定代表人	
E-mail地址		传真号码	联系人	
企业性质		企业类别		
组织机构代码		外资投资国别（三资企业）		
经营范围				
开户银行			银行账号	
随附文件	☐ 申请单位营业执照 ☐ 批准证书/资格证书 ☐ 组织机构代码证 ☐ 其他 以上文件均为复印件，并加盖单位公章。			
申请单位公章：		报检专用章：		
法定代表人签字：		填报人： 日　期：　年　月　日		
以下由出入境检验检疫机构填写：				
企业备案登记代码：		经办人： 日　期：　年　月　日		

第四步：持相关资料到属地检验检疫机构检务部门现场审核；审核通过，领取《自理报检单位备案证明书》。

二、自理报检单位备案的管理

自理报检遵守属地管理原则，即报检单位应在其工商注册所在地辖区的检验检疫机构办理备案登记手续；已经在报检单位工商注册所在地辖区出入境检验检疫机构办理过备案登记手续的报检单位去往其他口岸出入境检验检疫机构报检时，无须重新备案登记，但需要履行异地备案手续[①]。

自理报检单位的组织机构、性质、业务范围、名称、法定代表人、法定地址及隶属关系等发生重大改变和变动的，报检单位应于发生变更之日起15日内，以书面形式向原报检备案登记的出入境检验检疫机构提出变更申请，并持备案登记证书到发证机构办理变更手续。

自理报检单位终止的，报检单位应于成立清算组织之日起15日内，以书面形式向原报检备案登记的出入境检验检疫机构办理注销报检备案登记手续。

涉及备案登记有效期管理的，备案登记期满后，应重新申请备案登记。对违反以上规定的报检单位，原备案登记管理部门有权依照有关法律及规定取消其报检资格，停止其报检业务。

单元二　代理报检及其登记注册

代理报检是指经国家质量监督检验检疫总局注册登记的境内企业法人（代理报检单位）依法接受进出口货物收发货人的委托，为进出口货物收发货人办理报检手续的行为。

[①] 报检单位作异地备案申请，须持备案登记证书副本或复印件，填写异地备案登记表，明确标示已取得的唯一性代码；受理申请的异地出入境检验检疫机构将其数据存入当地数据库，并保留沿用该单位已有的唯一性代码。

代理报检单位指派的报检员在出入境检验检疫机构从事报检事项,属该代理报检单位的公务活动,并负有一切法律责任。

一、代理报检单位的注册登记

从事代理报检的企业取得国家质检总局颁发的"代理报检单位注册登记证书"后,方可在规定的区域内从事代理报检业务,并应遵守相关规定。

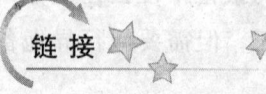

代理报检单位申请注册登记的条件

1. 申请单位应取得工商行政管理部门颁发的《企业法人营业执照》或《营业执照》;
2. 申请单位注册资金应在人民币150万元以上;
3. 申请单位应具备固定经营场所以及符合开展代理报检业务所需的条件和设施;
4. 申请单位应有健全的代理报检管理制度;
5. 申请单位应拥有不少于10名经检验检疫机构考试合格并取得《报检员资格证》的人员,并与每个报检员签有合法的劳动合同,为每个报检员缴纳社会保险;
6. 申请单位应提交声明符合《出入境检验检疫代理报检管理规定》的有关条款;
7. 申请单位还须符合国家质检总局规定的其他条件。

(一)代理报检单位注册登记流程

代理报检单位注册登记主要包括提出申请、直属检验检疫局受理、直属局检验检疫初审、国家质检总局审批4个主要工作环节。

1. 申请。代理报检单位注册登记实行网上申请、书面确认的方式,符合资格条件的代理报检单位须通过"中国电子检验检疫业务网"提交申请,并在规定的申请时间内向所在地检验检疫机构提交申请及所需材料。

2. 受理。直属检验检疫局对申请单位提出的代理报检单位注册登记申请进行网上及书面审核,重点审查申请单位提交的材料是否齐全、是否符合法定形式,根据审查结果决定是否予以受理。予以受理的,直属检验检疫局当场或5个工作日内向申请单位出具受理决定书;不予以受理的,出具不予受理决定书。

3. 初审。直属检验检疫局对申请单位的申请进行初审,包括材料的审查和现场核查,直属检验检疫局指派两名工作人员对申请单位申请材料的实质内容进行现场核查,根据综合审核情况提出初审意见。

4. 审批。经直属检验检疫局初审后,符合条件的上报国家质检总局审核,直属检验检疫局将根据国家质检总局的审批意见作出准予许可或不准予许可的决定,准予许可的,在10个工作日内颁发《代理报检单位注册登记证书》;不予许可的,书面说明理由,并出具不予行政许可决定书。

(二)代理报检异地服务点备案手续

代理报检单位在住所地以外开展代理报检业务,必须到各省市直属局及相关分支机构办理代理报检服务点备案手续。检验检疫机构准予备案的服务点方可开展代理报检业务。

申请人应当通过"中国检验检疫电子业务网"代理报检企业注册登记系统提交代理报检企业经营点备案信息,并向服务点所在地检验检疫机构提交如下资料:《代理报检单位服务点备案表》;加盖企业公章的注册登记证书正本复印件(查验原件);加盖企业公章的经营场所租赁合同或产权证明书复印件(查验原件);在该服务点从事代理报检业务的报检员证(复印件加盖公章,交验原件);该服务点的代理报检业务专用章印模。

二、代理报检的性质与行为规范

自理报检单位须遵守有关国家法律、法规和检验检疫规章,对报检的真实性负责,对其报检员的报检行为承担法律责任。那么,代理报检的性质与行为规范又如何呢?

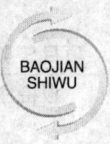

(一)代理报检的性质

代理报检,其性质属于代理行为。代理报检单位与被代理人(委托人)之间的法律关系适用于《中华人民共和国民法通则》的有关规定,并共同遵守出入境检验检疫法律、法规。

代理报检单位的代理报检,不免除被代理人或其他人根据合同和法律所承担的产品质量责任和其他责任。代理报检单位因违反规定,被出入境检验检疫机构暂停或取消其代理报检资格,所发生的与委托人等关系人之间的经济纠纷,由代理报检单位自行负责。

由于受理报检时委托人不直接与检验检疫部门接触,这就要求受托人(代理报检单位)除提供相关报检单据并依法如实报检外,还应代委托人交纳检验费以及其他规定的费用,承担委托人在经济贸易活动中所涉及的有关检验检疫方面的义务,承担或解决由代理报检而产生或涉及的纠纷和后果。

(二)代理报检的行为规范

代理报检单位应严格遵守《出入境检验检疫代理报检管理规定》。根据该规定,我们总结代理报检主要的行为规范如下:

1. 向检验检疫机构提交报检委托书。代理报检单位在报检时,应当向检验检疫机构提交报检委托书。如果代理报检人以自己的名义报检,其性质就不属于代理。代理人以自己的名义报检或不提供授权委托书,检验检疫机构一律不能受理报检。实务中,进出口商委托代理报检单位代理报检,需要与代理报检单位签订代理报检委托书。

报检委托书亦称检验检疫委托书,是委托人向受托人作的一种书面委托证明,属法人与法人之间的委托,具有法律效力,也是代理报检单位(受托人)办理进出口商品检验检疫的重要依据之一。报检委托书应结合检验检疫部门的实际,具体包括如下基本内容:执行检验的检验检疫机构名称,委托人声明及法律责任,受托人名称,报检商品的品名、数(重)量,合同号/信用证号,出具何种检验检疫证单(有何特殊要求),委托书有效期,委托方名称,日期,法人代表签字或手签名章,并加盖委托方公章。

报检委托书样本如图 3-3 所示。

代理报检委托书

编号：

_____出入境检验检疫局：

本委托人（备案号/组织机构代码_____）保证遵守国家有关检验检疫法律、法规的规定，保证所提供的委托报检事项真实、单货相符，否则，愿承担相关法律责任。具体委托情况如下：

本委托人将于_____年_____月间进口/出口如下货物：

品 名		HS 编码	
数（重）量		包装情况	
信用证/合同号		许可文件号	
进口货物收货单位及地址		进口货物提/运单号	
其他特殊要求			

特委托_____（代理报检注册登记号_____），代表本委托人办理上述货物的下列出入境检验检疫事宜：

□1. 办理报检手续；

□2. 代缴纳检验检疫费；

□3. 联系和配合检验检疫机构实施检验检疫；

□4. 领取检验检疫证单。

□5. 其他与报检有关的相关事宜：_____

联系人：_____

联系电话：_____

本委托书有效期至_____年____月____日

委托人（加盖公章）

年　　月　　日

受托人确认声明

本企业完全接受本委托书。保证履行以下职责：

1. 对委托人提供的货物情况和单证的真实性、完整性进行核实；

2. 根据检验检疫有关法律法规规定办理上述货物的检验检疫事宜；

3. 及时将办结检验检疫手续的有关委托内容的单证、文件移交委托人或其指定的人员；

4. 如实告知委托人检验检疫部门对货物的后续检验检疫及监管要求。如在委托事项中发生违法或违规行为，愿承担相关法律和行政责任。

联系人：_____

联系电话：_____

受托人（加盖公章）

年　　月　　日

图3-3　报检委托书样本

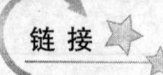

《代理报检委托书》有关项目填制说明

1. 委托书不得涂改，不得空项，确实无填制内容的，应打印"***"。

2. "编号"栏由公司根据"年份（代理报检企业简称）流水号"的规则填写。如：大通公司使用委托书报检的第1票单据，填为"2011（大通）0001"。

3. "备案号/组织机构代码"栏填制"备案号"即可。

4. "品名"栏若品名很多，打印不下，可按此例子填制："无缝钢管

> 等六项"。
>
> 5. 对于出口货物，与进口有关的内容填制"＊＊＊"。
>
> 6. "许可文件号"栏填制各类许可审批类证书号，如出口的卫生备案证书、质量许可证、检疫注册证书等，进口的检疫审批单号等。若无，则填制"＊＊＊"。
>
> 7. "其他特殊要求"栏若没有特殊要求，填制"无特殊要求"。

2. 切实履行代理报检职责。代理报检单位应按报检地检验检疫机构的要求，切实履行代理报检职责，并对实施代理报检过程中所知悉的商业秘密负有保密义务。代理报检单位应当建立、健全代理报检业务档案，真实完整地记录其承办的代理报检业务，并自觉接受检验检疫机构的日常监督和年度审核。

接受委托的代理报检单位应当完成下列代理报检行为：

（1）办理报检手续。代理报检单位应在检验检疫机构规定的期限和地点办理报检手续，办理报检时，应按规定填写报检申请单，并提供检验检疫机构要求的必要证单；报检申请单应加盖代理报检单位的合法印章。

（2）缴纳检验检疫费。代理报检单位应当按照规定代委托人缴纳检验检疫费，不得借检验检疫机构的名义向委托人收取额外费用。代理报检单位应当严格按照有关规定，向委托人收取代理报检中介服务费。代理报检单位应当将向检验检疫机构的缴费情况以书面形式如实通知委托人，检验检疫机构对此可随时进行抽查、核实。

（3）联系、配合检验检疫机构实施检验检疫。代理报检单位负责与委托人联系，协助检验检疫机构落实检验检疫的时间、地点，配合检验检疫机构实施检验检疫，并提供必要的工作条件。代理报检单位应积极配合检验检疫机构对其所代理报检的有关事宜的调查和处理。

（4）领取检验检疫证单和通关证明。对已完成检验检疫工作的，代理报检单位应及时领取检验检疫证单和通关证明。

（5）其他与检验检疫工作有关的事宜。

3. 遵守出入境检验检疫法律、法规。代理报检单位在办理代理报检业务等事项时，必须遵守出入境检验检疫法律、法规和《出入境检验检疫报检规定》，对所报检货物的品名、规格、价格、数量、重量以及其他应报的各项内容和提交的有关文件的真实性、合法性负责，并承担相应的法律责任。

代理报检单位不得出借其名义供他人办理代理报检业务。

自理报检单位与代理报检单位的管理比较见表 3－2。

表 3－2 自理报检单位与代理报检单位的管理比较

	自理报检单位	代理报检单位
管 理 办 法	备案制	注册制
证 书 名 称	自理报检单位备案登记证明书	代理报检单位注册登记证明书
变 更 期 限	15 天	15 天
变 更 申 报 部 门	所在地直属局	国家质量监督检验检疫总局
异 地 报 检 备 案	保留并沿用原来 10 位代码	原则不予异地备案

单元三 报检员注册及其管理

报检员是指获得国家质检总局规定的资格，在检验检疫机构注册，受聘于一个报检单位，负责办理出入境检验检疫报检业务的人员。报检员是联系报检单位与检验检疫机构的桥梁。

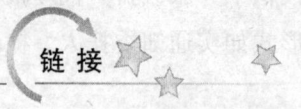

报检员与报关员的区别与联系

报关员主要负责在进出口贸易中办理海关及其他进出口贸易手续。报关员是在货物进出关境时向海关办理货物报关、纳税等海关事务的人员，其中有部分商品是法定商检的，由报检员向检验检疫局报检，取得货物进出口通关单、重量证、健康证书等单证，交给报关员，报关员将检验检疫单证以及其他单证一起向海关申报。报关员和报检员当然也可以是同一个人（实际工作中也是，所以最好有两个证）。报关员和报检员常就职于进出口企业、货代公司、报关行等。

一、报检员的资格与注册

目前，我国实行报检员职业资格制度。参加报检员资格全国统一考试合格者，将取得报检员资格证，但要成为正式的报检员，应由其服务单位向所在地检验检疫机构申请，提交报检员注册申请书，经审核发给报检员证[①]，获得报检员证者方可从事出入境检验检疫报检工作。

报检员证是报检员办理报检业务的身份凭证，不得转借、涂改。报检员不再从事报检工作时，应以书面形式向原注册登记的出入境检验检疫机构办理注销手续，同时交回报检员证。

案例 3-1

某报检员李某因工作需要脱离了报检岗位，其所属企业要收回其报检员证交当地检验检疫机构，但李某认为企业无权收回其报检员证。

问题：李某的这种想法正确吗？企业应如何注销李某的报检员证？

【案例分析】

下列 4 种情况下企业须注销报检员证：

（1）报检员不再从事报检业务的；
（2）企业因故停止报检业务的；
（3）企业解聘报检员的；
（4）报检员调往其他企业的。

李某的想法不正确。报检员因工作需要脱离了报检岗位，报检员所属企业应收回其报检员证交当地检验检疫机构，并以书面形式办理报检员证注销手续。

[①] 报检员证是表明报检人身份、办理报检业务的凭证。报检员证的有效期为 2 年，期满之日前 1 个月，报检员应当向发证的检验检疫机构提出审核申请，同时提交审核申请书。检验检疫机构结合日常报检工作记录，对报检员进行审核。经审核合格的，其报检员证有效期延长 2 年。

在本项目的项目情景中,李华按图3-4所示的程序完成了报检员的注册工作。

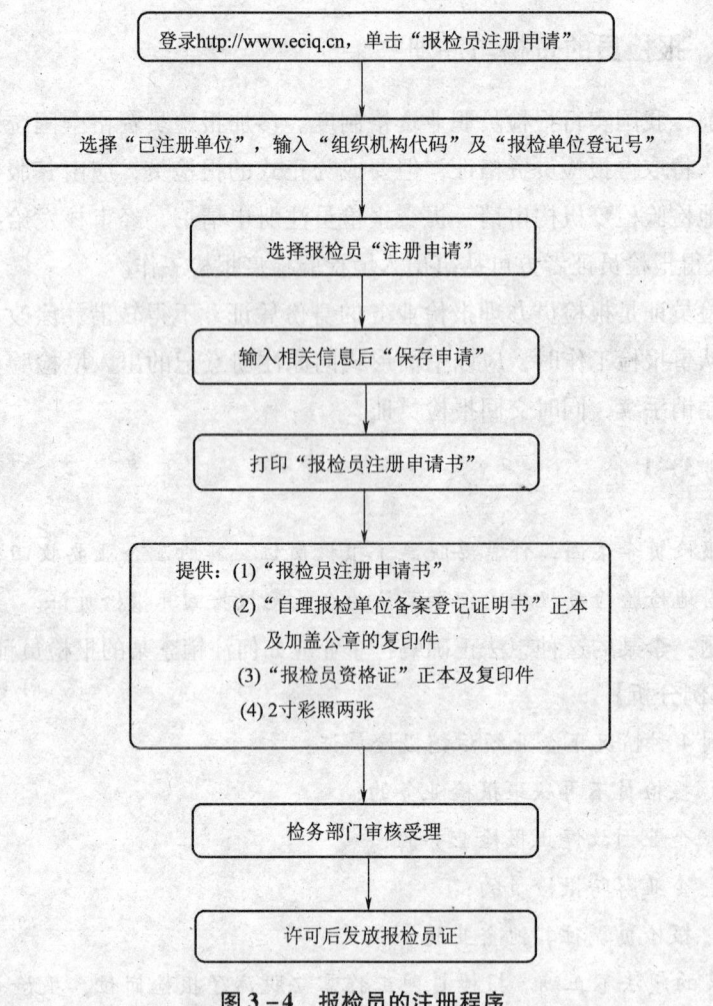

图3-4 报检员的注册程序

二、报检员的权利、义务与责任

报检的主体是报检员。自理报检单位的报检员不得同时兼任两个或者两个以上自理报检单位的报检工作。代理报检单位的报检员不得同时兼任两个或者两个以上代理报检单位的报检工作。报检员有权依法代表所属企业办理报检业务,也应当对所属企业负责,接受检验检疫机构的指导和监督,并履行相关义务。

(一) 报检员的权利

报检员在办理报检业务时的权利主要有:

其一,根据检验检疫法律、法规规定,报检员依法办理出入境货物、人员、运输工具、动植物及其产品等与其相关的报检手续。

其二,报检员在按有关规定办理报检并提供了抽样、检验检疫的各种条件后,有权要求检验检疫机构在国家质检部门统一规定的检验检疫期限内完成检验检疫工作并出具证明文件。如因检验检疫工作人员玩忽职守,造成入境货物超过索赔期而丧失索赔权,或造成出境货物耽误装船结汇,报检员有权追究当事人责任。

其三,报检员对检验检疫机构的检验检疫结果有异议的,有权在规定的期限内向原检验检疫机构或其上级检验检疫机构以至国家质检部门申请复验。

其四,报检员在保密情况下提供有关商业及运输单据时,有权要求检验检疫机构及其工作人员予以保密。

其五,报检员应当并有权拒绝办理所属企业交办的单证不真实、手续不齐全的报检业务。

(二) 报检员的义务

报检员应当对所属企业负责,接受检验检疫机构的指导和监督,并履行下列义务:

其一,遵守有关法律、法规和检验检疫的规定;

其二,在办理报检业务时,严格按照规定提供真实的数据和完整、有效的单证,准确、清晰地填制报检单,并在规定的时间内缴纳有关费用;

其三,参加检验检疫机构举办的有关报检业务的培训;

其四,协助所属企业完整保存各种报检单证、票据、函电等资料;

其五,承担其他与报检业务有关的工作。

(三) 报检员的法律责任

报检员在从事出入境报检活动中有逃避检验检疫或违反检验检疫有关规定行为的,检验检疫机构可依照《中华人民共和国进出口商品检验法》

及其实施条例、《中华人民共和国出入境动植物检疫法》及其实施条例、《中华人民共和国国境卫生检疫法》及实施细则、《中华人民共和国食品卫生法》等有关法律、法规，追究报检单位及相关报检员的法律责任。报检员在从事报检业务活动时违反其他法律、法规规定的，按照相关法律、法规规定处理。

报检员有下列行为之一的，由检验检疫机构暂停其3个月或者6个月报检资格：

（1）不履行报检员义务，情节严重的；

（2）一年内出现3次以上报检差错行为，情节严重的；

（3）转借或者涂改报检员证的。

报检员有下列行为之一的，由检验检疫机构取消其报检资格，吊销报检员证：

（1）不如实报检，造成严重后果的；

（2）提供虚假合同、发票、提单等单据的；

（3）伪造、变造、买卖或者盗窃、涂改检验检疫通关证明、检验检疫证单、印章、标志、封识和质量认证标志的；

（4）其他违反检验检疫法律、法规规定，情节严重的。

检验检疫机构对报检员的监督与管理可归纳为图3-5。

报检员的差错记分[①]如表3-3所示。

表3-3 报检员的差错记分

事　项	分值	备注
因报检员的责任造成报检单中所列项目申报错误的	1	按报检批次累计不超过2分
因报检员的责任造成提交的报检单与所发送的电子数据内容不一致的	1	
报检所附单据之间或所附单据与报检单内容不相符的	1	
未按规定签名或加盖公章	1	
报检随附单据模糊不清或为传真纸的	1	

---

① 依据差错或违规行为的严重程度分为12分、4分、2分和1分，予以一次记分。

续表

事项	分值	备注
报检随附单据超过有效期的	1	
未提供代理报检委托书或所提供的不符合要求的	1	
对同一批货物重复报检的	1	
经通知或督促仍不按时领取单证的	1	
已领取的检验检疫单证、证书或证件遗失或损毁的	1	
对已报检的出境货物在一个月内不联系检验检疫也不办理撤销报检手续的	1	按报检批次计
未在要求时间内上交应由检验检疫机构收回的《报检员证》或《报检员资格证》的	1	
错误宣传检验检疫法律法规及有关政策或散布谣言的	1	
其他应记1分的行为或差错	1	
对已报检入境货物经检验检疫机构督促仍不及时联系检验检疫事宜未造成严重后果的	2	
对未受理报检的单据不按检验检疫机构的要求进行更改或补充而再次申报的	2	
未按规定时间及时缴纳检验检疫费的	2	
扰乱检验检疫工作秩序,情节严重的	2	
其他应记2分的行为或差错	2	
代理报检单位报检员假借检验检疫机构名义刁难委托人、被投诉且经查属实的	4	
入境流向货物申报时未提供最终收货人有关信息或所提供的信息有误未造成严重后果的	4	
被检验检疫机构发现漏报、瞒报法定检验检疫的货物或木质包装未造成严重后果的	4	
擅自取走报检单据或单证的	4	
擅自涂改已受理报检的报检单上的内容或撤换有关随附单据的	4	
其他应记4分的行为或差错	4	
转借或涂改《报检员证》的	12	
被暂停报检资格期间持他人《报检员证》办理报检及相关业务的	12	
涂改、伪造检验检疫收费收据的	12	

续表

事 项	分值	备注
对入境货物不及时联系检验检疫或所提供的信息有误致使检验检疫工作延误或无法实施检验检疫并造成严重后果的	12	
不如实报检未造成严重后果并未达到吊销《报检员证》条件的	12	
其他应记12分的行为或差错	12	

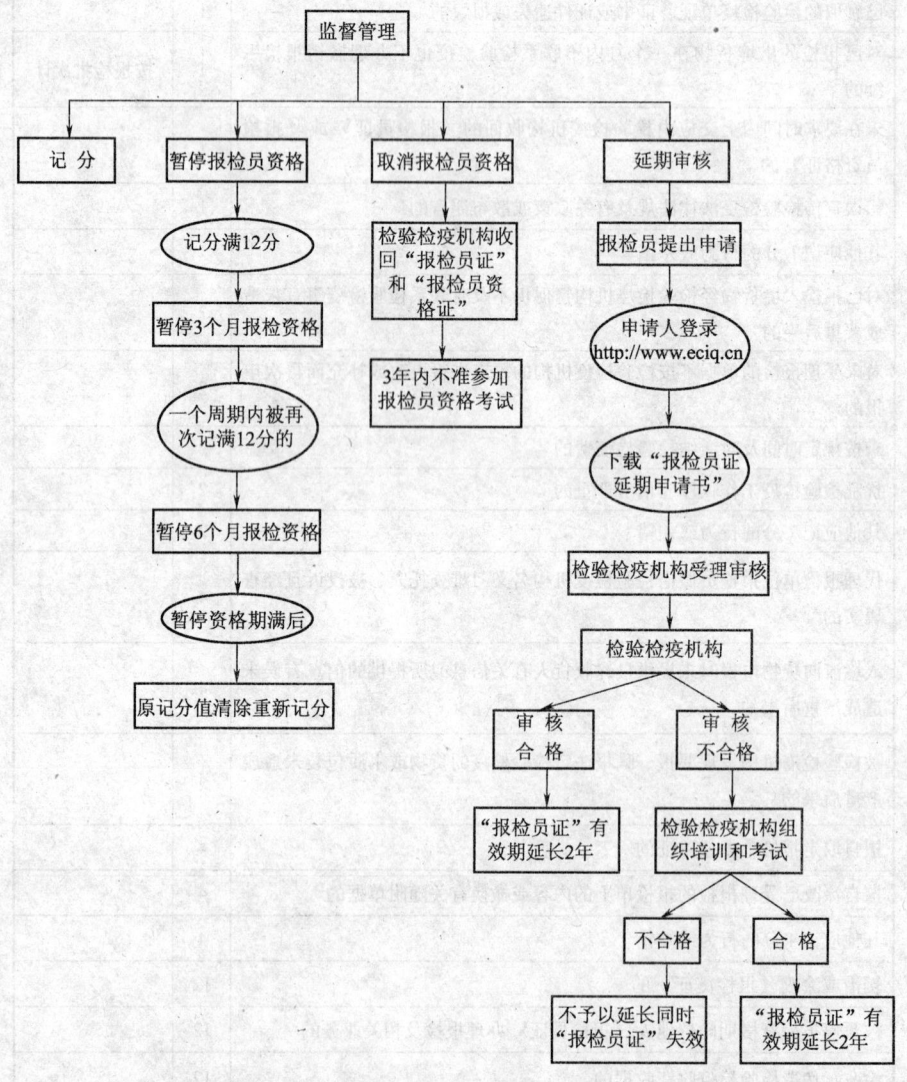

图 3-5 报检员的监督管理

单元四 电子报检及其注册

目前,我国已实行电子报检。电子报检是检验检疫实施"电子申报、电子监管、电子放行",即"三电"工程的重要组成部分。电子报检是指报检人使用电子报检软件,通过检验检疫电子业务服务平台,将报检数据以电子方式传输给检验检疫机构,经检验检疫业务管理系统和检务人员处理后,将受理报检信息反馈给报检人,实现远程办理进出境检验检疫报检的行为。

报检单位通过安装企业端电子申报软件,将报检数据经互联网进入检验检疫综合管理系统(目前为 CIQ2000 业务管理系统),检验检疫机构对报检数据的审核采取"先机审,后人审"的程序进行,对企业发送的电子报检数据,电子审单中心按计算机系统数据规范和有关要求对数据进行自动审核,对不符合要求的,反馈错误信息;符合要求的,将报检信息传输给受理报检人员,受理报检人员人工进行再次审核,符合规定的将成功受理报检信息同时反馈给报检单位和施检部门,并提示报检企业与相应的施检部门联系检验检疫事宜。

一、电子报检的注册

根据国家质检总局《出入境检验检疫电子报检管理办法》第 5 条的规定,申请电子报检的报检人应具备下列条件:

第一,遵守报检的有关管理规定。

第二,已在检验检疫机构办理报检人登记备案或注册登记手续。

第三,具有经检验检疫机构培训考核合格的报检员。

第四,具备开展电子报检的软硬件条件。例如,安装了经国家质检总局评测认可的电子申报企业端软件或申请了信城通网上申报系统。目前,国家质检总局认可的电子申报企业端软件由北京九城数码科技有限公司和北京中榕基科技发展有限公司负责销售和提供售后技术服务。

第五，在国家质检总局指定的机构办理电子业务开户手续。

符合上述前3项条件的企业，均可与当地检验检疫机构申请，索取《电子报检登记申请表》和《信城通用户申请登记表》，申请电子报检注册。

李华是按以下步骤开通北京华鑫工贸公司电子报检业务的：

第一步：在信城通平台开户注册。李华登录信城通平台，点击"用户注册&用户登录"、"无证书注册"（如图3-6所示）。

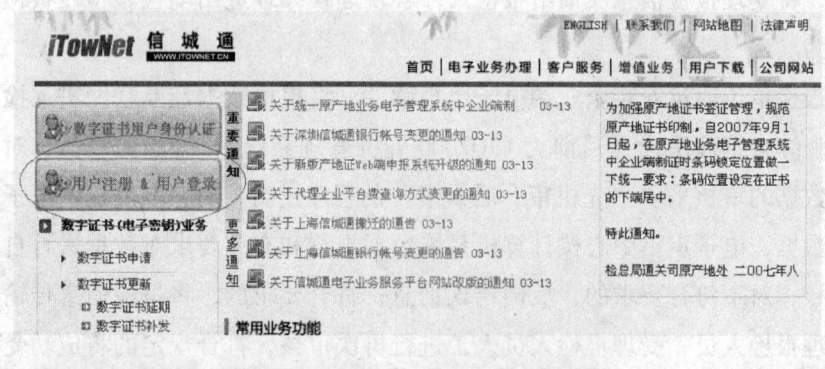

图3-6 信城通平台

按路径需填写真实信息，注册成功。注册成功后，使用用户名和密码登录系统进行注册。

第二步：申请电子密钥。李华用用户名和密码登录系统，填写数字证书申请表，打印并加盖公章。邮寄《信城通用户登记表》、《企业数字证书申请表》、企业的组织机构代码证、营业执照副本、报检单位注册证明等资料到信城通公司。

第三步：安装电子密钥驱动程序。信城通公司经审核，北京华鑫工贸公司获得数字证书（CA）和电子密钥（KEY）。李华安装了信城通公司随电子密钥邮寄来的安装光盘。

二、电子报检的程序

企业在信城通公司开户后即可办理电子申报业务。目前，我国能够进行电子报检的业务包括出境货物报检、入境货物报检、产地证书报检和出境包装报检等。自理报检人以及负责报检、验货、取单等主要环节的代理报检人可按规定采用电子报检方式。只负责向检验检疫机构送交报检单及随附单据的代理报检人暂采取准电子报检方式[①]。

电子报检的工作流程如图 3-7 所示。

第一，企业通过企业端软件输入电子报检数据，并将数据发送到检验检疫电子业务平台。

第二，检验检疫机构收取企业申报数据。

第三，检验检疫机构的电子预审系统审核企业报检数据。如果预审未通过，将返回企业错误回执，并提示错误原因；如果电子预审通过，系统判别报检类别，给企业返回正确回执及预报检号。

第四，如果为准电子报检方式，给企业返回正确回执及预报检号。企业持正式报检单及随附单据到相应窗口正式报检。

第五，如果本次报检为电子报检方式，返回企业正确受理回执，转入人工审核。人工审核未通过，返回企业错误回执，并说明错误原因；人工审核通过，返回企业正确回执及本次报检的报检号，并通知企业相应的施检部门及联系电话。

---

① 准电子报检方式是指报检人将报检电子数据发送至检验检疫机构后，还需提交报检单及随附单据，由检务人员审核报检单及随附单据与有关电子数据是否一致，审核通过后，方可完成报检手续的方式。只负责向检验检疫机构送交报检单及随附单据的代理报检人暂采取准电子报检方式。

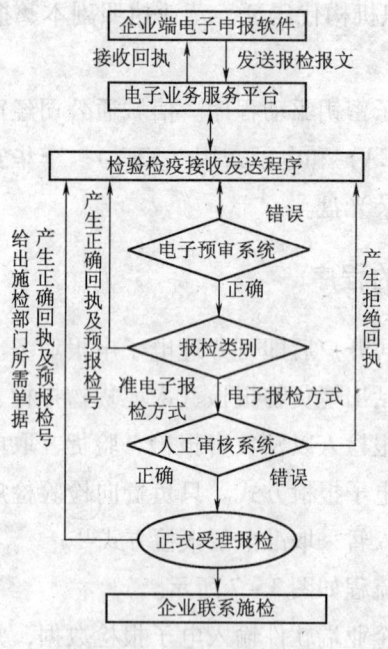

图3-7 电子报检流程

第六,企业收到正确回执,联系施检。电子报检人接收受理报检信息后,应主动与检验检疫机构联系检验检疫事宜。企业打印出报检单,并持报检单和随附单据到检验检疫报检窗口报检。

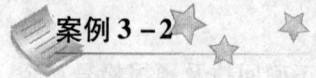

某代理报检公司为安徽一合资企业代理一批从瑞士进口设备的报检业务,该代理公司利用电子报检企业端软件进行了远程电子预录入。

问题: 该代理报检公司的做法是否妥当?

【案例分析】

该代理报检公司的做法不妥。准电子报检方式是指报检人将报检电子数据发送至检验检疫机构后,还需提交报检单及随附单据,由检务人员审核报检单及随附单据与有关电子数据是否一致,审核通过后,方可完成报检手续的方式。只负责向检验检疫机构送交报检单及随附单据的代理报检人暂采取准电子报检方式,即代理报检单位不得利用电子报检企业端软件进行远程电子预录入。远程预录入是指代理报检企业不代理别人的报检业务，却替人家进行电子申报。例如，某生产企业有自己的报检员，但是没装电子申报软件，却要求某代理企业代为电子申报而不让代理企业代理报检，这种远程预录入是不允许的。检验检疫机构将利用企业端软件进行电子预录入并收费的，坚决予以取消，以维护进出口企业的利益。

电子报检人对已发送的报检申请需要更改或撤销报检时，应到检验检疫机构申请，检验检疫机构按有关规定办理。

在现场检验检疫时，报检人持报检软件打印的报检单和全套随附单据交施检人员审核，不符合要求的，施检人员通知报检企业立即更改，并将不符合情况反馈受理报检部门。电子报检的计费由电子审单系统自动完成，接到施检部门转来的全套单据后，电子审单系统对照单据进行计费复核。报检单位逐票或按检验检疫规定的时间缴纳检验检疫等有关费用。签证放行由签证部门按规定办理。

三、电子转单和电子通关

与电子报检配套的是电子转单和电子通关。

（一）电子转单

电子转单是指通过网络将出境货物经产地检验检疫机构检验检疫合格后的相关电子信息传输到出境口岸检验检疫机构，入境货物经入境口岸检验检疫机构签发入境货物通关单（一式四联）后的相关电子信息传输到目的地检验检疫机构实施检验检疫的监管模式。

电子转单适用于经产地检验检疫合格需到出境口岸申请《出境货物通关单》和经入境口岸办理通关手续需到目的地实施检验检疫的货物。

1. 出境电子转单。出境电子转单的具体做法如下。

（1）出境货物经产地检验检疫机构检验合格后，产地检验检疫机构及时通过网络将相关信息传输到电子转单中心。出境货物电子转单传输内容包括报检信息、签证信息及其他相关信息。

（2）由产地检验检疫机构向出境检验检疫关系人以书面方式提供报检

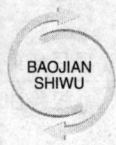

单号、转单号及密码等。

（3）出境检验检疫关系人凭报检单号、转单号及密码等到出境口岸检验检疫机构申请出境货物通关单。

（4）出境口岸检验检疫机构及时接收国家质检总局电子转单中心转发的相关电子信息，并反馈接收情况信息。

（5）出境口岸检验检疫机构应出境检验检疫关系人的申请，提供电子转单信息，签发出境货物通关单，并将处理信息反馈电子转单中心。按《口岸查验管理规定》需核查货证的，出境检验检疫关系人应配合出境口岸检验检疫机构完成检验检疫工作。

（6）应出境检验检疫关系人和产地检验检疫机构的要求，在不违反有关法律法规及规章的情况下，出境口岸检验检疫机构可以根据下列情况对电子转单有关信息予以更改：

①对运输造成包装破损或短装等原因需要减少重量的。

②需要在出境口岸更改运输工具名称、发货日期、集装箱规格及数量等有关内容的。

③申报总值需按有关币种换算或变更申报总值幅度不超过10%的。

④经口岸检验检疫机构和产地检验检疫机构协商同意更改有关内容的。因产地检验检疫机构误操作等原因造成电子转单信息错误的，由产地检验检疫机构书面通知出境口岸检验检疫机构对错误信息进行更改。口岸检验检疫机构发现电子转单信息错误时，应主动与产地检验检疫机构联系解决。

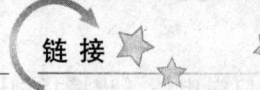

出境货物不适合实施电子转单的业务范围

1. 出境货物在产地预检的；
2. 出境货物出境口岸不明确的；
3. 出境货物需到口岸并批的；
4. 出境货物按规定需在口岸检验检疫并出证的。

2. 入境电子转单。入境电子转单的具体做法如下。

（1）对经入境口岸办理通关手续，需到目的地实施检验检疫的货物，口岸检验检疫机构及时通过网络，将相关信息传输到电子转单中心。入境货物电子转单传输内容包括报检信息、签证信息及其他相关信息。

（2）由入境口岸检验检疫机构以书面方式向入境检验检疫关系人提供报检单号、转单号及密码等。

（3）目的地检验检疫机构应按时接收国家质检总局电子转单中心转发的相关电子信息，并反馈接收情况信息。

（4）入境检验检疫关系人应凭报检单号、转单号及密码等向目的地检验检疫机构申请实施检验检疫。

（5）目的地检验检疫机构根据入境检验检疫关系人的申报信息受理报检，提取电子转单信息，实施检验检疫，并将处理信息反馈给电子转单中心。

（6）目的地检验检疫机构根据电子转单信息，对入境检验检疫关系人未在规定期限内办理报检的，应将有关信息通过国家质检总局电子转单中心反馈给入境口岸检验检疫机构。入境口岸检验检疫机构应按时接收电子转单中心转发的上述信息，并采取相关处理措施。

（二）电子通关

采用网络信息技术，检验检疫部门在签发通关单的同时发送通关电子数据到海关的计算机业务系统，海关在核查电子通关信息和物理文本通关信息相符的前提下放行货物，这种通关形式叫电子通关。

为了确保检验检疫机构对出入境货物的监管有效、方便进出，加快进出口货物的通关速度，国家质检总局和海关总署开发了电子通关单联网核查系统。目前，检验检疫机构和海关联合采取通关单联网核查系统，同时还须校验纸质的通关单据。

个案分析与操作演练

1. 北京华鑫工贸公司的李华在办理自理报检单位注册时很顺利，首次备案注册时即获得成功，但在办理北京华鑫货运代理公司时却遇到了一些麻烦，首次办理并未获得通过。

问题：北京华鑫工贸公司办理自理报检和代理报检注册时不同的境遇，你认为是什么原因？

2. 刘虹取得《报检员资格证书》后，应聘至南京一家新成立的生产企业任报检员。该企业的第一笔进出口业务是从美国进口一批生产原料（检验检疫类别为 M/N，纸箱包装），进境口岸为宁波。企业拟指派刘虹办理该批货物的报检手续。请根据以上描述完成选择题：

(1) 关于自理报检单位备案登记，以下表述正确的是（　　）。

A. 该企业可根据需要选择在南京或宁波检验检疫机构提出备案登记申请

B. 该企业应向南京检验检疫机构提出备案登记申请

C. 该企业应向宁波检验检疫机构提出备案登记申请

D. 该企业应分别向南京和宁波检验检疫机构提出备案登记申请

(2) 关于报检员注册，以下表述正确的是（　　）。

A. 刘虹在企业办理自理报检单位备案登记手续后方可注册为报检员

B. 刘虹应分别在南京和宁波检验检疫机构进行报检员注册

C. 刘虹需在宁波检验检疫机构进行报检员注册

D. 在取得《报检员证》前，刘虹可凭《报检员资格证书》报检

3. 张娟于2010年参加了全国报检员资格考试，2011年3月获取了检验检疫机构颁发的《报检员资格证》。2011年5月，张娟拟应聘专门从事汽车出口的长春××进出口公司从事报检工作。

问题：该公司有无资格报检？公司首次报检应办理哪些手续？张娟应如何取得报检资格？

4. 某年2月9日，B代理报检企业报检了一批从朝鲜进口的煤炭（属法定检验商品），重量为5 003吨，货值160万元人民币。2月11日靠泊后，检验检疫鉴定人员看完第一次水尺。2月12日卸货完毕，但B代理报检企业在鉴定人员未完成末次水尺作业的情况下将"船舶离港证"交给了

船方，致使船方有条件擅自离港，从而导致该批煤炭无法完成重量检验。3月20日，C代理报检企业报检了一批出口水泥（属法定检验商品），重量为42 000吨，货值151万美元。在装船时，C代理报检企业未按规定通知检验检疫人员进行首次水尺计重，至4月2日，检验检疫人员发现情况时已经装了1万余吨，致使该批水泥无法完成重量检验。检验检疫机构对B和C代理报检企业实施了相应的行政处罚。请上网查询并认真学习《出入境检验检疫代理报检管理规定》，并回答以下问题：B和C代理报检企业违反了哪些规定？你从中得到了哪些启示？

（提示：重量检验是大宗进出口散装固体法检商品的必检项目，水尺计重是检验检疫局取得大宗进出口散装固体商品重量的一种方法。水尺计重工作是通过在装船前和装船后或卸货前和卸货后，分别测定前后两次船舶的吃水，并测定前后两次的船用淡水、压舱水及燃油的贮存量或消耗量，同时前后两次测定船边港水密度，然后按照船方提供的排水量表以及有关的静水力曲线图表、水油舱计量表和校正表等船用图表计算船舶载运货物的重量。即在正常情况下，至少需要经过前后两次水尺计重才能完成重量鉴定工作。）

5. 某年2月11日，A货运公司的业务员王华来到B检验检疫局某分支机构代理报检一批价值650万美元的铜线。当工作人员要求其出示报检员证时，他从身上取下了名为刘爽的报检员证。经审验，检验检疫人员发现此证与一般的报检员证有些不同，有"假"证的可能，当即暂扣了此证。根据有关规定，该分支机构及时向B检验检疫局作了汇报。B检验检疫局通过查对报检员刘爽的报名资料，核对照片，确认此证系伪造的假证，随即立案调查。经调查，王华因没有通过报检员资格考试而未获得报检员证，为了从事报检业务，王华擅自利用该公司报检员刘爽的报检员证，将自己的照片进行剪贴，在某电脑有限公司通过彩色复印，伪造了一个"本人照片，他人资料"的假证，并持假证多次到检务窗口从事非法报检活动。王华的行为严重违反了《商检法》的规定，B检验检疫局根据《商检法》第36条的规定，对制作假报检员证的当事人王华处以罚款人民币5 000元整的处罚。

问题：A货运代理公司和报检员刘爽是否应受到处罚？应如何处罚？

6. 上海工具厂生产的铰链（HINGE GOLT, HS CODE：8302.1000）委托上海机床进出口公司出口，上海机床进出口公司与德国CHR贸易有限公司签订的销售合同的主要内容如下：

S/C No.：RT11342

The Seller：SHANGHAI MACHINE TOOL IMPORT & EXPORT CORPORATION

218 FENGXIAN ROAD, SHANGHAI 200041 CHINA

The Buyer：CHR TRADING CO. LTD.

LERCHENWEG 10 97522 SAND GERMANY

MARKS & NO.	DESCRIPTIONS OF GOODS	QUANTITY	UNIT PRICE	AMOUNT
CHR HAMBURG NO. 1 – UP	HINGE BOLT HINGE BOLT, LEFT SIDE HINGE BOLT, RIGHT SIDE	30 000PCS 30 000PCS	CFR HAMBURG EUR0.33 EUR0.33	EUR9 900.00 EUR9 900.00

LOADING PORT：SHANGHAI

DESTINATION：HAMBURG

PARTIAL SHIPMENT：ALLOWED

TRANSSHIPMENT：NOT ALLOWED

PAYMENT：L/C AT SIGHT

上海机床进出口公司将于2011年6月1日出口上述货物，2011年5月25日持合同、发票等单据委托上海货运公司代理报检（登记号1254789653）全权向上海出入境检验检疫局报检。

问题：请代上海机床进出口公司制作一份代理报检委托书。

7. 上海A公司出口一批货物，按照有关规定办理了电子转单，但是突然接到消息，接运货物的船舶于海上触礁，不能按时到达，买方因急需这批货物，遂与上海A公司协商将这批货物由其他船只承载。

问题：在这种情况下，上海A公司能否将电子转单的相关信息进行更改？

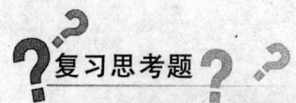 复习思考题

一、名词解释

自理报检单位　代理报检　报检委托书

电子报检　电子转单　电子通关

二、简答题

1. 简述自理报检单位的管理原则。
2. 简述代理报检的性质。
3. 简述代理报检的行为规范。
4. 简述报检员的权利与义务。
5. 如何实现电子申报？
6. 图示电子报检的流程。
7. 简述出境电子转单的做法。
8. 简述入境电子转单的做法。

项目任务 四

办理出境货物报检

项目要求

- 办理一般出境货物报检
- 办理有特殊报检要求的出口商品的报检
- 办理出境动物及其产品的报检
- 办理出境植物及其产品的报检
- 办理出境货物包装的报检

项目任务四
办理出境货物报检

项目情景

北京华鑫工贸公司灯具厂是天津灯具进出口公司的供应商。天津灯具进出口公司与德商达成协议，出口北京华鑫工贸公司灯具厂生产的一批落地灯具（Floor - standing Lamps）。天津灯具进出口公司与德国 CHR 贸易有限公司签订的销售合同主要内容如下：

S/C No.：RT11342

The Seller：TIANJIN LAMPS IMPORT & EXPORT CORPORATION
　　　　　　118 FENGXIAN ROAD, TIANJIN, CHINA

The Buyer：CHR TRADING CO. LTD.
　　　　　　LERCHENWEG 10 97522 SAND GERMANY

MARKS & NO.	DESCRIPTIONS OF GOODS	QUANTITY	UNIT PRICE	AMOUNT
CHR HAMBURG NO: 1 - UP	FLOOR - STANDING LAMPS FLOOR - STANDING LAMPS, A FLOOR - STANDING, B	30 000PCS 30 000PCS	CFR HAMBURG EUR0. 33 EUR0. 33	EUR9 900. 00 EUR9 900. 00

LOADING PORT：TIANJIN

DESTINATION：HAMBURG

PARTIAL SHIPMENT：ALLOWED

TRANSSHIPMENT：NOT ALLOWED

PAYMENT：L/C AT SIGHT

天津灯具进出口公司将货物存放北京华鑫工贸公司仓库（北京大兴黄庄路368号），获得买方开来的信用证（L/C No. 110804），订到 GOLDEN GATE BRIDGE V. 10W 轮的舱位，取得提单（B/L No. COSU66119803；B/L DATE：JUN. 01, 2011），货物装箱情况如下：

PACKING	G. W/kgs	N. W/kgs	MEAS/（m³）
FLOOR – STANDING LAMPS, A Packed in 1 cartons of 15 000 pcs each	1 380/case	1 370/case	4/case
FLOOR – STANDING LAMPS, B Packed in 1 cartons case of 10 000 pcs each	1 030/case	1 020/case	3/case
Packed in TWO 20' Container（集装箱号：TEXU2260978；TEXU2263979）			

　　天津灯具进出口公司委托供应商，即北京华鑫工贸公司在北京进行产地检验。北京华鑫工贸公司要求报检员李华对这批货物进行报检。

　　对刚刚从事报检业务工作的李华来说，了解出境货物检验检疫工作程序和出境货物报检的分类，熟悉报检的范围，掌握特殊出境货物报检手续以及出境货物报检单的缮制方法是十分重要的。李华是如何完成这项任务的呢？我们将在单元一的实例中详述。

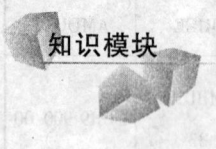

知识模块

单元一　办理一般出境货物报检

　　出境货物报检是报检人根据我国有关法律法规及对外贸易合同的规定，向检验检疫机构申请检验、检疫、鉴定，以获准出境合法凭证及某种公证证明所必须履行的法定程序和手续。

一、出境货物报检的分类与检验检疫工作的一般流程

　　法律与行政法规所规定的实施检验检疫的出境对象；输入国家（或地区）所规定须凭检验检疫机构出具的证书方准入境的对象；凡我国作为成员的国际条约、公约和协定所规定的实施检验检疫的出境对象；凡贸易合同约定的须凭检验检疫机构签发的证书进行交接、结算的出境货物；申请签发原产地

证明书及普惠制原产地证明书的出境货物等，都属于出境货物报检的范围。

（一）出境货物报检的分类

出境货物报检可分为以下 4 类。

1. 出境货物一般报检。出境货物一般报检是指法定检验检疫出境货物的货主或其代理人，持有关单证向产地检验检疫机构申请检验检疫以取得出境放行证明及其他单证的报检。

有下列情况需重新报检的，也归为一般报检：①超过检验检疫有效期限的；②变更输往国家（或地区）并有不同检验检疫要求的；③改换包装或重新拼装的。

2. 出境货物换证报检。出境换证报检也称核查货证，是指经产地检验检疫机构检验检疫合格的法定检验检疫出境货物的货主或其代理人持产地检验检疫机构签发的出境货物换证凭单或换证凭条向报关地检验检疫机构申请换发出境货物通关单的报检。

出境货物换证报检包括以下几种情况：①产地预检的；②按规定比例对验证的货物进行的抽检；③产地进行品质检验，口岸进行检疫或鉴重的货物；④在口岸重新进行并批的；⑤在口岸拼柜的；⑥在口岸加换木质包装，出具通关单的；⑦出口活动物；⑧重点核查名单内的企业申报的货物；⑨国家质检总局确定其他需要口岸查验换证的货物；⑩超过证单有效期，需重新报检但不需要重新检验检疫的。

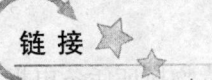
链 接

出境货物换证凭条

出境货物换证凭条或凭单是出境货物报检的凭证，是针对法检货物报检地和出境地不同的情况，用凭条或凭单到出境地检验检疫机构换取正本出境货物通关单的凭证。

换证凭条可以一次报检，分批核销。也就是说，可以一次将货物进行检验完毕，然后分批出口，但是必须携带换证凭条正本到出境地检验检疫机构核销并换取出境货物通关单。

换证凭条是由当地检验局签发的一种电子数据凭条,是电子转单的凭证,也就是在报检地通过报检后,有关数据就已通过系统自动传送到出境地检验检疫机构,企业只需凭换证凭条上的转单号和换证凭条的传真件就可以到出境地检验检疫机构换取通关单。海关凭通关单验放。

出境货物换证凭条或凭单仅供检验检疫机构内部查验换证用,不具备通关的作用,也不具有在国内市场交易中作为品质证明的效用。

3. 出境货物预检报检。出境货物预检报检是指货主或者其代理人持有关单证向产地检验检疫机构申请对暂时不能出口的货物预先实施检验检疫的报检。申请预检一般应具备以下条件之一:对外尚未签订贸易合同,报检人需预先进行报检,以了解货物的品质情况;对外已签订贸易合同,但信用证尚未开来或尚未确定装运期限;由内地发运至口岸需分批或并批出口的货物,应在产地办理预检,货物到达口岸后办理查验换证;实行质量许可证、食品卫生厂(库)注册的货物。

在产地预检合格后,报检人会取得出境货物换证凭单。报检人必须在出境货物换证凭单有效期内办理查验换证放行手续,超过有效期的,须重新报检。经产地检验检疫机构预检的货物正式出口时,必须报经口岸检验检疫机构查验换证,经查验符合有关要求和标准的,给予签证或换证放行。办理出境查验换证时,必须提交出境货物检验检疫换证凭单正本方可办理。

预检只能出具换证凭单而不能电子转单。

4. 验证。验证是指凭出境货物换证凭单或出境货物换证凭条申报,无须经口岸检验检疫部门查验,直接换发通关单的报检行为。按规定无需实施检验检疫而出具出境货物通关单的情况,如根据出口加工区办法,区外入区原材料免于品质检验,但仍需出具通关单供企业通关的情况等。

(二)出境货物检验检疫工作的一般流程

出境货物的检验检疫工作是先检验检疫,后通关放行,即出境货物的发货人或者其代理人向检验检疫机构报检,检验检疫机构受理报检和计收费后，转检验检疫部门实施检验检疫。对产地和报关地相同的出境货物，经检验检疫合格的，检验检疫部门出具出境货物通关单。对产地和报关地不一致的出境货物，检验检疫部门出具出境货物换证凭单，由报关地检验检疫机构换发出境货物通关单。出境货物经检验检疫不合格的，出具出境货物不合格通知单。

出境货物检验检疫流程如图4-1所示。

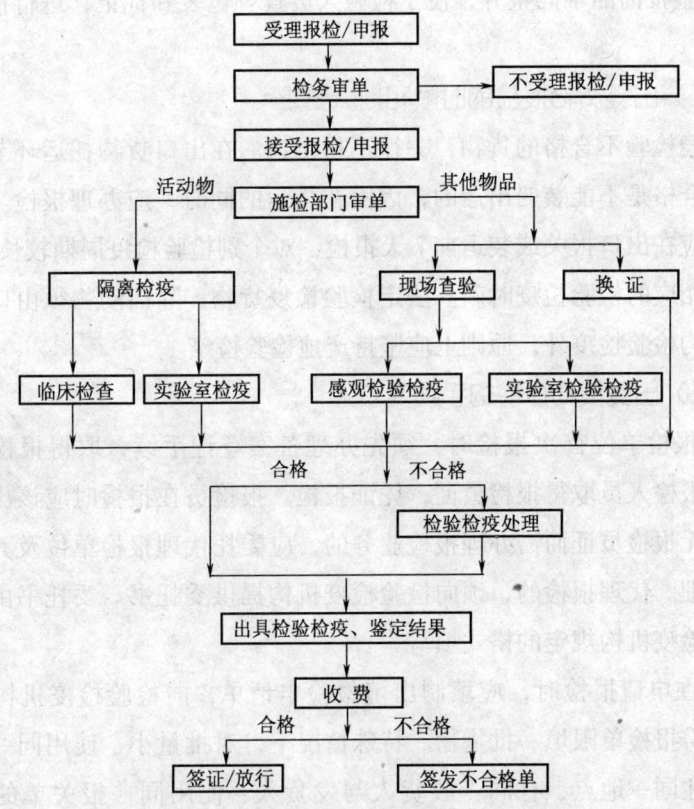

图4-1 出境货物检验检疫流程图

二、出境货物报检的一般要求

出境货物报检是指出口方在货物备妥后，根据合同约定或国家规定，向出入境检验检疫机构申请对出境货物进行检验的工作。

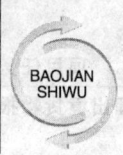

（一）出境货物报检必须具备的条件

1. 外贸经营单位已对外成交，签订对外贸易销售合同，凭信用证结算货款的，已收到国外开来的信用证，明确了装运条件和检验依据。

2. 出口货物已备齐，除散装货、裸装货外，已成箱成件包装完毕，外包装符合出口要求。

3. 除合同、信用证规定的中性包装外，已刷好出口唛头标记。

4. 整批商品堆码整齐，便于检验人员查看包装和标记，进行抽样和现场检验。

（二）出境货物报检的时限和地点要求

凡经检验不合格的货物，一律不得出口。在出口货物托运环节中，未经检验合格是不能装船出运的，因而在托运的同时，应办理报检。出境货物最迟应在出口报关或装运前7天报检，对个别检验检疫周期较长的货物，应留有相应的检验检疫时间。法定检验检疫货物，除活动物须由口岸检验检疫机构检验检疫外，原则上应坚持产地检验检疫。

（三）出境货物报检的手续要求

1. 报检单位首次报检时，须先办理备案登记手续，取得报检单位代码，其报检人员取得报检员证，凭证报检。报检员在报检时应该出示报检员证。无报检员证而需办理报检业务的，应委托代理报检单位及其代理报检员办理。代理报检的，须向检验检疫机构提供委托书。委托书由委托人按检验检疫机构规定的格式填写。

2. 在申请报检时，应填制出境报检申请单，向检验检疫机构申请报检。每份报检单限填一批货物。特殊情况下，对批量小、使用同一运输工具、运往同一地点、有同一收货人与发货人、使用同一报关单的同类货物，可填写一份报检单。

3. 应附资料包括合同、信用证、厂检单或检验检疫机构出具的换证凭单（正本）、包装性能合格单、发票、装箱单等。随附单据必须真实、合法、有效。随附单据为复印件的，应加盖货主单位的公章或报检专用章；属代理报检的，也可加盖代理报检单位的公章或报检专用章。法定商品检验的出境货物，应由生产单位或货主检验（或验收）合格，并出具有效的厂检合格单或验收单。

4. 以下情况还需提供其他相应的文件：

（1）实施卫生注册及质量许可证管理的货物，应提供出入境检验检疫机构签发的卫生注册/质量许可证副本，并在报检单上注明卫生注册证号或质量许可证号，同时提供厂检合格证。

（2）法定商品检验的出境货物，其运输包装属国家明确规定的15类（即钢桶、铝桶、镀锌桶、钢塑复合桶、纸板桶、塑料桶/罐、纸箱、集装袋、塑料编织袋、麻袋、纸塑复合袋、钙塑瓦楞箱、木箱、胶合板箱/桶、纤维板箱/桶）和塑料筐、泡沫箱的，应提交与实际包装容器（包括种类、规格、包装编号）相符合的包装性能检验结果单。

（3）出境货物须经生产者或经营者检验合格并加附检验合格证或检测报告；申请重量鉴定的，应加附重量明细单或磅码单。

（4）凭样成交的货物，应提供经买卖双方确认的样品。

（5）生产出境危险货物包装容器的企业，必须向检验检疫机构申请包装容器的性能鉴定。生产出境危险货物的企业，必须向检验检疫机构申请危险货物包装容器的使用鉴定。

（6）报检出境危险货物时，必须提供危险货物包装容器性能鉴定结果单和使用鉴定结果单。

（7）申请原产地证明书和普惠制原产地证明书的，应提供商业发票等资料。

（8）出境特殊物品的，应根据法律、法规规定提供有关的审批文件。

（9）经预验的货物，在向检验检疫机构办理换证放行手续时，应提供该检验检疫机构签发的出境货物换证凭单（正本）。

（10）产地与报关地不一致的出境货物，在向报关地检验检疫机构申请出境货物通关单时，应提交产地检验检疫机构签发的出境货物换证凭单（正本）。

（四）出境货物报检的变更与撤销

已检的货物有以下情况时，申请人应及时办理变更手续：①凡国外开来信用证修改函，涉及与检验检疫有关条款的；②由于生产、运输等原因造成数量、重量变化的；③经检验检疫合格的货物，已签发检验检疫证书，需作改动的。

申请变更须提交与变更内容相关的单证，并退回原签发的证书、通关单等，再经检验检疫机构审核同意后方可变更；经审核不符合规定的，不准变更，可重新报检。已向检验检疫机构报检的出境货物，由于生产、货源、运输、批文等方面的原因不能出境的，应向检验检疫机构申请撤销报检，经审核同意后，方可办理撤销手续。对已完成检验检疫工作的货物，不得撤销报检，且应按规定缴纳检验检疫费。

三、出境货物报检单

填写出境货物报检单是报检时必须履行的手续。出境货物报检单样本见表 4-1。

表 4-1 出境货物报检单

中华人民共和国出入境检验检疫

出境货物报检单

报检单位（加盖公章）： ＊编号：＿＿＿＿＿

报检单位登记号： 联系人： 电话： 报检日期： 年 月 日

发货人	（中文）				
	（外文）				
收货人	（中文）				
	（外文）				
货物名称（中/外文）	HS 编码	产地	数/重量	货物总值	包装种类及数量

项目任务四
办理出境货物报检

续　表

运输工具名称及号码		贸易方式		货物存放地点	
合同号		信用证号		用途	
发货日期		输往国家（地区）		许可证/审批证	
启运地		到达口岸		生产单位注册号	
集装箱规格、数量及号码					
合同、信用证订立的检验检疫条款或特殊要求	标记及号码	随附单据（划"√"或补填）			
		□合同 □信用证 □发票 □换证凭单 □装箱单 □厂检单		□包装性能结果单 □许可/审批文件 □ □ □ □	
需要单证名称（划"√"或补填）			*检验检疫费		
□品质证书　__正__副 □重量证书　__正__副 □数量证书　__正__副 □兽医卫生证书　__正__副 □健康证书　__正__副 □卫生证书　__正__副 □动物卫生证书　__正__副		□植物检疫证书　__正__副 □熏蒸/消毒证书　__正__副 □出境货物换证凭单　__正__副	总金额 （人民币元）		
			计费人		
			收费人		
报检人郑重声明： 　1. 本人被授权报检。 　2. 上列填写内容正确属实，货物无伪造或冒用他人的厂名、标志、认证标志，并承担货物质量责任。 　　　　　　　签名：_____			领　取　单　证		
			日期		
			签名		

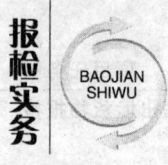

(一)出境货物报检单填制的基本要求

出境货物报检单填制的基本要求有如下几方面:

第一,报检单必须按照所申报的货物内容填写,填写内容必须与随附单据相符,填写必须完整、准确、真实,不得涂改。

第二,报检日期按检验检疫机构受理报检的日期填写。

第三,填制完毕的报检单必须加盖报检单位公章或已经向检验检疫机构备案的报检专用章,报检人应在签名栏手签,要求必须是本人手签,不得代签。

第四,原则上一批货物填写一份报检单。"一批货物"是指同一合同、同一类货物、同一运输工具、运往同一地点。特殊情况除外。

(二)出境货物报检单填制的具体要求

报检单所列各栏必须填写完整、准确和清晰,没有内容填写的栏目应以斜杠"/"表示,不得留空。各栏及其填写内容具体如下:

1. 报检单位:填写报检单位全称。报检单位必须是已向检验检疫机关办理备案登记的自理报检单位或已向检验检疫机关办理注册登记的代理报检单位。报检单应加盖报检单位公章。

2. 报检单位登记号:填写在检验检疫机构登记的号码。

3. 发货人:填写本批货物贸易合同中卖方名称或信用证中受益人名称。需要出具英文证书的,填写中英文。

4. 收货人:填写本批出境货物贸易合同中或信用证中买方名称。需要出具英文证书的,填写中英文。

5. 货物名称:按贸易合同或发票所列的货物名称填写,根据需要可填写型号、规格或牌号。货物名称不得填写笼统的商品类,如"陶瓷"、"玩具"等。货物名称必须填写具体的类别名称,如"日用陶瓷"、"塑料玩具"等。位置不够填写的,可用附页的形式填报。对工业制成品,如机械、电子、轻工、食品罐头等,还应填写货物的型号、规格。同一品名的货物在合同、发票及装箱清单上按具体规格、型号分别列明的,需按合同、发票及装箱清单所列明的分项填写;同一品名的货物其包装种类不同的，也应分项填写，确实无法分项填写的，要求在备注栏注明各种包装种类及数量。

6. HS 编码：填写货物对应的海关商品代码，填写 8 位数字或 10 位数字。

7. 产地：填写货物生产/加工的省（自治区、直辖市）以及地区（市）名称。

8. 数量/重量：填写报检货物的数量/重量，重量一般填写净重。如果填写毛重，或以毛重作净重，则需注明。

9. 货物总值：按本批货物合同或发票上所列的总值填写。如同一报检单报检多批货物，需列明每批货物的总值（如申报货物总值与国内、国际市场价格有较大差异，则检验检疫机构保留核价的权力）。

10. 包装种类及数量：填写本批货物运输包装的种类及件数。

11. 运输工具名称及号码：填写货物实际装载的运输工具类别名称（如船、飞机、货柜车和火车等）及运输工具编号（船名、飞机航班号、车牌号码和火车车次）。报检时，未能确定运输工具编号的，可只填写运输工具类别名称。

12. 贸易方式：按具体的贸易方式选填，如一般贸易、来料加工、进料加工、边境贸易以及其他贸易。

13. 货物存放的地点：填写本批货物存放的地点。

14. 合同号：填写本批货物贸易合同编号。

15. 信用证号：填写本批货物的信用证编号。

16. 用途：填写本批出境货物用途，如种用、食用、观赏或演艺、伴侣、实验、药用、饲用和加工等。

17. 发货日期：按本批货物信用证或合同上所列的出境日期填写。

18. 输往国家（或地区）：填写贸易合同中买方（进口方）所在的国家或地区。

19. 许可证/审批号：对实施许可制度或者审批制度管理的货物，报检时填写许可证编号或审批单编号。

20. 起运地：填写装运本批货物离境的交通工具的起运口岸/地区城市名称。

21. 到达口岸：填写装运本批货物的交通工具最终抵达目的地停靠的口岸名称。

22. 生产单位注册号：填写生产/加工本批货物的单位在检验检疫机构的注册登记号。

23. 集装箱规格、数量及号码：填写装载本批货物的集装箱规格（如40英尺、20英尺等）以及分别对应的数量和集装箱号码①。例如，本栏填1×20 TGHU8491952。若集装箱太多，可用附单形式填报。

24. 合同、信用证订立的检验检疫条款或特殊要求：填写贸易合同或信用证中贸易双方对本批货物特别约定而订立的质量、卫生等条款和报检单位对本批货物检验检疫的特别要求。

25. 标记及号码：填写货物的唛头。按合同、发票、装箱单所列的货物唛头填写，对散装、裸装货物或无唛头货物应填写"N/M"。标记栏不够填写的，可用附页填写。

26. 随附单据：按实际提供的单据，在对应的"□"打"√"。对报检单上未标出的，须自行填写提供的单据名称。

27. 需要单证名称：按需要检验检疫机构出具的单证，在对应的"□"打"√"，并对应注明所需单证的正副本的数量。对报检单上未标出的，须自行填写所需单证的名称和数量。

28. 报检人郑重声明：必须有报检人的亲笔签名。

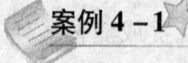

项目情景中李华办理出境货物报检实例解析

李华按照以下步骤顺利完成了落地灯具的报检。

第一步：明确报检的要求。李华将该批落地灯具的 HS 编码归为

---

① 集装箱号码是指国际集装箱号码的识别号码，其组成规则是：箱主代号（3位字母）+设备识别码（"U"为海运集装箱）+顺序号（6位数字）+检测号（1位数字），如 TGHU8491952。

9405200000，查找了《出入境检验检疫机构实施检验的进出口商品目录》，确认该商品属于法检商品，其监管条件是 B；检验检疫类别是 N，即报关时需提供出境货物通关，实行出境商品检验。李华查看了天津灯具进出口公司寄来的合同、发票、装箱单、提单，确认装运时间是 2011 年 6 月 1 日，货物产地在北京，从天津出运，于是他决定于 2011 年 5 月 25 日向北京出入境检验检疫局报检。

第二步：准备单据。李华根据这批货物的检验检疫类别，确认这批货物报检需要销售合同、发票、装箱单、报检单、包装性能检验结果单、厂检合格单和报检委托书。销售合同、发票、装箱单已具备。于是，李华 5 月 15 日向天津灯具进出口公司索要了报检委托书；5 月 18 日，向本公司的纸箱厂索要了包装性能检验结果单，5 月 19 日，向本公司的检验部门索要了厂检合格单。

第三步：电子报检。5 月 25 日，李华根据销售合同、发票及其他单据的信息，按照报检单的填制要求，登录公司的报检软件，新建一份报检单，开始填制报检单。填制后的报检单如表 4－2 所示：

表 4－2　出境货物报检单

报检单位（加盖公章）：北京华鑫工贸公司　　　　＊编号 120200156754321
报检单位登记号：1254789653　　联系人：　　　　电话：
　　　　　　　　　　　　　　　　　　　　　　报检日期：2011 年 5 月 25 日

发货人	（中文）天津灯具进出口公司					
	（外文）TIANJIN LAMPS IMPORT & EXPORT CORPORATION					
收货人	（中文）德国 CHR 贸易有限公司					
	（外文）CHR TRADING CO. LTD.					
货物名称 （中/外文）	HS 编码	产地	数/重量	货物总值	包装种类及数量	
铰链 HINGE GOLT	9405.2000	中国北京	60 000 件	19 800.00 欧元	5 箱	
运输工具 名称号码	GOLDEN GATE BRIDGE V. 10W	贸易方式	一般贸易	货物存 放地点	北京大兴黄庄 路 368 号	

续表

合同号	RT11342	信用证号	110804	用途		/
发货日期	2011.06.01	输往国家（地区）	德国	许可证/审批号		/
启运地	天津	到达口岸	汉堡	生产单位注册号		123455897
集装箱规格、数量及号码			2×20' TEXU2260978；TEXU2263979			
合同、信用证订立的检验检疫条款或特殊要求		标记及号码	随附单据（划"√"或补填）			
/		CHR HAMBURG NO.1－UP	☑合同 ☑信用证 ☑发票 □换证凭单 ☑装箱单 ☑厂检单	☑包装性能结果单 □许可/审批文件 □ □ □		
需要证单名称（划"√"或补填）			检验检疫费			
☑品质证书 1正2副 □重量证书 __正__副 ☑数量证书 1正2副 □兽医卫生证书 __正__副 □健康证书 __正__副 □卫生证书 __正__副 □动物卫生证书 __正__副		□植物检疫证书 __正__副 □熏蒸/消毒证书 __正__副 □出境货物换证凭单 □ □		总金额（人民币元）		
				计费人		
				收费人		

第四步：手工报检。李华持销售合同、发票、装箱单、报检单、包装性能检验结果单、厂检合格单和报检委托书等资料于5月26日到北京出入境检验检疫局报检大厅报检，递送报检单等单据，并根据报检回执信息联系施检部门，最终确认检验人员5月28日来工厂检验。

第五步：配合检验货物。5月28日，检验人员来厂检验，核查货物的包装、标记及号码，并抽样进行了性能测试等检验工作。

第六步：获得出境货物换证凭条。检验后，李华随同检验人员到检务处缴费，获得了出境货物换证凭条（如表4-3所示）。该批货物的产地报检顺利完成。

表4-3　出境货物换证凭条

转单号	1310567898761		报检号	120200156754321
报检单位	北京华鑫工贸公司			
品名	落地灯具			
合同号	RT11342		HS编码	9405.2000
数(重)量	60 000件	包装件数	5纸箱	金额	19 800.00 欧元

评定意见：
　　贵单位报检的该批货物，经我局检验检疫，已合格。请执此单至天津局办理出境验证业务。本单有效期截止于2011年06月30日。

北京局本部　2011年05月28日

第七步：换得通关单。5月29日，李华将出境货物换证凭条送给天津灯具进出口公司。天津灯具进出口公司持换证凭条到天津出入境检验检疫局换得出境货物通关单（如表4-4所示）。该批货物的报检顺利完成。

表4-4　中华人民共和国出入境检验检疫出境货物通关单

编号：

1. 收货人　　CHR TRADING CO. LTD.		5. 标记及唛码　　CHR　HAMBURG　NO.1-UP
2. 发货人　　天津灯具进出口公司		
3. 合同/提(运)单号　　RT11342/ COSU66119803	4. 输出国家或地区　　德国	

续 表

6. 运输工具名称及号码 GOLDEN GATE BRIDGE V. 10W	7. 目的地 汉堡	8. 集装箱规格及数量 2×20' TEXU2260978； TEXU2263979
9. 货物名称及规格 落地灯具 FLOOR – STANDING LAMPS	10. HS 编码 9405.2000	11. 申报总值 19 800.00 欧元	12. 数/重量、包装数量及种类 6 000件，5 纸箱

13. 证明

上述货物业已报验/申报，请海关予以放行。

签字：　　　　　　　　　　　　日期：2011 年 5 月 29 日

14. 备注

单元二　办理有特殊报检要求的出口商品的报检

在上一单元我们已阐述了一般出境货物的报检，本单元将选取一些有特殊报检要求的出口商品，如机电仪类产品、食品、化妆品、玩具，阐述其报检要求。

一、出口机电仪类产品的报检

出口机电仪类产品主要有机械及机械设备、车辆及有关运输设备、电气设备及其部件、视听设备及其零件和附件等。

出口机电仪类产品检验主要采用在工厂进行出口预验或者出口检验，经检验合格后发给合格证或放行单，即可报关出口。检验检疫机构对重要出口机电仪类产品还实施出口质量许可证制度，并派驻质量监督员进厂。检验检疫机构对质量优良、国外无不良反映的出口机电仪类产品进行考核，经考核合格后发给检验标志。

下面主要介绍有特殊报检要求的几种机电产品的报检。

（一）出口电池的报检

HS 编码为 8506、8507 品目下的所有子目商品（含专用电器具配置的电池）属于出口电池的报检的范围。

国家对出口电池产品实行备案和汞含量专项检测制度，未经备案或汞含量检测不合格的电池产品不准出口。

出口电池产品必须经过审核，取得《进出口电池产品备案书》后方可报检。申请人凭《进出口电池产品备案书》向所在地检验检疫机构申请。未列入《出入境检验检疫机构实施检验检疫的进出境商品目录》的不含汞的出口电池产品，可凭《进出口电池产品备案书》或复印件申报放行，不实施检验；含汞电池产品实施汞含量和其他项目的检验。

出口电池报检时应提供以下随附单据：按规定填写的出境货物报检单以及合同或销售确认书、发票、装箱单等相关外贸单据；出境货物运输包装性能检验结果单；《进出口电池产品备案书》。

（二）出口小家电产品的报检

小家电产品是指需要外接电源，供家庭日常生活使用的或提供类似用途，具有独立功能并与人身有直接或间接的接触，将电能转化为光能或热能，涉及人身安全、卫生、健康的小型电器产品。

我国对出口小家电产品的生产企业实行登记制度。凡型式试验不合格的小家电产品，一律不准出口。

出口小家电产品报检需提供的随附单据主要有：按规定填写的出境货物报检单，以及合同或销售确认书、发票、装箱单等相关外贸单据；检验检疫机构签发的产品合格的有效的型式试验报告。列入强制产品认证的，还应提供强制认证证书和认证标志。

二、出口食品的报检

食品是指各种供人食用或者饮用的成品和原料以及按照传统既是食品又是药品的物品，但不包括以治疗为目的的物品。一切出口食品（包括各种供人食用、饮用的成品和原料以及按照传统习惯加入药物的食品)、用于出口食品的食品添加剂等均属于出口食品的报检范围。

国家对出口食品的生产、加工、储存企业,实施卫生注册和登记制度,货主或其代理人向检验检疫机构报检的出口食品,须产自或储存于经卫生注册或登记的企业或仓库;未经卫生注册或登记的企业和仓库所生产或储存的出口食品,报检时将不予受理。我国规定出口食品的加工厂、屠宰场、冷库、仓库(又称厂库)必须按照《出口食品厂、库卫生注册细则》的规定,向所在地的出入境检验检疫机构申请注册。出口食品生产企业和出口食品原料种植、养殖场应当向国家出入境检验检疫部门备案。出口预包装食品[①]的经营者或其代理人在出口食品前应当向指定的检验检疫机构提出食品标签审核申请。

出口食品的检验检疫是对出口食品通过感官的、物理的、化学的、微生物的方法进行的检验检疫,以判定所检出口食品的各项指标是否符合合同及买方所在国官方机构的有关规定。报检人按规定填写出境货物报检单,并提供以下单据:

1. 出境货物报检单;
2. 对外贸易合同、信用证、发票、装箱单或出口食品明细单(直接出口时);
3. 厂检合格单、包装性能结果单(外包装为钢桶、纸箱、木箱等)、包装容器卫生证书(包装为大型进口罐箱、液袋、塑料桶等);
4. 标签审核证书;
5. 出口食品换证凭单或换证凭条(口岸查验换证时);
6. 集装箱检验检疫结果单;
7. 熏蒸/消毒证书(对特定国家/地区,含有木质包装、隔热材料等);
8. 生产企业卫生注册证书(副本);
9. 出口熟肉制品的,还须提供原料肉产地县级以上兽医检疫部门出

---

① 预包装食品是指预包装于容器中,以备交付消费者的食品。

具的兽医检疫证明。

出口食品的标签必须符合进口国（或地区）的要求。出口食品的标签审核与出口食品检验检疫结合进行，不实行预先审核。各地出入境检验检疫机构在对出口食品实施检验检疫时，要检查出口食品标签内容是否符合法律、法规和标准所规定的要求，要对与质量有关内容的真实性、准确性进行检验，经检验合格的，在按规定出具的检验证明文件中加注"标签经审核合格"的字样。报检人申请食品标签审核时，须提供下列资料：食品标签审核申请书、食品标签的设计说明及适合使用的证明材料、食品标签所标示内容的说明材料、进口国（或地区）对食品标签的有关规定、食品标签的样张与翻译件等。

对出口食品，经检验合格的，按照规定签发兽医卫生证书；对国外不要求出具兽医卫生证书的，签发放行单或在出口货物报关单上加盖印章放行，但应在规定的有效期内办理注册手续。对没有取得注册证书和批准编号的出口食品厂、库的产品，不予签发上述证单。

所有经出入境检验检疫机构检验合格的出口食品，销售包装上必须加施检验检疫标志。口岸检验检疫机构在对出口食品进行查验时，如发现货证不符，或未加施检验检疫标志，一律不准出口。

三、出口化妆品的报检

出口化妆品由产地检验检疫机构实施检验，出境口岸检验检疫机构查验放行。检验检疫机构对出口化妆品及其生产企业实施卫生质量许可制度等监督管理。

出口化妆品的标签审核与出口化妆品检验检疫结合进行。申请《进出口化妆品标签审核证书》时，报检人要提交《进出口化妆品标签审核申请书》。各地出入境检验检疫机构在对出口化妆品实施检验检疫时，要检查出口化妆品标签内容是否符合法律、法规和标准规定的要求，要对与质量有关内容的真实性、准确性进行检验，经检验合格的，在按规定出具的检验证明文件中加注"标签经审核合格"。

出口化妆品报检时，须按规定填写出境货物报检单、合同或销售确认书、发票、装箱单等相关外贸单据。首次出口的化妆品必须提供生产许可证、卫生许可证、安全性评价资料和产品成分表（包括特殊化妆品），以供检验检疫机构备案。

检验检疫机构对出口化妆品实施检验的项目包括化妆品的标签、数量、重量、规格、包装、标记以及品质卫生等。检验检疫机构还检验化妆品包装容器是否符合产品的性能及安全卫生的要求。出口化妆品经检验合格的，由检验检疫机构出具合格证单；经检验不合格的，由检验检疫机构出具不合格证单。其中，安全卫生指标不合格的，应在检验检疫机构监督下销毁或退货；其他项目不合格的，必须在检验检疫机构监督下进行技术处理，经重新检验合格后方可销售或出口；不能进行技术处理或者经技术处理后重新检验仍不合格的，不准出口。

四、出口玩具的报检

我国对出口玩具及其生产企业实行质量许可制度。各玩具生产企业必须按《出口玩具质量许可证管理办法》建立质量保证体系，并取得出口玩具质量许可证，出入境检验检疫机构必须凭《出口玩具质量许可证》接受出口报检。

出口玩具检验的主要内容包括外观、安全、卫生以及使用性能方面的检验。安全、卫生的检验包括物理性能、阻燃性能、重金属元素、年龄警告标签等。出口玩具的发货人应在货物装运前7天向检验检疫机构报检，报检时按规定填写出境货物报检单，并提供合同或销售确认书、发票、装箱单等相关外贸单据和《出口玩具质量许可证》。

单元三　办理出境动物及其产品的报检

动物及其产品的出境检疫包括出境动物检疫、出境动物产品检疫和出境动物生物制品如疫苗、血清、诊断液等其他检疫物的检疫。凡是出境的动物、动物产品及其他检疫物，装载动物、动物产品和其他检疫物的装载容器、包装物以及来自动植物疫区的运输工具，均属实施检疫的范围。检验检疫机构颁发的检疫证书是准予出口的证明。

一、出境动物的报检

出境动物是指我国向境外国家（或地区）输出供屠宰食用、种用、养殖、观赏、演艺、科研实验等用途的家畜、禽鸟类、伴侣动物、观赏动物、水生动物、两栖动物、爬行动物、野生动物和实验动物等。出境动物实施在起运地隔离检疫、抽样检验，在离境口岸做临床检查、必要复检的制度。

（一）出境动物检疫的主要程序

动物出境前应根据《中华人民共和国进出境动植物检疫法》和《中华人民共和国进出境动植物检疫法实施条例》及有关规定进行检疫。检疫内容根据双边动物检疫协议、协定或动物检疫议定书，输入国（或地区）的兽医卫生要求，并参照贸易合同中订明的检疫要求确定。

出境动物检疫的主要程序是：报检──→现场检验检疫──→隔离检疫（如果需要）──→实验室检验检疫──→合格的出证放行/不合格的检疫处理──→国内运输监管──→中转仓检验检疫（如果需要）──→离境检验检疫。

（二）出境动物报检的时间、地点及随附单据

对出境动物报检的时间、地点及随附单据的要求如下：

1. 出境动物，货主或其代理人应在动物计划离境前60天向出境口岸检验检疫机构预报检，在口岸隔离检疫前7天报检；

2. 出境观赏动物，货主或其代理人应在动物出境前30天持贸易合同或展出合约、产地检疫证书、国家濒危物种进出口管理办公室出具的许可证及信用证到出境口岸检验检疫机构报检；

3. 实行检疫监督的输出动物，生产企业须出示输出动物检疫许可证；

4. 输出国家（或地区）规定为保护动物的，应有国家濒危物种进出口管理办公室出具的许可证；

5. 输出非供屠宰用的畜禽，应有农牧部门品种审批单；

6. 输出实验动物，应有中国生物工程开发中心的审批单；

7. 输出观赏鱼类，须有养殖场供货证明、养殖场或中转包装场注册登记证和委托书。

（三）出境动物报检的受理与检疫处理

检验检疫机构受理报检后，核对出口动物饲养场注册登记号、出口公司备案资料、合同或信用证、发票及其他必要的单证，经审核符合出境检验检疫报检规定的，接受报检；否则，不予受理。

进口国（或地区）要求隔离检疫的，检验检疫机构按照进口国（或地区）的要求对出境动物进行隔离检疫；根据贸易合同的规定须对出境动物进行隔离检疫的，按合同约定进行检疫；在对出境动物进行检疫过程中发现传染病的，应对其同群健康动物实施隔离检疫；我国政府对出境动物有隔离检疫规定的，应按规定进行隔离检疫。

实验室检验是出境动物检验检疫的重要步骤，是检验检疫出证和实施检疫处理的主要依据。实验室检验项目依据输入国家（或地区）和中国有关动物检验检疫规定、双边检疫协定以及贸易合同的要求确定。检验检疫机构根据出口动物检测的具体项目，需要采集动物血液、咽喉、气管、分泌物等样品送实验室检验。

检验检疫机构对检验检疫合格的出境动物签发动物卫生证书和出境货物通关单或出境货物换证凭单。出境货物通关单适用于从本局辖区口岸直接出口的动物；出境货物换证凭单适用于从其他直属局辖区口岸出口的出口动物。对经检验检疫合格的出口动物，检验检疫机构签发动物卫生证书。输入国家（或地区）没有检验检疫要求，不需要出具证书的，直接签发出境货物通关单，予以放行。

检验检疫机构对检验检疫合格的动物施加检验检疫标志。出境动物检疫证书由授权检验检疫官员签发，并加盖检验检疫机构印章方为有效。出境动物检疫证书一般使用中英文签发，如货主或其代理人有特殊要求需要使用其他语种签证的，检验检疫机构也尽力予以配合，但必须使用中外文对照编制，以免产生误解。出境动物检疫证书发出后，如需更改，应由报检人填写更改申请单,交回原签发的证书后,经施检部门同意可以重新签证;如证书正本或副本遗失,报检人必须书面说明理由,经货主法人签字、加盖公章,并在指定报社登报申明,经施检部门审核后方可重新签发证书。

(四)出境动物的国内运输监管

出境动物,经起运地检验检疫机构检验检疫合格的,从起运地运往出境口岸时,交通、铁路、民航等运输部门和邮政部门凭检验检疫机构签发的单证办理承运和邮递手续;从起运地运往出境口岸的过程中,国内其他部门不再检验检疫。检验检疫机构对检验检疫合格的出境动物实行监装制度。出口大、中型动物,货主或其代理人必须派出经检验检疫机构培训考核合格的押运员负责国内运输过程的押运。

(五)出境动物的离境检验检疫

经起运地检验检疫机构检验检疫合格的出口动物运抵口岸后,还要由离境口岸检验检疫机构实施临床检查或者复检,共有以下4个步骤。

1. 离境申报。出口动物运抵出境口岸后,货主或其代理人应向离境口岸检验检疫机构申报,属于离境口岸检验检疫机构辖区内的出口动物,货主或其代理人在离境申报时应递交起运地检验检疫机构出具的动物卫生证书和出境货物通关单;不属于离境口岸检验检疫机构辖区内的出口动物,货主或其代理人在离境申报时应递交起运地检验检疫机构出具的动物卫生证书和出境货物换证凭单。属于首次申报的,对来自注册登记饲养场的动物,还要递交出口动物饲养场检疫注册登记证,向离境口岸检验检疫机构申请备案。

2. 离境查验。离境检验检疫机构受理申报后,核定出口动物数量,核对货证是否相符,查验检验检疫标志,并按照隔离检疫的要求实施群体临床检查和个体临床检查。

3. 签证放行。离境口岸检验检疫机构对经离境查验合格的出境动物,在起运地检验检疫机构签发的动物卫生证书上加签出境日期、数量、检疫员姓名,加盖检验检疫专用章,并根据起运地检验检疫机构出具的出境货物换证凭单签发出境货物通关单。起运地与离境口岸属于同一直属检验检疫机构的，应核对起运地签发的出境货物通关单。

4. 收费。离境口岸检验检疫机构按国家有关规定收取检验检疫费。

（六）出境动物的中转仓检验检疫

出境动物运抵出境口岸后，不能立即出境，需要在出境口岸中转仓暂养的，货主或其代理人应报请离境口岸检验检疫机构实施中转仓检验检疫。这一环节的基本步骤为：进仓申报——→查验单证——→进仓检疫——→留仓检疫——→出仓检疫——→监装——→出境口岸临床检查或者复检。

货主或其代理人应持起运地检验检疫机构签发的动物检疫证书，填写进仓检验检疫申报单，向离境口岸检验检疫机构申报。离境口岸检验检疫机构受理申报后，查验起运地检验检疫机构签发的动物检疫证书和出境货物换证凭单，并核对货证是否相符。离境检验检疫机构巡仓检疫员每天对仓库内库存动物进行两次巡仓检疫，检查出口动物健康状况、饲养管理及库存数量等情况，及时记录巡检情况，发现问题及时处理。

动物离仓出境前，货主或其代理人应报请检验检疫机构对出仓动物实施出仓检疫。对检疫合格的出口动物，在起运地检验检疫机构签发的动物卫生证书上加签出境日期、数量、检疫员姓名，并加盖检疫放行章，签发出境货物通关单，允许装车起运。检验检疫机构认为必要时，可对出仓动物实施监装。

出口动物由中转仓运抵出境口岸后，应再次接受出境口岸现场检验检疫机构实施的临床检查或者复验。检查合格的，予以放行，否则不予出口。

二、出境动物产品的报检

动物产品是指来源于动物、未经加工或者虽经加工但仍有可能传播疫病的产品，如生皮张、毛类、脏器、油脂、动物水产品、奶制品、蛋类、血液、精液、胚胎、骨、蹄、角等。

我国对生产出境动物产品相关的企业（包括加工厂、屠宰厂、冷库、仓库）实施卫生注册登记制度。货主或其代理人向检验检疫机构报检的出境动物产品，必须产自经注册登记的生产企业并存放于经注册登记的冷库或仓库。

出境动物产品检疫的主要程序为：报检——产地检疫——起运地和出境口岸检疫——出证或放行。

（一）出境动物产品报检的地点

凡我国法律、法规规定必须由出入境检验检疫机构检验检疫的，或进口国家（或地区）规定必须凭检验检疫机构出具的证书方准入境的，或有关国际条约规定须经检验检疫的出境动物产品，均应向出入境检验检疫机构报检。

货主或其代理人输出动物产品时，除属野生濒危动物产品外，其他动物产品，货主可直接到口岸出入境检验检疫机构报检。

（二）出境动物产品报检的时间

不同的动物产品，报检的时间略有不同：

1. 饲养动物肉脏类、野生动物肉脏类、动物水产品、蛋类、奶制品、蜂蜜及其他须经加工的动物产品，在加工前向屠宰、加工单位所在地口岸检验检疫机构报检。

2. 其他动物产品应在出境前 7 天报检；须作熏蒸消毒处理的，应提前 15 天报检。

3. 不需要进行加工的原毛类动物产品，货主或其代理人可于出境前向口岸检验检疫机构报检。

（三）出境动物产品报检的随附单证

出境动物产品报检应提供的随附单证主要有以下几种：

1. 按规定填写的出境货物报检单以及合同或销售确认书、信用证、发票、装箱单等相关外贸单据。

2. 生产出境动物产品的相关企业（包括加工厂、屠宰厂、冷库、仓库）的卫生注册登记号码。

3. 凭样成交的出境非食用性动物产品，应提供经买卖双方确认的样品。

4. 特殊单证。如果出境动物产品来源于国内某种属于国家级保护或濒危物种的动物、濒危野生动物物种属于国际贸易公约中的中国物种的动物，报检时还必须递交国家濒危物种进出口管理办公室出具的允许出口证明书。

有关单证不全或者动物、动物产品来自疫区，原产地疫情不明或者出境产品的生产、加工、存放的兽医卫生条件达不到要求的，口岸检验检疫机构不接受报检。

起运地原车（含陆运、空运、海运）直运出境的，由出境口岸检验检疫机构验证放行；输出动物产品到达出境口岸后拼装的，因变更输入国家（或地区）而有不同检疫要求的，或者超过规定的检疫有效期的，应当重新报检。检验检疫机构出具的证书包括出境货物通关单、兽医卫生证书等，货物离境口岸不在出证检验检疫机构所在地的，还须出具出境货物换证凭单。

三、出口动物生物制品的报检

动物生物制品是指用于预防、治疗和诊断畜禽等动物疾病，有目的地调节其生理机能并规定作用、用途和用量的生物制品，主要包括动物血清、疫苗、诊断液等。

（一）出口动物生物制品的报检与检验处理

在货物报关或出境装运前 7 个工作日，货主或其代理人向生产单位所在地检验检疫机构报检，并提供下述资料：

1. 输入国（或地区）对进口生物制品的检疫要求；

2. 对外贸易合同或信用证、销售确认书、函电；

3. 省、自治区、直辖市农业（畜牧）厅（局）、兽药监察所提供的批准生产证件或质量检验合格证明；

4. 生产单位的《兽药生产许可证》复印件；

5. 生产单位兽医卫生防疫质量管理制度；

6. 出口单位的营业执照复印件。

接到报检资料后，检验检疫机构对资料进行审查。审查符合要求的，派人员下厂，现场查货；审查不符合要求的，退回报检资料，不接受报检，或补齐资料后再接受报检。现场查验无异常，按规定抽样送到检验检疫机构认可的实验室检测。

检验结果符合要求的，检验检疫机构签发出境货物通关单；生物制品出境口岸不在生产单位所在地检验检疫机构管辖范围内的，检验检疫机构签发出境货物换证凭单。若货主或其代理人要求出具证书的，检验检疫机构按输入国（或地区）的规定，签发兽医卫生证书。

检验结果不符合要求的，检验检疫机构签发出境货物不合格通知单。

（二）出口动物生物制品的出境查验

生物制品出境口岸不在生产单位所在地检验检疫机构管辖范围内的，货主或其代理人凭生产单位所在地检验检疫机构签发的出境货物换证凭单及其他单证向出境口岸检验检疫机构办理出境手续。审核符合要求的，进行现场查验；审核不符合要求的，不接受申报，或补齐资料并符合要求后再接受申报。

现场查验的内容包括：货证是否相符，包装是否完好，是否发生破漏等异常现象，标签是否符合规定，是否按规定的温度、湿度等进行运输。

现场查验符合要求的，给予办理换证手续；现场查验不符合要求的，作"退回"或"销毁"处理，并签发出境货物不合格通知单。

已向检验检疫机构报检的生物制品，由于生产、货源、运输、批文等方面原因不能出境的，应向检验检疫机构申请撤销报检，经审核同意后，方可办理撤销手续。对已完成检验检疫工作的生物制品，不得撤销报检，并应按规定缴纳检验检疫费。

单元四　办理出境植物及其产品的报检

应检植物检疫物主要包括植物、植物产品和其他检疫物。贸易性出境植物、植物产品及其他检疫物；作为展出、援助、交换和赠送等的非贸易性出境植物、植物产品及其他检疫物；进口国家（或地区）有植物检疫要求的出境植物产品；以上出境植物、植物产品及其他检疫物的装载容器、包装物及铺垫材料等均属于出境植物及植物产品报检范围。

植物是指栽培植物、野生植物和它们的种子、种苗及其他繁殖材料等，包括所有栽培、野生的可供繁殖的植物全株或者部分，如植株、苗木（含试管苗）、果实、种子、砧木、接穗、插条、叶片、芽体、块茎、球茎、鳞茎、花粉、细胞培养材料等。为了避免与广义的植物检疫混淆，通常将这部分检疫物统称为种子、苗木（简称种苗）。

植物产品是指来源于植物未经加工或者虽经加工但仍有可能传播病虫害的产品。植物产品包括粮谷类、豆类、木材类、竹藤柳草类、饲料类、棉花类、麻类、籽和油类、烟草类、茶叶和其他饮料原料类、糖和制糖原料类、水果类、干果类、蔬菜类、干菜类、植物性调料类、药材类以及其他类等。

其他检疫物包括植物性有机肥料、植物性废弃物、植物产品加工后产生的下脚料和其他可能传带植物有害生物的检疫物。

出境植物检疫是指对贸易性和非贸易性的出境植物、植物产品及其他检疫物（统称出境植物检疫物）实施的检疫。出入境检验检疫机构对出境检疫物的生产、加工、存放过程实施检疫监督管理制度；对生产、加工、存放出境检疫物的场所实施注册登记管理；对经检疫合格的出境检疫物，在出境口岸实行监督装运。

我国对出境植物及其产品的检疫实行分类管理制度。凡需出具植物检疫证书、熏蒸/消毒证书的出境检疫物，都必须批批自检。粮谷类出境检疫物，无论是否需出具植物检疫证书、熏蒸/消毒证书或换证凭单，都必须批批自检。

一、出境植物检疫物的检疫依据

出境植物检疫物的检疫依据有以下几个方面：

第一，输往与我国有政府间双边植物检疫协定、合作谅解备忘录的国家（或地区），按我国所承担的检疫义务，据其有关条款实施检疫。

第二，贸易合同、信用证中有植物检疫条款，除按该条款要求作针对性检疫外，还要遵守输入国家（或地区）官方的有关检疫规定。

每个国家或地区都是根据本国的实际情况来制定本国或地区的法律、法规。由于不同国家或地区的自然环境可能不同，其制定的检疫法规也不尽相同。一个国家不关注的有害生物在另外一个国家可能会对植物产生巨大的危害，所以，出境检疫物应按照进境国家（或地区）的要求实施检疫，才能在入境国家（或地区）顺利通关。一般情况下，贸易合同中订明的检疫要求都比法律、法规要求得更具体、更详细，只要当事人之间的贸易合同不违反国家法律、法规的规定，出入境检验检疫机构就应对出境检疫物按照贸易合同订明的检疫要求实施检疫。

第三，如合同或信用证未订明具体的检疫条款，应参照输入国家（或地区）的进境植物检疫危险性病、虫、杂草名单和检疫禁止进境物名单等有关规定实施检疫。

二、出境植物检疫物的检疫程序

出境植物检疫物的检疫程序依次为报检、检疫、签证及其他检疫，其具体流程如图4-2所示。

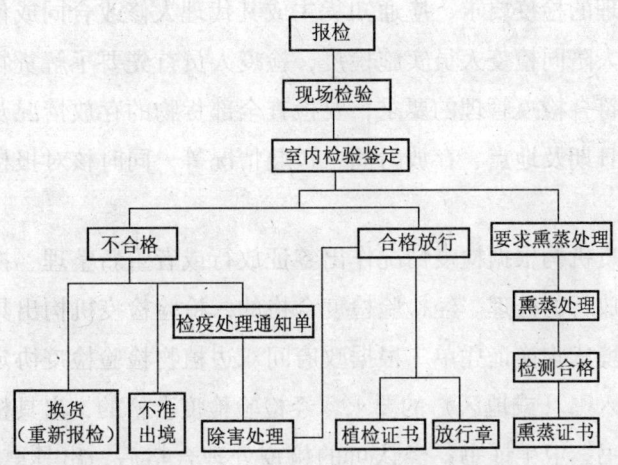

图4-2 出境植物检疫物的检疫流程

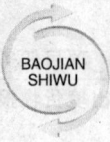

三、出境植物检疫物的报检要求

货主（出口商）或其代理人在检疫物出境前 10 天，持报检单、贸易合同或有关协议、信用证或同外商（或有关部门）之间关于该批货物有关检疫要求的函电、发票、装箱单等单证，向出入境检验检疫机构报检。需作熏蒸处理的，应提前 15 天报检。如果需要产地检疫，货主应在生长季节的早期与口岸出入境检验检疫机构联系，以便确定检疫计划。

报检时按规定填写出境货物报检单，并提供合同或销售确认书，或信用证、发票、装箱单等相应的贸易单据以及输入国（或地区）有关检疫规定的文件或函电。

濒危和野生动植物报检时，报检人要出具国家濒危物种进出口管理办公室或其授权的办事机构签发的允许出境证明文件；输往欧盟、美、加等国家或地区的出境盆景，应提供《出境盆景场/苗木种植场检疫注册证》。

四、出境植物检疫物的检疫处理

出入境检验检疫机构在接受报检时，应仔细审核有关单证，包括审查国外货主开具的信用证或合同中的检疫要求是否合理、我国能否做到和接受，对不合理的检疫要求，应通知货主或其代理人修改合同或信用证。货主或其代理人陪同检疫人员实施检疫，检疫人员首先要了解货物存放的周围环境是否符合检疫管理的要求，要检查全部货物的存放情况及报检货物的生产加工日期及地点、存放时间、包装情况等，同时核对报检单与货物的相符情况。

检验检疫机构根据检疫情况作出签证放行或者重新整理、换货或除害处理合格后放行的处理。经检验检疫合格的，检验检疫机构出具出境货物通关单或出境货物换证凭单。根据政府间双边植物检验检疫协定、协议和备忘录或输入国（或地区）的要求，经检验检疫合格的，出具植物检疫证书或检验证书、卫生证书；经认可的检疫处理合格后，出具熏蒸/消毒证书或植物检疫证书。

货主或其代理人应当在出境货物换证凭单有效期内，向出境口岸检验检疫机构申请换发出境货物通关单；超过出境货物换证凭单有效期的，货主或其代理人应当向出境口岸检验检疫机构重新报检。

出境口岸检验检疫机构按照1%~3%的比例抽查、核对货证，经查验货证相符的，换发出境货物通关单；经查验货证不符的，不准出境。

单元五　办理出境货物包装的报检

我国对出境植物、植物产品及其他检疫物的装载容器、包装物及铺垫材料依照规定实施检验检疫，对出口商品包装用纸箱的生产厂实施质量许可证制度。擅自更改检验合格的出口商品的包装，如改换包装或者原未拼装后来拼装的，货主或者其代理人应当重新报检。

出口商品的包装检验可分为危险货物包装检验和一般货物包装检验，除包装材料和包装方法必须符合外贸合同和标准规定外，还应检验商品内外包装是否牢固、完整、干燥、清洁，是否适于运输和保护商品质量、数量的要求。出入境检验检疫机构对出口商品的包装检验一般在现场抽样进行，或在进行衡器计重的同时结合进行。包装的种类很多，本单元重点介绍出境货物木质包装的报检、出口货物运输包装容器的报检、出口小型气体容器的包装报检。

一、出境货物木质包装的报检

需要检验检疫的木质包装是指用于承载、包装、铺垫、支撑、加固货物的木质材料，如木箱、木板条箱、木托盘、木框、木桶、木轴、木楔、垫木、衬木等。经人工合成的材料或经深度加工的包装用木质材料，如胶合板、纤维板等不在此列。我国《出境木质包装检疫监督管理办法》要求，对所有出境货物使用的木质包装，应按规定的检疫除害处理方法进行处理，并加施国际植物保护公约组织（IPPC）专用标志，不符合规定的，不准出境。加施IPPC标志的木质包装输往采用国际标准的国家（或地区）

的，不再需要出具植物检疫证书①。此外，我国对进境货物木质包装也提出了相同要求，并于 2006 年 1 月 1 日正式实施。各企业应按照我国和国际相关规定对出境货物木质包装实施除害处理，以免造成不必要的贸易纠纷和经济损失。

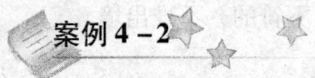

案例 4-2

深圳某公司出口到美国的一批大理石板材，辗转近 4 个月后，又原封不动回到深圳。其主要原因是货主因嫌麻烦，在出口前，其用做承载大理石板材的木质包装未按检验检疫部门的要求报检、加施"IPPC"标志。结果，货物到达美国口岸后，美国检验检疫部门作出原柜退运出境处理。

问题：该公司应如何防止这种情况出现？

【案例分析】

根据有关国家按照国际标准制定的进境检疫要求，对无 IPPC 标志、未正确加施 IPPC 标志或检出有害生物的木质包装，将在入境口岸采取除害、销毁、拒绝入境等措施。美国、加拿大、墨西哥及欧盟国家等对发现不符合要求的木质包装，通常会采取连同货物一并退运的严厉措施。出口商应从获得标志加施资格的企业购买已经加施 IPPC 专用标志的木质包装。木质包装使用企业可向所在地检验检疫机构咨询索要 IPPC 标志加施企业名单，并自主选择购买经有效除害处理的木质包装。

输入国家（或地区）有特殊检疫要求的，按照输入国家（或地区）的规定执行。

（一）输往美国、加拿大的货物木质包装

美国、加拿大对从中国输入的货物木质包装实施新的检疫规定，要求对所有木质包装进行热处理、熏蒸或防腐处理，并由检验检疫机构出具熏蒸/消毒证书。无木质包装的货物，要出具无木质包装的声明。对目的地

---

① 对《出入境检验检疫机构实施检验检疫的进出境商品目录》内的商品，使用加施 IPPC 标志木质包装的企业在申报时应在报检单中注明，并提供出境货物木质包装除害处理合格凭证，抽查检疫时核对包装上的标志与合格凭证中注明的标志是否相符。

为美国、加拿大的出口货物的木质包装（含途经中国香港转口美国的），出口企业在木质包装盛装货物前，持有关单证向当地检验检疫机构报检，取得检验检疫机构签发的熏蒸/消毒证书。凭检验检疫机构签发的出境货物通关单向海关办理出口手续。美国、加拿大凭我国检验检疫机构签发的熏蒸/消毒证书验放货物。

（二）输往巴西的货物木质包装

巴西对来自中国等多个国家（或地区）的木质包装实施的检疫措施，要求对木质包装进行热处理、熏蒸处理或其他巴方检疫机构认可的防虫处理，并提供国家官方检疫部门出具的检疫证书。

对输往巴西的带有木质包装的货物，应尽量避免使用木质包装，确需使用木质包装的货物，在货物出口前，须向当地检验检疫机构报检，取得检验检疫机构签发的熏蒸/消毒证书，凭检验检疫机构签发的出境货物通关单向海关办理出口手续。巴西检疫部门凭我国检验检疫机构签发的熏蒸/消毒证书验放货物，如不能提供检疫证书，该批货物将在巴方检疫部门的监督下，拆除木质包装作焚烧、熏蒸等除害处理，费用由进口商承担。

（三）输往欧盟的货物木质包装

为防止松材线虫传入欧盟，欧盟对来自我国的针叶木质包装采取检疫措施，对不符合规定的木质包装，欧方将在入境口岸采取除害处理、销毁、拒绝入境等措施。

对输往欧盟的货物木质包装，在货物出口前，须向当地检验检疫机构报检，具体按以下办法办理：

1. 对使用松材线虫疫区针叶树木质包装的，在出口前须进行除害处理，处理合格的木质包装上须有标记，在标记上注明处理方法、地点及实施处理的单位，并由检验检疫机构出具植物检疫证书；

2. 对使用非松材线虫疫区针叶树木质包装的，由检验检疫机构实施检疫并出具植物检疫证书，证明木质包装来自非疫区；

3. 对使用非针叶树木质包装的，如出口企业提出要求或合同、信用证中有规定，需要检验检疫机构出具除害处理证书的，可向检验检疫机构报检，对木质包装进行除害处理，处理合格的出具熏蒸/消毒证书。

二、出口危险货物包装容器的性能检验及使用鉴定的报检

空运、海运出口危险货物的包装容器由检验检疫机构按照《国际海运危险货物规则》和《国际空运危险货物规则》的规定实行强制性检验。包装容器检验不合格的，不得使用和出口。

生产出口危险货物包装容器的企业，必须申请检验检疫机构进行包装容器的性能检验。包装容器经检验检疫机构检验合格并取得性能检验合格单的，方可用于包装危险货物。生产出口危险货物的企业，必须申请检验检疫机构进行危险货物包装容器的使用鉴定。危险货物包装容器经检验检疫机构鉴定合格并取得使用鉴定结果单的，方可包装危险货物出口。

（一）出口危险货物包装容器性能检验的报检

申请出口危险货物包装容器性能检验的报检人要提出申请，并填写《出境货物运输包装检验申请单》，提供随附单据及相关资料，如生产包装容器的生产标准、生产包装容器的工艺规程及有关资料。检验检疫机构受理报检后实施性能检验。

经检验检疫机构对空运、海运出口危险货物包装容器性能检验合格的，申请人领取《出境危险货物运输包装性能检验结果单》；经检验检疫机构检验不合格的，申请人领取出境货物不合格通知单。

《出境危险货物运输包装性能检验结果单》中对危险货物包装的检验结果表明，该单所列包装容器业经检验检疫机构检验，并符合《国际海运危险货物规则》或《国际空运危险货物规则》的规定。

关于《出境危险货物运输包装性能检验结果单》的使用，说明如下：

1. 出口危险货物的经营单位申请出口危险货物品质检验时，必须提供此单，检验检疫机构凭该单（正本）受理其品质检验。

2. 出口危险货物的经营单位申请出口危险货物包装容器的使用鉴定时，必须凭此单（正本）向检验检疫机构申请办理《出境危险货物运输包

装使用鉴定结果单》。

3. 当合同规定或客户要求出具《出口危险货物包装性能检验证书》时，可凭此单（正本）向出口所在地检验检疫机构申请换发《出境危险货物运输包装性能检验证书》。

4. 对同一批号、不同使用单位的出口危险货物包装容器，在有效期内，可以凭此单向检验检疫机构申请办理分单。

5. 本地区的危险货物包装容器销往异地装货使用时，必须附有当地检验检疫机构签发的《出境危险货物运输包装性能检验结果单》，此单随该批包装容器流通。使用地检验检疫机构在接受出口危险货物报检时，凭《出境危险货物运输包装性能检验结果单》（正本）或分单（正本）受理品质检验或使用鉴定。

（二）出口危险货物包装容器使用鉴定的报检

出口危险货物包装容器使用鉴定的报检人按规定填写《出境危险货物运输包装检验申请单》，提供随附单证和资料，如《出境危险货物运输包装性能检验结果单》及其他有关资料。

检验检疫机构受理报检后实施使用鉴定。经检验检疫机构对出口危险货物包装容器使用鉴定合格的，申请人领取《出境危险货物运输包装使用鉴定结果单》；经检验检疫机构鉴定不合格的，申请人领取出境货物不合格通知单。

《出境危险货物运输包装使用鉴定结果单》表明该单所列包装容器业经检验检疫机构鉴定合格，并按《国际海运危险货物规则》或《国际空运危险货物规则》的规定盛装货物。

关于《出境危险货物运输包装使用鉴定结果单》的使用，说明如下：

1. 外贸经营部门凭此单验收危险货物；

2. 此单是出口公司向港务部门办理出口装运手续的有效证件，对未经鉴定合格且未取得此单的货物，港务部门拒绝办理出口装运手续；

3. 当合同规定或客户要求出具出口危险货物包装容器检验证书时，可凭此单向出口所在地的检验检疫机构申请换取包装容器检验证书；

4. 对同一批号、分批出口的危险货物包装容器,在此单有效期内,可凭此单在出口所在地检验检疫机构办理分单手续。

三、出口普通货物运输包装容器的报检

列入《出入境检验检疫机构实施检验检疫的进出境商品目录》及其他法律、行政法规规定须经检验检疫机构检验检疫的出口货物的运输包装容器,必须报检验检疫机构检验,经检验检疫机构检验合格后,方准盛装出口货物。检验检疫机构实施性能和使用鉴定的出境货物运输包装容器主要包括:钢桶、铝桶、镀锌桶、钢塑复合桶、纸板桶、塑料桶(罐)、纸箱、集装袋、塑料编织袋、麻袋、纸塑复合袋、钙塑瓦楞箱、木箱、胶合板箱(桶)、纤维板箱(桶)等。

出口货物运输包装容器的检验分为性能检验和使用鉴定。申报法定检验出口货物检验前,需先申报包装容器的性能检验。使用鉴定一般在出口货物实施品质检验的同时进行,因此,使用鉴定与所包装的出口货物同时报检。

(一)出口普通货物运输包装容器的报检手续

出口普通货物运输包装容器在报检时,报检人应按规定填写《出境货物运输包装检验申请单》[①](样本见表4-5),并提供以下单证与相关资料:①出口运输包装容器生产质量许可证;②生产单位的本批包装容器检验结果单;③包装容器规格清单;④客户订单;⑤该批包装容器的设计工艺、材料检验标准等技术资料。

检验检疫机构受理报检后实施检验。经检验合格的,申请人领取《出境货物运输包装性能检验结果单》;经检验检疫机构检验不合格的,申请人领取出境货物不合格通知单。

---

① 出境货物运输包装检验申请单应通过申报软件进行打印,所列各栏必须填写完整、准确、清晰,栏目内容确实无法填写的以"***"表示,不得留空。

表4-5　出境货物运输包装检验申请单

出境货物运输包装检验申请单

日期：　　年　　月　　日　　　　　　　　　　　　　　　　　编号：

申请人	（单位）		联系人	
（加盖公章）	（地址）		电话	
包装使用人			包装容器标记及批号	
包装容器名称及规格				
包装容器生产厂				
原材料名称及产地			包装质量许可证号	
申请项目（划"√"）	□危包性能　□危包使用　□一般包装性能　□			
数　量			包装容器编号	
生产日期			存放地点	
危包性能检验结果单号				
运输方式（划"√"）	□海运　□空运　□铁路　□公路　□			
拟装货物名称及形态			密度	
拟装货物单件毛重		单件净重		联合国编号
装运口岸		提供单据（划"√"）	□合同□信用证□厂检单□	
装运日期		集装箱装货名称		
输往国家		合同、信用证等对包装的特殊要求		*检验费
分证单位及数量				总金额（人民币元）
				计费人
				收费人
申请人郑重声明：上列填写内容正确属实，并承担法律责任。签名：			领取证单	
			时　间	
			签　名	

（二）《出境货物运输包装性能检验结果单》的使用

《出境货物运输包装性能检验结果单》的用途如下：

1. 出口货物生产企业或经营单位向生产包装容器的单位购买包装容器时，生产包装容器的单位应提供此单（正本）；

2. 申请出口货物检验检疫时，应向检验检疫机构提供此单正本，以便检验检疫机构实施出口运输包装容器的使用鉴定；

3. 合同规定或客户要求出具包装检验证书时，可凭此单正本向出口所在地检验检疫机构换发包装检验证书；

4. 对同一批号不同单位使用的或同一批号多次装运出口货物的运输包装容器，在有效期内可以凭此单向检验检疫机构报检，申请分单。

四、出口危险货物小型气体容器的包装报检

实施检验的海运出口危险货物小型气体容器是指充灌有易燃气体的气体充灌容器，容量不超过 1 000 立方厘米时，工作压力大于 0.1 兆帕（1 000千帕）的气体喷雾器及其他充灌有气体的容器。

生产出口危险货物小型气体容器的生产企业应事先向当地检验检疫机构办理注册登记，经检验检疫机构按《出口商品质量许可证管理办法》考核合格并获得出口商品质量许可证，取得出口商品质量体系（ISO9000）合格证书，方准予从事出口危险货物小型气体容器的生产。已获准生产出口危险货物小型气体容器的生产企业在对本企业产品检验合格后，向检验检疫机构申请海运出口危险货物小型气体容器的包装检验。

报检时应填写《出境货物申请单》，并提供小型气体容器的生产标准、性能实验报告和厂检结果单。

检验检疫机构依照《海运出口危险货物小型气体容器包装检验规程》及《国际海运危险货物规则》，对海运出口危险货物小型气体容器包装进行性能检验，经检验鉴定合格的，签发《出境危险货物运输包装性能检验结果单》。各地港务部门凭检验检疫机构出具的《出境危险货物运输包装使用鉴定结果单》或相应的检验证书对包装进行查验，经查验合格的货物给予装卸或承运。

★个案分析与操作演练★

1. 河北 T 公司出口一批本地生产的芦笋罐头。合同规定，该批货物应于5月1日前装运，公司备好货是4月25日，为不耽误船期，该公司直接

项目任务四
办理出境货物报检

将货物运至出口口岸青岛,并于4月28日持合同、发票、装箱单、厂检单、包装性能检验结果单、卫生注册证书副本等单据向青岛出入境检验检疫局办理有关报检手续。

问题:T公司在办理检验业务时有哪些不正确的地方?

2. 色织棉布HS编码为5209410010,在商品目录中其计量单位为"米/千克",该货物描述如下:长2 000米,净重54公斤,10个纸箱包装。那么,报检员在填制报检单时,"数/重量"一栏内应填什么呢?

3. 国内某食品进出口公司出口一批食品,请根据商业发票判断下列出境货物报检单的有关内容填制正确与否。

INVOICE

MARK & NO.	DESCRIPTION OF GOODS	QUANTITY/UNIT	UNIT PRICE	AMOUNT

CONSIGNOR:
SHANXI FODSTUFFS IMP/EXP CO.,LTD
NO. 345ZHONGSHAN ROAD, TAIYUAN, CHINA

NO: ZW780321

DATE: JAN 25,2011

CONSIGNEE:
VICTOR CO., LTD
LONG BEACH, USA

L/C NO: LC7584076584
BANK OF CHINA
SHANGHAI BRANCH

DATA: JAN 20, 2011

PORT OF LOADING: DALIAN CHINA

VESSEL: STAR RIVER V. 092

PORT OF DISCHARGE: LONG BEACH

CONTRACT NO: GHRU2908

GHRU2908   SHANXI GREEN BEANS
SHANXI CHINA   PACKING: IN BAG   300BACS/50KGS EACH PACKAGE
                ORICIN: SHANXI CHINA
                CONTRACT NO : GHRU2908
                                                      400.00/TON
                                                      6 000.00

SHANXI FOODSTUFFS IMP/EXP CO., LTD.
SIGNED BY……………………

(1)"发货人":山西省食品进出口公司。(　　)

(2)"货物名称":红豆。(　　)

(3)"数/重量":300袋/15 000千克。(　　)

(4)"货物总值":400美元。(　　)

(5)"合同号":RE01。(　　)

(6)"信用证号":LC7584076584。(　　)

(7)"输往国家(地区)":加拿大。(　　)

(8)"起运地":天津。(　　)

(9)"到达口岸":美国。(　　)

(10)"标记及号码":N/M。(　　)

4. 6月6日,天津花都食品有限公司完成了供应北京大华进出口有限公司的速冻甜豌豆(HS编码:07102100.00)的生产。北京大华进出口有限公司向日本出口这批速冻甜豌豆,运输包装是纸箱,该纸箱由天津金华纸箱厂生产。该批速冻甜豌豆采用预包装,用集装箱运输。北京大华进出口有限公司委托北京华鑫货代公司代理报检。

问题:假如你是北京华鑫货代公司的报检员,你需要收集哪些单据(找谁索要)才能顺利完成报检业务?

5. 厂址在P地的C企业1~3月期间出口了5批塑胶玩具。由于交货时间紧迫,该企业来不及送样至辖区检验检疫局做检验,便委托Q地的货代公司以C企业的名义在当地的检验检疫局报检。货代公司在并未提供样品进行检验的情况下,直接取得了Q地检验检疫局出具的"出境货物换证凭单",然后在P地口岸换取"出境货物通关单"办理了出口。

问题:(1)按照规定,C企业生产的玩具应当在哪个地方的检验检疫局进行检验?

(2)检验检疫机构能否对C企业进行行政处罚?请简要阐述原因。

6. 某检验检疫局在执法中发现,某冷藏公司报检一批出口至韩国的大蒜及大蒜制品,经检验检疫合格后放行,后因国外客户对包装及数量提出要求,该公司将大蒜包装由15千克/箱改为12.5千克/箱,并购买补充了1 250千克大蒜,向海关报关。

问题:该公司的行为有无违法?如违法,应该怎么做才合法?

7. 安徽合肥某公司第一次出口花露水,拟从宁波港启运。公司报检员小张是第一次办理报检业务,当公司业务经理要求小张安排报检事宜时,小张认为:①报检时应提交《进出口化妆品标签审核申请书》以及相关资料;

②申请标签审核时应提供产品配方；③产品经检验合格后，要加贴检验检疫标志；④公司在安徽检验检疫局取得通关单后，到宁波海关办理通关手续。

问题：你认为小张思考得正确吗？

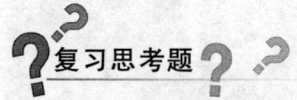
复习思考题

一、名词解释
产地检验　出口食品的检验检疫　木质包装

二、简答题
1. 出口商品检验前必须具备哪些条件？
2. 出境货物报检的时限和地点有哪些要求？
3. 出境货物报检时要提供哪些资料？
4. 简述出口电池的报检要求。
5. 简述出口小家电产品的报检要求。
6. 简述出口化妆品的报检要求。
7. 简述出口玩具的报检要求。
8. 简述出境动物检疫的主要程序。
9. 简述出境动物报检的时间、地点及随附单据。
10. 简述出境动物的离境检验检疫的步骤。
11. 简述出境动物产品报检的时间、地点及随附单据。
12. 简述出口动物生物制品的报检要求。
13. 简述出境植物检疫物的报检要求。
14. 简述出境货物木质包装的报检要求。
15. 简述《出境危险货物运输包装性能检验结果单》的用途。
16. 简述《出境货物运输包装性能检验结果单》的用途。

项目任务 五

办理入境货物报检

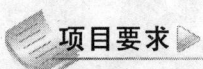
项目要求

▷ 办理一般入境货物报检
▷ 办理有特殊报检要求的入境货物的报检
▷ 办理进境货物包装的报检
▷ 办理进境动物及其产品的报检
▷ 办理进境植物及其产品的报检
▷ 正确填制入境货物报检单

项目任务五
办理入境货物报检

项目情景

自从北京华鑫工贸公司决定成立北京华鑫货运代理公司,开展代理报检业务后,北京华鑫货运代理公司的货运代理与报检代理业务发展很快。报检员李华的工作十分繁忙。仅本月,李华就要做好以下进境货物的报检业务工作:

①为某企业报检从荷兰进口的200株郁金香(检验检疫类别为P/Q),考虑鲜花的保鲜要求,在领取《入境货物通关单》后,告知货主可立即将货物空运至北京;

②为某企业报检一批从澳大利亚进口的旧车床,在领取《入境货物通关单》后,告知货主可将货物运至目的地进行检验;

③为某企业报检一批从泰国进口的香蕉(检验检疫类别为PR/QS),货物经韩国仁川转船,期间未更换包装,在口岸检验检疫机构检验检疫合格后,领取了《入境货物检验检疫证明》;

④为某企业报检一批从智利进口的废塑料(检验检疫类别为M/),在领取《入境货物通关单》后,告知货主即可将货物运至目的地;

⑤为某企业报检一批从法国进口的羊毛(检验检疫类别为MP/NQ),在领取《入境货物通关单》后,告知货主即可将货物运至长春。

李华首先分析了上述业务报检和检验检疫需要办理的一些特殊单证以及检验检疫过程需要配合的特殊环节。李华是这样分析的:(1)郁金香、香蕉、羊毛均属于动植物产品,①、③、⑤3项业务报检时须提供《中华人民共和国动植物检疫许可证》;(2)来自美国、日本、韩国和欧盟的货物报检时需提供关于包装情况的声明或证书。①、⑤项业务中,荷兰、法国均属欧盟国家,因此报检时须提供关于包装情况的声明或证书;(3)在口岸须实施卫生消毒处理的主要有旧机电、废物、动物产品等,因此,②、④、⑤项货物须在口岸实施卫生消毒处理。

然后，李华备齐了各项报检所需的单证，在企业电子报检软件上填制相关的入境货物报检单，并联系施检，比较成功地完成了任务。

李华进行业务总结后认为：熟悉入境货物报检的分类、掌握入境货物检验检疫工作程序、报检范围、特殊入境货物报检手续以及入境货物报检单缮制方法，对今后更成功地从事入境货物报检业务是十分重要的。

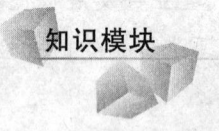

知识模块

单元一　办理一般入境货物报检

对进口货物进行检验检疫，通常是国际货物买卖合同的一个重要内容。除双方另有约定外，对货物进行检验检疫是买方的一项基本权利。买方在付款赎单之后便着手准备报关与接货。若是法检商品，在报关前必须办理检验检疫手续。

入境货物报检是报检人根据我国有关法律法规、对外贸易合同的规定，向检验检疫机构申请检验、检疫、鉴定，以获准入境或取得销售使用的合法凭证及某种公证证明所必须履行的法定程序和手续。

一、入境货物报检的一般规定和检验检疫流程

法律与行政法规所规定的实施检验检疫的入境对象；凡我国作为成员的国际条约、公约和协定所规定的实施检验检疫的入境货物；凡贸易合同约定的须凭检验检疫机构签发的证书进行交接、结算的入境货物等都属于入境货物报检的范围。

（一）入境货物报检的一般规定

入境货物报检的一般规定为：入境货物的检验检疫工作程序是先放行通关，后进行检验检疫，即法定检验检疫入境货物的货主或其代理人首先向卸货口岸或到达站的出入境检验检疫机构报检；检验检疫机构受理报

检，转施检部门签署意见，计收费，对来自疫区、可能传播检疫传染病、动植物疫情及可能夹带有害物质的入境货物的交通工具或运输包装实施必要的检疫、消毒、卫生除害处理后，签发入境货物通关单（样本见表 5－1），供报检人办理海关的通关手续；货物通关后，入境货物的货主或其代理人须在检验检疫机构规定的时间和地点，到指定的检验检疫机构联系对货物实施检验检疫。经检验检疫合格的入境货物，签发入境货物检验检疫证明；经检验检疫不合格的入境货物，签发检验检疫处理通知书；需要索赔的入境货物，签发检验检疫证书。

表 5－1 入境货物通关单

中华人民共和国出入境检验检疫

入境货物通关单　　　　　　编号：

1. 收货人			5. 标记及唛码	
2. 发货人				
3. 合同/提（运）单号		4. 输出国家或地区		
6. 运输工具名称及号码		7. 目的地	8. 集装箱规格及数量	
9. 货物名称及规格	10. HS 编码	11. 申报总值	12. 数/重量、包装数量及种类	
13. 证明　　　　上述货物业已报验/申报，请海关予以放行。 　　　　　　　　　　　　　　　日期：　　年　　月　　日 　　　　　　　　　　　　　　　签字：				
14. 备注				

（二）入境货物报检与检验检疫流程

入境货物报检流程可用图 5－1 表示。

入境货物检验检疫流程可用图 5－2 表示。

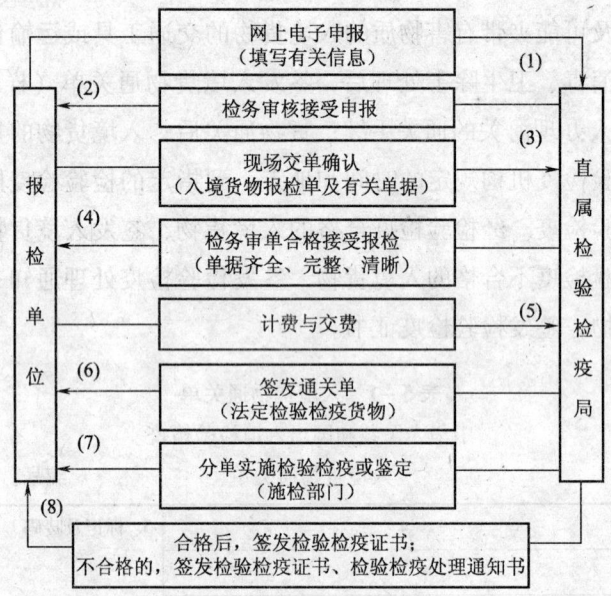

图5-1 入境货物报检流程

二、入境货物的报检方式

我国规定,法定检验检疫的进口货物的货主或其代理人应当在检验检疫机构规定的时间和地点向报关地出入境检验检疫机构报检,未经检验检疫的,不准销售、使用。

案例5-1

某年,A塑胶制品有限公司经深圳皇岗口岸从中国台湾地区进口ABS塑胶粒共5批次,货物总量90吨,总值158 220美元。该5批货物进境时,皇岗检验检疫局依法签发了5份《入境货物调离通知单》,并明确告知"上述货物需调往目的地检验检疫机构实施检验检疫,请及时与目的地检验检疫机构联系。上述货物未经检验检疫,不准销售、使用"。然而,

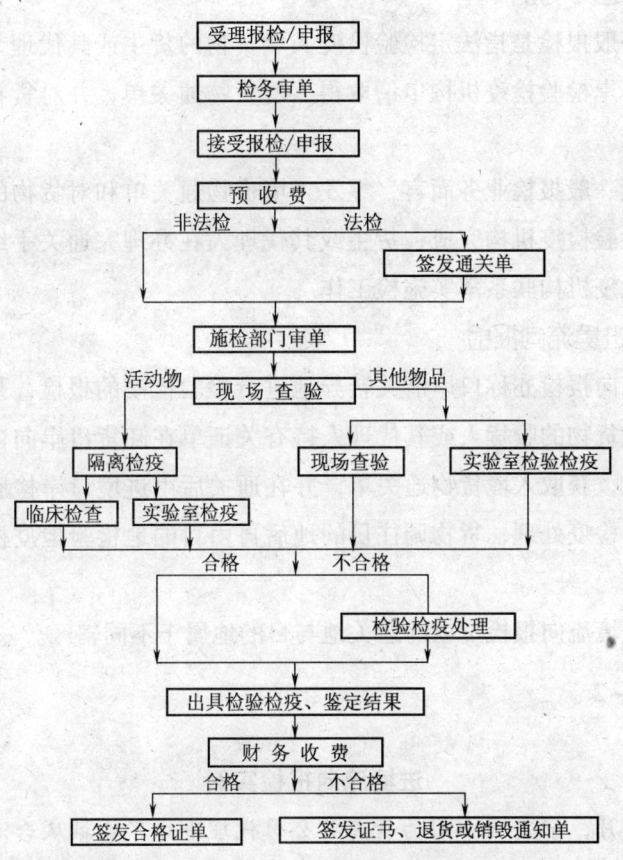

图5-2 入境货物检验检疫流程

该公司在货物通关进境后,不但没有与报检申报的目的地检验检疫机构联系,而且无视该局执法人员的多次催报,将货物全部予以使用。该公司仅办理了进境流向报检手续而没有办理异地施检的报检手续,即擅自将货物予以使用,造成了逃避进口商品法定检验的事实。根据我国进出口商品检验法及其实施条例的相关规定,检验检疫局对该企业作出了处以进口商品货值金额5%罚款的行政处罚。

入境货物的报检方式可分为3类:进境一般报检、进境流向报检和异地施检报检。

（一）进境一般报检

进境一般报检是指法定检验检疫入境货物的货主或其代理人持有关单证向卸货口岸检验检疫机构申请取得入境货物通关单，并对货物进行检验检疫的报检。

对进境一般报检业务而言，签发入境货物通关单和对货物的检验检疫都由口岸检验检疫机构完成，货主或其代理人在办理完通关手续后，应主动与检验检疫机构联系落实施检工作。

（二）进境流向报检

进境流向报检亦称口岸清关转异地进行检验检疫的报检，是指法定检验检疫入境货物的收货人或其代理人持有关证单在卸货口岸向口岸检验检疫机构报检，获取入境货物通关单，并在通关后由进境口岸检验检疫机构进行必要的检疫处理，货物调往目的地后再由目的地检验检疫机构进行检验检疫监管。

申请进境流向报检货物的通关地与目的地属于不同辖区。

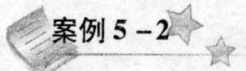

案例 5-2

进境流向报检实例

某年3月，宁波A公司为青岛某公司代理进口了4批从台湾进口的乙烯—乙酸乙烯酯共聚物，货物总量301.85吨，总值379 178.50美元。4批货物均从天津口岸进境，目的地为浙江省宁波市。

问题：这4批货物应如何报检？

【案例分析】

A公司进口货物的入境口岸为天津，进口货物的目的地为宁波。进境货物报检的通关地（也称报关地）与目的地属于不同辖区，称之为进境流向报检，亦称口岸清关转异地进行检验检疫的报检。办理进境流向报检的A公司应依法履行以下两次报检义务：

1. 向海关报检地的出入境检验检疫机构报检。具体做法是：委托天津代理报检企业办理入境货物通关报检。

(1) 天津某代理报检企业（以下简称电子报检人）按《出入境检验检疫电子报检管理办法》，在货物入境前向天津检验检疫机构发送 A 公司的入境货物电子报检信息。电子报检信息内容应与随附的报检单及合同、发票、装箱单、提单等单据的有关内容保持一致。

(2) 经审核符合报检要求，天津检验检疫机构受理报检，并将报检号、施检部门信息及所需随附单据的种类等信息（报检系统自动生成的《检验检疫申办回执》）反馈给电子报检人。

(3) 对 A 公司的货物，天津检验检疫机构签发入境货物通关单（四联），并及时将相关电子信息及入境货物调离通知单（流向联）传递给目的地检验检疫机构。通关单备注栏注明目的地收（用）货单位的联系信息。

2. A 公司向目的地检验检疫机构申请检验。

(1) A 公司凭报检单号、转单号及密码等向宁波检验检疫机构申请实施检验检疫报检。

(2) 宁波检验检疫机构根据 A 公司的申报信息受理报检，提取电子转单信息，实施检验检疫，并将处理信息反馈给电子转单中心。

(三) 异地施检报检

异地施检报检是指已在卸货口岸完成进境流向报检，货物到达目的地后，该批进境货物的货主或其代理人在规定的时间内向目的地检验检疫机构申请进行检验检疫的报检。进境流向报检只在卸货口岸对装运货物的运输工具和外包装进行了必要的检疫处理，并未对整批货物进行检验检疫，因此，只有当检验检疫机构对货物实施了具体的检验检疫，确认其符合有关检验检疫要求及合同、信用证的规定后，货主才能获得相应的准许进口货物销售使用的合法凭证，完成进境货物的检验检疫工作。

异地施检报检时，应提供口岸检验检疫机构签发的《入境货物调离通知单》。

三、入境货物报检时间与地点的限制

入境货物的报检要受一定的时间和地点的限制。

（一）入境货物报检的时间限制

入境货物报检的时间限制一般体现在以下几个方面：

1. 申请货物品质检验和鉴定的，一般应在索赔有效期到期前不少于 20 天内报检。

2. 输入其他动物的，应当在进境前 15 天报检。

3. 输入植物、种子、种苗及其他繁殖材料的，应当在进境前 7 天报检。

4. 动植物性包装物、铺垫材料进境时，应当及时报检。

5. 运输动植物、动植物产品和其他检疫物过境的，应当在进境时报检。

6. 入境的集装箱货物、废旧物品在到达口岸时，必须向检验检疫机构报检并接受检疫，经检疫或实施消毒、除鼠、除虫或其他必要的卫生处理后合格的，方准入境。

7. 输入微生物，人体组织，生物制品，血液及其制品或种畜、禽及其精液、胚胎、受精卵的，应当在入境前 30 天报检。

（二）入境货物报检的地点限制

入境货物报检的地点限制主要体现在以下几个方面：

1. 法律、法规规定必须经检验检疫机构检验的进口商品的收货人或者其代理人，应当向报关地检验检疫机构报检；审批、许可证等有关政府批文中规定了检验检疫地点的，在规定的地点报检。

2. 大宗、散装进口货物的鉴重及合同规定以卸货口岸检验检疫机构的品质、重量检验证书作为计算价格结算货款的货物，应向卸货口岸或到达站的检验检疫机构报检。

3. 进口粮食、原糖、化肥、硫黄、矿砂等散装货物，按照国际贸易惯例，应在卸货口岸报检，并须在目的口岸承载货物的船舱内或在卸货过

程中按有关规定抽取代表性样品进行检验。

4. 进口化工原料和化工产品分拨调运后，不易按原发货批号抽取代表性样品，故应在卸货口岸报检。

5. 在国内转运过程中，容易造成水分挥发、散失或易腐易变的货物，应在卸货口岸报检。

6. 在卸货时，发现货物残损或短少时，必须向卸货口岸或到达站检验检疫机构报检。

7. 需要结合安装调试进行检验的成套设备、机电仪器产品以及在卸货口岸开箱检验难以恢复包装的货物，可以向收、用货人所在地检验检疫机构报检。

8. 输入动植物、动植物产品和其他检疫物的，应向进境口岸检验检疫机构报检，并由口岸检验检疫机构实施检疫。

9. 进境后需办理转关手续的检疫物，除活动物和来自动植物疫情流行国家或地区的检疫物须由进境口岸检疫外，其他均应到指定的检验检疫机构报检，并实施检疫。

四、入境货物报检单

入境货物报检单样本见表5-2，其填制要求与出境货物报检单基本相同。

表5-2 入境货物报检单

中华人民共和国出入境检验检疫
入境货物报检单

报检单位（加盖公章）：　　　　　　　　　＊编号：＿＿＿＿＿＿＿＿

报检单位登记号：　　联系人：　　电话：　　报检日期：　年　月　日

发货人	（中文）	企业性质（划"√"）	□合资　□合作　□外资
	（外文）		
收货人	（中文）		
	（外文）		

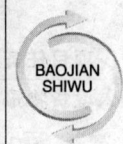

续 表

货物名称（中/外文）	HS 编码	产地	数/重量	货物总值	包装种类及数量

运输工具名称及号码			合同号	
贸易方式		贸易国别（地区）	提单/运单号	
到岸日期		启运国家（地区）	许可证/审批号	
卸毕日期		启运口岸	入境口岸	
索赔有效期至		经停口岸	目的地	
集装箱规格、数量及号码				

合同订立的特殊条款 以及其他要求	货物存放地点
	用　途

随附单据（划"√"或补填）	标记及号码	*外商投资财产（划"√"）	□是　□否
□合同 □发票 □提/运单 □兽医卫生证书 □植物检疫证书 □动物检验证书 □卫生证书 □原产地证 □许可/审批文件	□到货通知 □装箱单 □质保书 □理货清单 □磅码单 □验收报告 □		*检验检疫费
			总金额 （人民币元）
			计费人
			收费人

报检人郑重声明：	领取证单
1. 本人被授权报检。 2. 上列填写内容正确属实。	日　期
	签　名
签名：＿＿＿＿＿＿＿＿	

五、入境货物报检应提供的资料

（一）入境货物报检须提供相应的单据和文件

入境货物报检时，应填写入境货物报检单，并提供外贸合同、发票、提（运）单、装箱单等有关单证。

以下情况还须提供相应的单据和文件：

1. 凡实施安全质量许可、卫生注册、强制性产品认证、民用商品验证或其他须经审批审核的货物，应提供有关审批文件，并在报检单上注明文件号。

2. 报检品质检验的，还应提供国外品质证书或质量保证书、产品使用说明书及有关标准和技术资料；凭样成交的，须加附成交样品；以品级或公量计价结算的，应同时申请重量鉴定。

3. 报检入境废物时，还应提供国家环保部门签发的进口废物批准证书、废物利用风险报告和经认可的检验检疫机构签发的装运前检验合格证书等。

4. 报检入境旧机电产品的，还应提供与进口旧机电产品相符的进口许可证明。

5. 申请残损鉴定的，还应提供理货残损单、铁路商务记录、空运事故记录或海事报告等证明货损情况的有关证单。

6. 申请重（数）量鉴定的，还应提供重量明细单、理货清单等。

7. 货物经收、用货部门验收或其他单位检测的，应随附验收报告或检测结果以及重量明细单等。

8. 入境的动植物及其产品，在提供贸易合同、发票、产地证书的同时，还必须提供输出国家（或地区）官方的检疫证书；须办理入境审批手续的，还应提供入境动植物检疫许可证。

9. 过境动植物及其产品报检时，应持分配单和输出国家（或地区）官方出具的检疫证书；运输动植物过境时，还应提交国家质检总局签发的动植物过境许可证。

10. 来自美国、日本、欧盟和韩国的入境货物报检时,应按规定提供有关包装情况的证书和声明。

11. 因科研等特殊需要输入禁止入境物的,必须提供国家质检总局签发的特许审批证明。

12. 对入境特殊物品的报检,报检人应根据不同货物种类向检验检疫机构提供相应的资料、证明或证书。

(1) 微生物:应提供菌、毒株的学名、株名、来源、特性、用途、批号、数量及国家级鉴定书;

(2) 人体组织、器官:凡用于人体移植的,须出示有关捐献者的健康状况和无传染病(包括艾滋病检验阴性)的证明;

(3) 血液及其制品:提供用途及实验室检验证书;

(4) 生物制品:应提供该制品的成分、生产工艺、使用说明、批号、有效期及检验证明。

(二) 入境货物报检时的其他注意事项

1. 列入《实施质量许可制度的进口商品目录》内的货物,必须取得国家检验检疫部门颁发的质量许可证并加贴"安全标志"方可申请报检。强制性认证商品目录内的货物,应取得证书并加贴"CCC"标志。

2. 下列入境货物须经国家检验检疫部门审批后方可报检:

(1) 来自疫区的动植物、动植物产品和其他检疫物;

(2) 国家禁止进境的需特许审批的检疫物;

(3) 进境后不在入境口岸检验检疫机构管辖范围内进行加工、使用、销售的,或者仅由入境口岸动植物检疫机构进行现场检疫和外包装消毒后,再运往目的地口岸检验检疫机构进行进一步检疫监管的动物、动物产品;

(4) 进境猪的产品等。

3. 已实施装运前检验的入境货物到达口岸后,仍然要按有关规定进行检验,以口岸检验检疫机构的检验结果为最终结果。对经检验检疫不合格的货物,按规定办理对外索赔。

单元二 办理有特殊报检要求的入境货物的报检

在上一单元中我们阐述了入境货物报检的一般规定,本单元选择性地介绍了一些有特殊报检要求的进口商品,如机电仪类产品、汽车、食品、化妆品和玩具的报检。

一、进口机电仪类产品的报检

进口机电仪类产品主要有机械设备类、电工及家电类、成套设备类,如机械设备、电气设备、交通运输工具、电子产品、电器产品、仪器仪表、金属制品等及其零部件、元器件。国家对进口机电产品分为禁止进口、限制进口和自由进口3类进行管理。限制进口机电产品又称重点旧机电产品,实行配额、许可证管理。部分自由进口的机电产品实行进口自动许可,进口单位应向商务部或地方机电办申领进口自动许可证,并持进口自动许可证等报关单据办理通关手续。

对重要的进口机电仪类产品和大型的成套设备,收货人或其代理人应依照合同,在出口装运前派人进行预检验、监造或监装。

(一)进口强制性认证机电产品的报检

列入《中华人民共和国实施强制性产品认证的产品目录》内的商品,必须经过指定的认证机构认证合格,取得指定认证机构颁发的认证证书并加施认证标志后方可进口。

实施强制性产品认证商品的收货人或其代理人,在报检时除填写入境货物报检单并随附有关外贸证单外,还应提供认证证书并在产品上加施认证标志。

强制性产品认证标志的名称为"中国强制认证",其英文名称为"China Compulsory Certification",英文缩写为"CCC",简称为"3C"标志。

强制性产品认证标志的图案由基本图案、认证种类标注组成(如图5-3所示)。

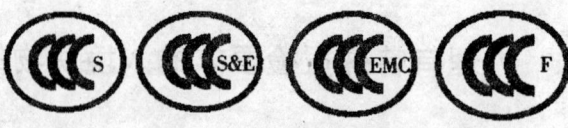

图 5-3 认证标志的式样

注:"S"代表安全、"S&E"代表安全和电磁兼容、"EMC"代表电磁兼容、"F"代表消防+。

(二)进口旧机电产品的报检

旧机电产品是指已经使用过(包括翻新)的机电产品,包括旧压力容器类、旧工程机械类、旧电器类、旧车船类、旧印刷机械类、旧食品机械类、旧农业机械类等。

旧机电产品的收货人或者其代理人在合同签署之前应向国家质检总局或者进口旧机电产品的收货人所在地直属检验检疫局申请货物登记备案并办理有关手续。

我国对涉及国家安全、环境保护、人类和动植物健康的旧机电产品实施装运前预检验和到货检验,并以到货检验结果为准,对其他进口旧机电产品实施到货检验。

1. 装运前预检验。装运前预检验是指进口旧机电产品在起运港装运之前,由检验检疫机构或者经国家质检总局认可的装运前预检验检疫机构,依据我国国家技术规范的强制性要求,对旧机电产品的安全、卫生、环境保护项目所进行的初步评价。

装运前预检验包括以下内容:①检验货物是否与国家审批项目相符;②核查进口旧机电产品的品名、规格、型号、数量、产地、制造日期、新旧状况、价格等货物的实体状况是否与合同或者协议相符;③对安全、卫生、环境保护项目作出初步评价。

对国家质检总局签发备案书的进口旧机电产品,由国家质检总局指定直属检验检疫局组织实施装运前预检验。对直属检验检疫局签发备案书的进口旧机电产品,由直属检验检疫局负责组织实施装运前预检验。

装运前预检验结束后 7 个工作日内,装运前预检验实施机构出具《装运前预检验报告》,及时将《装运前预检验报告》(一正一副)、《备案书》(复印件)以及有关检验原始记录报送进口旧机电产品的收货人所在地直属检验检疫局审核。经审核，符合装运前预检验规定的，由直属检验检疫局向进口旧机电产品的收货人签发《进口旧机电产品装运前预检验证书》（简称《装运前预检验证书》），加注"本证书仅代表该进口旧机电产品已按规定的程序和要求等实施了装运前预检验，装运前预检验的结果由装运前预检验实施机构负责"字样。直属检验检疫局审核、发证后，将《装运前预检验报告》、《装运前预检验证书》的复印件报国家质检总局备查。

进口旧机电产品贸易关系人应当积极协助装运前预检验实施机构实施装运前预检验，配合装运前预检验人员开展装运前预检验工作。

2. 到货检验。到货检验是指进口旧机电产品入境后，由检验检疫机构按照国家技术规范的强制性要求进行的合格评定活动。进口旧机电产品由使用地检验检疫机构进行到货检验。未明确使用地的，由入境口岸检验检疫机构负责检验。

进口旧机电产品运抵口岸后，收货人或其代理人应当持《免预检验证明书》（正本）或者《备案书》（正本）、《装运前预检验报告》（正本）和《装运前预检验证书》（正本）以及其他必要单证，在货到使用地6个工作日内向货物使用地检验检疫机构申报检验并办理进口报检手续。口岸检验检疫机构受理报检后，核查单证，必要时，口岸检验检疫机构按照规定实施现场查验，符合要求的，签发入境货物通关单，并在入境货物通关单上注明为旧机电产品。对判为不合格的进口旧机电产品，由检验检疫机构出具入境货物检验检疫证书，并责令收货人退货、销毁或者按照有关规定处理。

对分批装运的进口旧机电产品，口岸检验检疫机构应当在进口旧机电产品备案证明文件正本附页和有效清单上办理核销。未核销完毕的，留存复印件并将正本返回报检人，全部核销完毕后将正本收回。

需异地实施检验的，入境口岸检验检疫机构签发入境货物通关单后，应当及时将核销完毕的《免预检验证明书》（正本）及其正本附页或者《备案书》（正本）及其正本附页、《装运前预检验报告》（正本）和《装运前预检验证书》(正本)以及其他报检资料及入境货物通关单第三联寄送使用地检验检疫机构。未核销完毕的,寄送备案证明文件的正本复印件。入境口岸检验检疫机构应当将备案证明文件的正本复印件及其他报检资料复印件存档备查。

案例 5-3

A公司于某年12月从国外进口了1 000台旧复印机,货值24 000美元。货物到港前向某直属检验检疫局提交了进口旧机电产品备案申请和相关备案资料,同时提供了该产品强制性产品认证证明。该直属检验检疫局经审查后予以备案,签发了《进口旧机电产品免装运前预检验证明书》。到货后,A公司持《进口旧机电产品免装运前预检验证明书》和备案手续向入境口岸检验检疫机构报检,取得了《入境货物通关单》,将该批旧复印机提至A公司仓库。检验人员实施检验时,发现实际货物规格、型号与备案申请、强制性产品认证证明不符,经查,该批旧复印机没有获得强制性产品认证。

问题:本案中,A公司有哪些违法行为?检验检疫机构怎样追究A公司的法律责任?

【案例分析】

1. A公司有3个违法行为:一是A公司未在签订对外贸易合同前办理备案手续,隐瞒货物发运的事实;二是A公司提供虚假资料,骗取旧机电备案手续;三是A公司擅自进口未经强制性产品认证的复印机。

2. 检验检疫机构可追究A公司以下法律责任:一是依据《商检法实施条例》第53条第3款的规定,进口国家允许进口的旧机电产品未办理备案,按照国家有关规定予以退货。二是依据《商检法实施条例》第48条第1款的规定,进口商品的收货人不如实提供进出口商品的真实情况,取得出入境检验检疫机构的有关证单,没收违法所得,并处商品货值金额5%以上20%以下罚款。三是依据违反了《中华人民共和国认证认可条例》第67条的规定,列入目录的产品未经认证,擅自进口的,责令改正,处5万元以上20万元以下的罚款,有违法所得的,没收违法所得。

二、进口汽车的报检

进口机动车辆必须先报检,经检验合格发给证明后,才能向当地公安部门的交通车辆管理机构申报领取行车牌照。进口机动车辆包括各种大客车、中型旅行车、轿车、工具车、各种货车、牵引车、救护车、消防车、摩托车以及各特种车辆(含汽车起重机、装载机)。《出入境检验检疫机构实施检验检疫的进出境商品目录》以外的机动车辆可由用车单位自行检验,但须将检验结果书面报告当地出入境检验检疫机构。

(一)进口汽车的报检程序和相关要求

进口汽车的收货人或其代理人应持有关证单,在进境口岸或到达站办理报检手续,口岸检验检疫机构审核后签发入境货物通关单。

进口汽车入境口岸检验检疫机构负责进口汽车入境检验工作,用户所在地检验检疫机构负责进口汽车质保期内的检验管理工作。对转关到内地的进口汽车,视通关所在地为口岸,由通关所在地检验检疫机构负责检验。

对大批量进口汽车,外贸经营单位和收、用货主管单位应在对外贸易合同中约定在出口国装运前进行预检验、监造或监装,检验检疫机构可根据需要派出检验人员参加或者组织实施在出口国的检验。

经检验合格的进口汽车,由口岸检验检疫机构签发《入境货物检验检疫证明》,并一车一单签发《进口机动车辆随车检验单》。用户在国内购买进口汽车时,必须取得检验检疫机构签发的《进口机动车辆随车检验单》和购车发票;在办理正式牌证前,到所在地检验检疫机构登记检验,换发《进口机动车辆检验证明》,作为到车辆管理机关办理正式牌证的依据。

(二)进口汽车报检时应提供的单据

报检进口汽车必须持有下列不同证件方可办理:

1. 直接从国外进口汽车的收货人或其代理人在入境口岸报检时应提供合同、发票、提(运)单、装箱单、进口安全质量许可证复印件、以非CFC-12为制冷工质的汽车空调器压缩机的证明以及海关出具的进口货物证明正本及复印件等证单及有关技术资料。

2. 通过国内渠道购买进口汽车的用户，在报检时应提供口岸检验检疫机构签发的《进口机动车辆随车检验单》和海关出具的进口货物证明的正本及复印件。

3. 国外赠送的汽车（包括贸易性和非贸易性交往），必须持有部或省、市级政府同意接受赠送的批文。

三、进口食品的报检

检验检疫机构对进口食品实施检验检疫的内容主要包括对品质、规格、数量、重量、包装、安全、卫生的检验检疫，并对进口食品进行卫生监督。进口商应当建立食品进口和销售记录。食品进口和销售记录应当真实，保存期不得少于两年。

进口食品、食品添加剂、食品容器、食品包装容器、食品包装材料和食品用工具及设备等都应报检。

进口预包装食品的经营者或其代理人在进口食品前应持申请书等有关证明文件和相应的检测样品向指定检验检疫机构申请食品标签审核[①]，经审核符合要求的，国家质检总局颁发《进口食品标签审核证书》。进口食品报检人在办理报检时，必须提供《进口食品标签审核证书》，否则，检验检疫机构不予受理。凡以保健食品名义报检的进口食品，必须报国家食品药品监督管理局审批合格后方准进口，凡取得保健食品批号的进口保健食品，进口时须增做功能性复核实验项目，否则一律不予签发卫生证书。

当进口食品入境时，报检人应填写《入境货物报检单》，并随附进口贸易合同、国外发票、装箱单、提（运）单、进口食品原产地证书和《进口食品标签审核证书》以及输出国使用的农药、化肥、除草剂、熏蒸剂和生产食品的原料、添加剂、加工方法等有关资料及标准，向海关报关地的检验检疫机构办理报检手续。申请利用新的食品原料从事食品

---

① 进口预包装食品应当有中文标签和中文说明书。

生产或者从事食品添加剂新品种、食品相关产品新品种生产活动的单位或者个人，应当向国务院卫生行政部门提交相关产品的安全性评估材料。

进口食品的标签审核与检验检疫结合进行，各地出入境检验检疫机构在对进口食品实施检验检疫时，要审查进口食品标签的内容是否符合法律、法规和标准规定的要求，并要检验与质量有关的内容是否真实、准确，经检验合格的，在按规定出具的检验证明文件中加注"标签经审核合格"。

出入境检验检疫机构根据我国食品安全国家标准对进口的食品、食品添加剂以及食品相关产品进行检疫，符合我国食品卫生标准和卫生要求的，出具进口食品卫生证书；不符合我国食品卫生标准和卫生要求的，出证时，卫生监督人员应提出处理意见（退货、销毁、改作他用或加工处理后食用等）。经检疫合格后，检验检疫机构签发入境货物通关单，海关凭单放行。

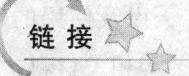
链接

进口食品经营企业换证

进口食品在口岸检验合格取得卫生证书后再转运内地销售的，进口食品经营企业应持口岸检验检疫机构签发的进口食品卫生证书（正本或副本）到当地检验检疫机构换取卫生证书。申请换证时也应填写入境货物报检单，并在报检单"合同订立的特殊条款及其他要求"一栏中注明需换领证书的份数。

四、进口化妆品的报检

进口化妆品必须经过标签审核，取得《进口化妆品标签审核证书》后方可报检。进口化妆品的经营单位应到营业地检验检疫机构登记备案。

首次进口的化妆品须取得卫生部进口化妆品卫生审查批件，才能具体办理进口事宜。

检验检疫机构对进口化妆品及其生产企业实施质量许可制度等监督管理措施。经检验合格的进口化妆品，必须在检验检疫机构监督下加贴检验检疫卫生标志。

（一）进口化妆品报检的要求

报检人按规定填写入境货物报检单并提供相关外贸单据，如合同、发票、装箱单、提（运）单等。从发生疯牛病的国家（或地区）进口化妆品，有关进口商必须向口岸出入境检验检疫机构提供输出国（或地区）官方出具的动物检疫证书，说明该化妆品不含有牛、羊的脑及神经组织、内脏、胎盘和血液（含提取物）等动物源性原料成分。

1. 从法国进口化妆品的要求：

（1）进口不含任何牛、羊动物源性原料成分的化妆品（A类产品）时，须提供法国香水美容化妆品工业联合会化妆品证书格式一；

（2）进口含有牛、羊动物源性原料成分的化妆品（B类产品）时，须提供法国香水美容化妆品工业联合会化妆品证书格式二，以及使用的牛、羊动物源性原料（含提取物）的风险分析报告和加工工艺等相关材料（同一国家的产品在同一口岸报检时，相同原料的风险分析报告可只提供一次）。

2. 从以色列进口化妆品的要求：

（1）进口不含任何牛、羊动物源性原料成分的化妆品（A类产品）时，须提供以色列卫生部药品管理局化妆品证书格式一；

（2）进口含有非禁用的牛、羊动物源性原料成分的化妆品（B类产品）时，须提供以色列卫生部药品管理局化妆品证书格式二，以及使用的牛、羊动物源性原料（含提取物）的风险分析报告和加工工艺等相关材料（同一国家的产品在同一口岸报检时，相同原料的风险分析报告可只提供一次）。

3. 从日本进口化妆品原料的要求：

（1）进口非禁用的牛、羊动物源性化妆品原料时，须提供日本官方出具的检疫证书和风险分析报告（相同原料的风险分析报告在同一口岸可提供一次）；

（2）进口含非牛、羊动物源性化妆品原料时，须提供官方出具的检疫证书；

（3）进口非动物源性的化妆品原料时，出口国不出具证书，但要求生产厂商提供"非动物源性产品声明"。

（二）对进口化妆品报检的处理

进口化妆品的标签审核与检验检疫结合进行。各地出入境检验检疫机构在对进口化妆品实施检验检疫时，要审查进口化妆品标签内容是否符合法律、法规和标准规定的要求，并要检验与质量有关的内容是否真实、准确，经检验合格的，在按规定出具的检验证明文件中加注"标签经审核合格"。

进口化妆品由进境口岸检验检疫机构实施检验。经检验合格的，由检验检疫机构出具合格证单，并必须在检验检疫机构监督下加贴检验检疫标志。

检验检疫机构对进口化妆品实施后续监督管理。发现未经检验检疫机构检验的、未加贴或者盗用检验检疫标志及无中文标签的进口化妆品，可依法采取封存、补检等措施。

进口化妆品经检验不合格的，由检验检疫机构出具不合格证单。其中，安全卫生指标不合格的，应在检验检疫机构监督下进行销毁或退货处理；其他项目不合格的，必须在检验检疫机构监督下进行技术处理，经重新检验合格后，方可销售、使用；不能进行技术处理或者经技术处理后重新检验仍不合格的，应进行销毁或退货处理。

五、进口玩具的报检

擅自销售未经检验的进口玩具，或者擅自销售应当申请进口验证而未申请的进口玩具的，由检验检疫机构没收违法所得，并处货值金额5%以上20%以下罚款。擅自销售经检验不合格的进口玩具，由检验检疫机构责令停止销售，没收违法所得和违法销售的玩具，并处违法销售玩具货值金额等值以上3倍以下罚款。

国家对进口玩具实行加施检验检疫标志的管理，纳入这一管理范围的玩具包括：玩偶、玩具电动火车、填充的玩具动物、玩具乐器、智力玩具、缩小的全套模型组件、组装成套的其他玩具、其他带动力装置的玩具及模型、其他未列名玩具等。

入境玩具的收货人或其代理人应按规定到检验检疫机构报检，报检后由施检部门对进口的玩具进行检验。经检验合格的，由检验检疫机构签发《入境货物检验检疫证明》，并在玩具上加贴检验检疫安全标志，准许在市场上销售。进口玩具经检验不合格的，由检验检疫机构出具检验检疫处理通知书。

报检时，应填写入境货物报检单并提供有关的外贸单据，如合同、发票、提单、装箱单等。对列入强制性产品认证目录的进口玩具，还应当提供强制性产品认证证书复印件。

单元三　办理进境货物包装的报检

包装的分类方法很多，人们通常习惯把包装分为两大类，即运输包装和销售包装。包装检验是根据贸易合同、标准和其他有关规定，对进出口商品的外包装和内包装以及包装标志进行检验。

包装检验首先要核对外包装上的商品包装标志（标记、号码等）是否与进出口贸易合同相符。进口商品主要检验外包装是否完好无损，包装材料、包装方式和衬垫物等是否符合合同规定的要求，对外包装破损的商品，要检查其是否由于包装不良所引起。

出入境检验检疫机构对进口商品的包装检验，一般在抽样现场进行，或在进行衡器计重的同时结合进行。

包装的种类很多，这里重点阐述进境货物木质包装的报检。需要检验检疫的木质包装是指用于承载、包装、铺垫、支撑、加固货物的木质材料，如木箱、木板条箱、木托盘、木框、木桶、木轴、木楔、垫木、衬木等。经人工合成的材料或经深度加工的包装用木质材料，如胶合板、纤维板等不在此列。

进境木质包装必须加贴（IPPC）标志才能放行[①]。我国对来自美国、日本、韩国和欧盟国家的货物（不论其是否列入《出入境检验检疫机构实施检验检疫的进出境商品目录》）和入境货物的木质包装，在入境口岸清关的，货主或其代理人凭入境口岸检验检疫机构签发的入境货物通关单向口岸海关办理通关手续。申请转关运输或直通式转关运输的货物，货主或其代理人应按规定向指运地检验检疫机构报检，凭指运地检验检疫机构签发的入境货物通关单向指运地海关办理通关手续。

一、来自美国、日本货物的木质包装

美国、日本输往中国的货物应避免使用针叶树木制作的木质包装，如果使用，须在出口前进行热处理（中心温度达到56℃以上，持续处理30分钟）或者其他经中方认可的有效除害处理方法，并由美国、日本官方检疫部门出具植物检疫证书证明进行了上述处理。

美国、日本输往中国的货物入境，货主或其代理人按有关规定向出入境检验检疫机构报检时，须提交以下证书或声明：使用针叶树木质包装的，提供由美国、日本官方检疫部门出具的符合要求的植物检疫证书；使用非针叶树木质包装的，提供由出口商出具的《使用非针叶树木质包装声明》；未使用木质包装的，提供由出口商出具的《无木质包装声明》。

凡未提供有效植物检疫证书或有关声明的，检验检疫机构不予受理报检。

二、来自韩国货物的木质包装

韩国输往中国的货物应避免使用针叶树木制作的木质包装。使用针叶树木制作木质包装的，须在出口前进行热处理（中心温度达到56℃以上，

[①] 经人工合成或者经加热、加压等深度加工的包装用木质材料（如胶合板、纤维板等）除外。薄板旋切芯、锯屑、木丝、刨花等以及厚度等于或者小于6毫米的木质材料除外。

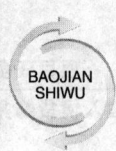

持续处理30分钟),或经中方认可的其他有效除害处理,并由韩国官方检疫部门出具植物检疫证书证明进行了上述处理。货主或其代理人按有关规定向出入境检验检疫机构报检时,须提交官方检疫部门出具的符合要求的植物检疫证书。使用非针叶树木制作木质包装或无木质包装的货物入境时,货主或其代理人应向检验检疫机构提供出口商出具的《使用非针叶树木质包装声明》或《无木质包装声明》。

三、来自欧盟货物的木质包装

欧盟货物木质包装输往中国前,应在输出国经过除害处理。欧盟输往中国的货物入境时,应提供以下证书和声明:使用木质包装的货物,报检人应提供由欧盟官方检疫部门出具的符合要求的植物检疫证书;无木质包装的货物,报检人应提供由出口商出具的《无木质包装声明》。

凡未提供有效植物检疫证书或《无木质包装声明》的货物,不予受理报检。对提供植物检疫证书的货物,实施抽查,抽查重点是来自疫情严重地区或容易携带有害生物的货物。对提供《无木质包装声明》的货物,实施抽查,抽查重点是那些通常使用木质包装的货物。对出具植物检疫证书的货物,经检疫标记符合规定要求、未发现树皮且未发现活的有害生物的,予以放行;不符合上述情况的,监督货主或其代理人对木质包装作除害、销毁或连同货物一起作退运处理。对出具《无木质包装声明》的货物,经抽查,未发现使用木质包装的,予以放行;发现使用木质包装的,监督货主或其代理人对木质包装作销毁或连同货物一起作退运处理。

来自其他国家应实施检疫的货物的木质包装在报检时应提供我国要求提供的证单。

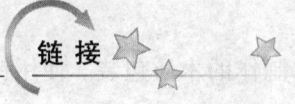

无木质包装声明

致中国出入境检验检疫机构:

兹声明：本批货物＿＿＿＿＿＿＿＿（货名）＿＿＿＿＿＿＿＿（数量/重量）不含有木质包装。

　　　　　　　　出口公司名称：（盖章或负责人签名）
　　　　　　　　日　期：

Declaration of No－wood Packing Material

To the Service of China Entry & Exit Inspection and Quarantine：

　　It is declared that this shipment ＿＿＿＿＿＿＿＿＿＿（commodity）＿＿＿＿＿＿＿＿（quantity/weight）does not contain wood packing materials.

　　　　　　　Name of Export Company：（Stamp or Signature of Director）
　　　　　　　Date：

链接

使用非针叶树木质包装声明

致中国出入境检验检疫机构：

　　兹声明：本批货物＿＿＿＿＿＿＿＿＿＿（货名）＿＿＿＿＿＿＿＿（数量/重量）所使用的木质包装均由非针叶树制作。

　　　　　　　　出口公司名称：（盖章或负责人签名）
　　　　　　　　日　期：

Declaration of Non-coniferous Wood Packing Material

To the Service of China Entry & Exit Inspection and Quarantine：

　　It is declared that all wood packing materials in this shipment ＿＿＿＿＿＿＿＿＿＿（commodity）＿＿＿＿＿＿＿＿＿＿（quantity/weight）are made of non-coniferous trees

　　　　　　　Name of Export Company：（Stamp or Signature of Director）
　　　　　　　Date：

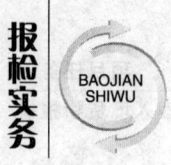

单元四 办理进境动物及其产品的报检

凡是进境的动物、动物产品及其他检疫物，装载动物、动物产品及其他检疫物的装载容器、包装物以及来自动植物疫区的运输工具，均属实施检疫的范围。输入动物、动物产品的，必须事先提出申请，办理检疫审批手续。凡采用各种方法能达到除害要求的，经消毒灭菌、加工整理、改变用途等方法，再经检查合格者，准予输入。凡无法除害的或危害性极大的，采用退回、销毁和扑杀等方法处理。凡一时无法得出检疫结果或疑似染疫的，隔离检疫，继续观察。检验检疫机构颁发的检疫证书是准予进口的证明。

一、办理检疫审批

输入动物、动物遗传物质在签订贸易合同之前，进口商或接收单位应向国家检验检疫机构提出申请，办理检疫审批手续。

所有进境动物及其产品的检疫审批均由国家质检总局办理（在西藏自治区内销售使用的，除偶蹄动物产品外的边境小额贸易可由西藏检验检疫局审批）。

国家质检总局公布须办理检疫审批的进境动植物、动植物产品及其他检疫物名录中关于动物检疫审批的主要有3类：

一是活动物，包括动物（指饲养、野生的活动物，如畜、禽、兽、蛇、龟、鱼、虾、蟹、贝、蚕、蜂等）、胚胎、精液、受精卵、种蛋及其他动物遗传物质；

二是食用性动物产品，包括肉类及其产品（含脏器）、动物水产品、蛋类及其制品、奶及其制品等；

三是非食用性动物产品，包括皮张类、毛类、骨蹄角及其产品、明胶、蚕茧、动物源性饲料及饲料添加剂、饲料用乳清粉、鱼粉、肉粉、骨粉、肉骨粉、油脂、血粉、血液等，以及含有动物成分的有机肥料。

检验检疫机构根据对申请材料的审核及输出国家（或地区）的动物疫情、我国的有关检疫规定等情况，对动物、动物遗传物质同意进境的，发给相关的动物进境检疫许可证。两国之间未签订检疫议定书的，不得引进动物、动物遗传物质。

进境动物审批的程序可分为申请[①]、隔离场考核、填报审批单、审核批准。

二、入境动物的报检

入境动物是指饲养、野生的活动物，如畜、禽、兽、蛇、龟、鱼、虾、蟹、贝、蚕、蜂等。根据检疫管理的不同，动物可分为大、中动物和小动物。根据用途的不同，入境动物又可分为种用动物、屠宰用动物、演艺动物、伴侣动物等。其中，演艺动物特指入境用于表演、展览、竞技，而后须复出境的动物；入境伴侣动物特指由旅客携带入境作为伴侣的犬、猫等。

进境动物检疫的基本程序是：检疫审批（进境或过境）——→报检——→现场检验检疫——→隔离检疫（如果需要）——→实验室检验检疫——→合格的出证放行/不合格的检疫处理。

进口动物的货主或其代理人在动物抵达口岸前，须按规定向口岸检验检疫机构报检。入境后须办理转关手续的检疫物，除活动物和来自动植物疫情流行国家（或地区）的检疫物由入境口岸检疫外，其他均在指运地检验检疫机构报检并实施检疫。输入种畜禽，货主或其代理人应在动物入境前 30 天报检；输入其他动物，货主或其代理人应在动物入境前 15 天报检。

货主或其代理人在办理进境动物及其他检疫物报检手续时，除填写入

[①] 申请单位应当按照规定如实填写《中华人民共和国进境动植物检疫许可证申请表》。《进境动植物检疫许可证申请表》可在各地检验检疫局动检主管部门领取，连同应提供的资料交初审机构进行初审。申请单位也可通过互联网申请。同一申请单位对同一品种、同一输出国家或地区、同一加工及使用单位一次只能办理一份《进境动植物检疫许可证》。

境货物报检单外,还须按检疫要求出具下列有关证单:输出国家(或地区)政府出具的检疫证书(正本);《进境动植物检疫许可证》第一联,分批进口的,还须提供许可证复印件进行核销;外贸合同、发票、装箱单、海运提单或空运单、产地证等;输入活动物的应提供隔离场审批证明;来自美国、日本、韩国以及欧盟的检疫物,应按规定提供有关包装情况的证书和声明;输入国家(或地区)规定的禁止或限制入境的动物及其他检疫物等,还须持特许审批单报检。

进境动物必须在入境口岸进行隔离检疫。输入动物、动物遗传物质抵达入境口岸时,动物检验检疫人员须登机、登轮、登车进行现场检疫。对现场检验检疫合格的,口岸检验检疫机构出具相关单证,如检疫调离通知单,将进境动物、动物遗传物质调离到口岸检验检疫机构指定的场所作进一步的、更为全面的隔离检疫。大、中动物的隔离期为45天,小动物的隔离期为30天。需延期隔离检疫的,必须由国家检验检疫机构批准。

检疫工作完毕后,口岸检验检疫机构对检疫合格的动物、动物遗传物质出具动物检疫证书和相关单证,准许入境。检出农业部颁布的《中华人民共和国进境动物一、二类传染病、寄生虫病名录》中一类病的,全群动物或动物遗传物质禁止入境,作退回或销毁处理。检出《中华人民共和国进境动物一、二类传染病、寄生虫病名录》中二类病的阳性动物,禁止入境,作退回或销毁处理,同群的其他动物放行,并进行隔离观察;阳性的动物遗传物质禁止入境,作退回或销毁处理。检疫中发现有检疫名录以外的传染病、寄生虫病,但国务院农业行政主管部门另有规定的,按规定作退回或销毁处理。

三、入境动物产品的报检

入境动物产品的报检范围包括向我国输出未经加工或虽经加工,但仍有可能传播有害生物,危害农牧渔业生产的发展和人类健康的,来自家养或野生动物、禽鸟类、动物水产品、软体及无脊椎动物、甲壳类等动物的毛、羽、绒、皮、角、骨、蹄、甲、肉脏类及制品、哺乳动物的奶及奶制品、蛋及蛋制品、油脂和动物粉类、其他动物产品和动物检疫物。此外，加工、仓储进境动物肉类、水产品、原皮、原毛、原羽毛/绒、生骨、生蹄、生角、明胶、蚕茧等的企业，必须取得国家质检总局批准的动物产品定点加工、仓储企业资格。

输入动物产品在入境前或入境时，货主或其代理人应当向入境口岸检验检疫机构报检，若输入动物粉类，即作为饲料添加剂用的肉骨粉、鱼粉、血粉、羽毛粉等，货主或其代理人应当在入境前3~5天向入境口岸检验检疫机构预报检，以便检验检疫局做好采样和实验室检验的准备工作。

（一）入境动物产品在入境口岸检验检疫机构报检

货主或其代理人在入境口岸检验检疫机构报检或预报检时，必须按规定填写报检单和提供外贸单据，并应向检验检疫机构提交下列文件：

1. 《进境动植物检疫许可证》正本。

2. 向我国输出动物产品的国外生产、加工、存放企业的注册登记证及标志、企业印章及标志的复印件。

3. 国内生产、加工、储存输入动物产品企业在口岸检验检疫机构的注册登记证。

4. 输出国（或地区）政府检疫机关签发的检疫证书的正本及产地证书的副本。

5. 中国参加的国际公约所限制进出口的野生动物或者其产品，必须经国务院野生动物行政主管部门或者国务院批准，并取得国家濒危物种管理机关允许入境证明书（副本），如虎骨、豹骨、象皮、象牙、羚羊角等。

6. 以一般贸易方式进境的肉鸡产品报检时，须提供由商务部门签发的《自动登记进口证明》；外商投资企业进境的肉鸡产品，须提供商务部或省级外资管理部门签发的《外商投资企业特定商品进口登记证明》复印件。

7. 以加工贸易方式进境的肉鸡产品，应提供由商务部门签发的《加工贸易业务批准证》。

8. 来自美国、日本、韩国以及欧盟国家的检疫物，应按规定提供有关包装情况的证书和声明。

9. 输入国家（或地区）规定禁止或限制入境动物产品，须持特许审批单报检。

（二）入境动物产品调离入境口岸检验检疫机构监管区以外的报检

输入动物产品需要调离入境口岸检验检疫机构监管区以外生产、加工、储存或转关的，货主或其代理人应按下列办法报检：

1. 属于调离入境口岸检验检疫机构监管区生产、加工、储存的动物产品，货主或其代理人在入境口岸检验检疫机构按规定报检，在向入境口岸检验检疫机构报检时，应提交调离许可证，同时提交输入动物产品生产、加工、储存地检验检疫机构的注册证明。入境口岸检验检疫机构审核货主或其代理人提供的文件，符合调离条件的签发调离通知单，按规定核收检验检疫费并通知调入地检验检疫机关，货主或其代理人在输入动物产品抵达调入地时或抵达调入地后，应通知调入地检验检疫机构检疫；对不符合调离条件的输入动物产品，入境口岸检验检疫机构不办理调离手续。

2. 输入动物产品属于转关货物的，货主或其代理人凭《动植物检疫许可证》的意见及海关关封，向入境口岸检验检疫机构报检。输入的转关动物产品，货到转入地时（后），货主或其代理人应按规定向转入地检验检疫机构报检。

（三）对入境动物产品报检的处理

输入动物产品到达口岸后，货主或其代理人通知口岸检验检疫机构派员进行现场检疫，口岸检验检疫机构派出的官员按规定登轮、登机或登车检疫，审核报检单、《进境动植物检疫许可证》、输出国家（或地区）政府出具的有效检疫证书、产地证书、信用证或贸易合同发票、提单等单证，同时查看航行（飞行）日志、沿途停靠港、配载情况及舱位图、上一航次装货清仓及消毒情况等。

口岸检验检疫机构在现场检疫时，对符合要求的，允许输入动物产品卸离运载工具，运往在口岸检验检疫机构注册的生产、加工、储存企业封存，在口岸检验检疫机构的监督下，货主或其代理人对运载工具、铺垫材料、装卸工具、污染场地用0.2%~0.5%过氧乙酸溶液或20%~25%的漂白粉溶液进行消毒处理。

对输入动物产品货证不符、霉烂、腐败变质、包装严重破损的，口岸检验检疫机构根据情况作退回或销毁处理，退回或销毁动物产品必须在口岸检验检疫机构的监督下实施。

检验检疫机构按不同种类、不同要求作实验室检验，对输入动物产品实施实验室检验，目的是既要防止有害生物危害农、牧、渔业生产的发展，又要防止其危害人类的健康。①对输入的皮、毛、绒、羽、角、骨、蹄、甲类，经实验室检验合格的，通知货主或其代理人可以生产、加工、使用。②对输入的内脏类、动物水产品、软体及无脊椎动物、甲壳动物、奶及奶制品、蛋及蛋制品，经实验室检验合格的，贴上口岸检验检疫机构检验合格标志方可使用。③输入动物性粉类的，索赔期至少30天，试验室应在索赔期内出具检疫结果报告单，以保证按时出证。经检疫，未发现沙门氏菌属等病原菌的，应及时出具检疫结果通知单，允许货主加工使用；经检疫，发现沙门氏菌属等病原菌的，应及时出具检疫证书，供货主用做对外索赔的依据，同时签发《检验检疫处理通知书》，通知并监督货主作无害化处理方可使用。对分港卸货的，各口岸检验检疫机构各自出证。

动物产品经实验室检验不合格的，货主或其代理人在口岸检验检疫机构的监督下进行无害化处理，复验合格后方可使用。

四、进境动物生物制品的报检

进境动物生物制品主要包括动物血清、疫苗、诊断液等。

（一）进境动物生物制品的检疫审批

申请单位必须在签订贸易合同或者协议前申请办理《中华人民共和国进境动植物检疫许可证》。取得《中华人民共和国进境动植物检疫许可证》

后，申请单位在动物生物制品入境前到申请单位所在地检验检疫机构备案。如果入境口岸不在所在地直属检验检疫局管辖区内，申请单位还须到入境口岸检验检疫机构备案。

（二）进境动物生物制品的报检与查验

入境时，货主或其代理人凭《中华人民共和国进境动植物检疫许可证》正本向入境口岸检验检疫机构办理报检手续，并提供输出国（或地区）官方出具的检疫证书正本、《进口兽药许可证》复印件、进口合同或协议、发货票、生产厂检验证明、产品使用说明书、装箱清单、提单等。没有《中华人民共和国进境动植物检疫许可证》或输出国（或地区）官方出具的兽医检疫证书的，不得办理报检。

动物生物制品入境报检须提供的有关单证有：①《中华人民共和国进境动植物检疫许可证》；②输出国（或地区）官方出具的兽医检疫证书；③《进口兽药许可证》复印件；④进口合同或信用证、发货票、生产厂检验证明、产品使用说明书、装箱清单、提单等。

入境口岸检验检疫机构受理报检后，审核有关单证，符合要求的，进行现场查验；不符合要求的，不受理报检。

现场查验主要查询生物制品等货物起运时间、港口、途经国家（或地区）等；核对单证与货物的名称、规格、数量、产地、包装、唛头标记是否相符；查验货物有无异常，容器、包装是否完好，运输的保存温度、湿度等是否与说明书相符。

现场未发现异常，按规定标准抽样，签发一式两联的入境货物通关单；样品送检验检疫机构认可的实验室检验，检测其效价、是否受到细菌等微生物的污染等；同时，货物送指定地点存放。

货物指定地点不在入境口岸检验检疫机构辖区内的，入境口岸检验检疫机构不抽样，签发一式四联的入境货物通关单，通知货物存放所在地检验检疫机构。运输途中严禁开箱挪动或使用。

货物到存放地后，货主或其代理人在 2 天内向货物存放所在地检验检疫机构办理申报手续，并提供入境口岸检验检疫机构签发的第三联入境货物通关单、《中华人民共和国进境动植物检疫许可证》复印件、输出国（或地区）官方兽医检疫证书复印件、《进口兽药许可证》复印件、进口合同、发货票、生产厂检验证明、产品使用说明书、提单、装箱清单等有关单证。

货物存放所在地的检验检疫机构接受申报后，按规定抽样，送检验检疫机构认可的实验室检验。

现场发现货证不相符，或标签不符合要求，或品质发生变化等异常现象的，作退回或销毁处理，并签发《检验检疫处理通知书》；货主有要求的，可签发动物检疫证书。

实验室检验结果符合要求的，签发《入境货物检验检疫证明》；货主或其代理人收到《入境货物检验检疫证明》后方可使用或销售。

实验室检验结果不符合要求的，签发《检验检疫处理通知书》，对货物作退回或销毁处理；货主有要求的，可签发《兽医卫生证书》。

单元五　办理进境植物及其产品的报检

凡是进境的植物、植物产品及其他检疫物，均属实施检疫的范围。

如何判断入境物属"植物"还是"植物产品"

判断入境物属"植物"还是"植物产品"，一是根据进境物的用途，例如，入境玉米籽粒，生产加工使用的以植物产品对待，种用的以种子对待；二是根据进境物的形态，如入境观赏植物，虽然没有繁殖的目的，但以活体进境并在入境后的使用过程中仍以活体植物的形态长期存在，并且其携带和传播有害生物的能力和机会区别于植物产品，所以将其归在植物的范畴内。

一、进境植物及植物产品的检疫程序

进境植物、植物产品的检疫程序依次为报检、检疫、签证、其他检疫。输入植物种子、种苗及其他繁殖材料的，必须事先提出申请，办理检疫审批手续。入境植物的检疫流程如图5-4所示。

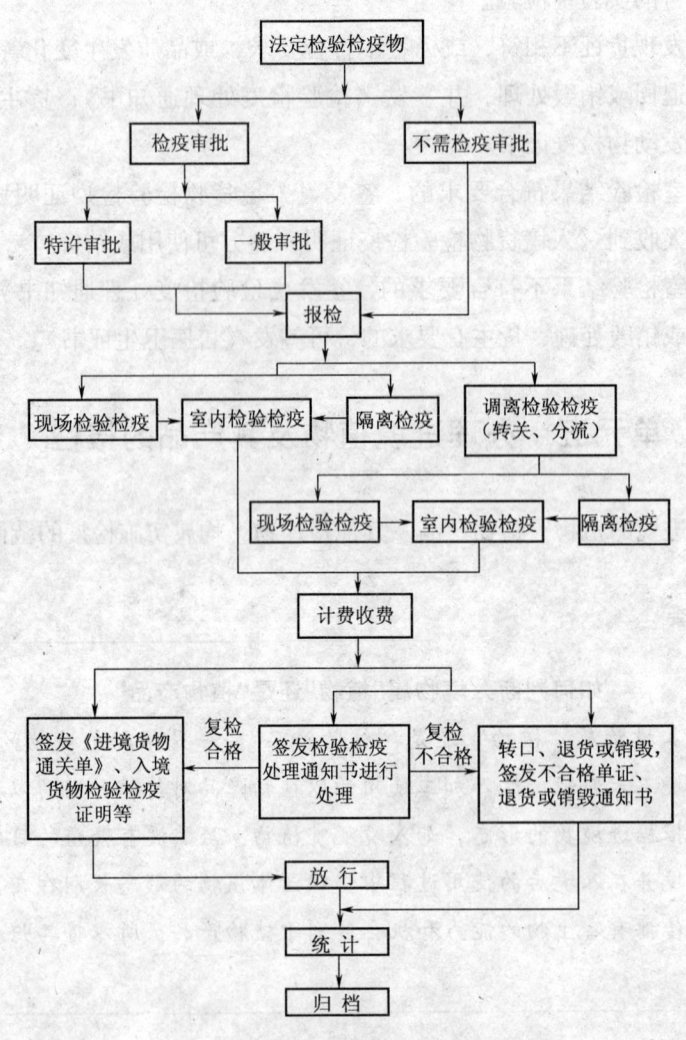

图5-4 进境植物、植物产品的检疫流程

二、进境植物、植物产品检疫的一般规定

国家动植物检疫局和口岸动植物检疫机关对进境植物、植物产品的生产、加工、存放过程实行检疫监督制度。贸易性的进境植物及植物产品；非禁止进境的植物繁殖材料的国外引种；科研需要的禁止植物病原体、害虫及其他有害生物；带有土壤或生长介质的植物繁殖材料等必须事先办理检疫审批手续。

（一）植物入境的条件与检疫审批

1. 植物入境的条件。植物入境的条件主要有以下几项：

（1）入境植物不得带有国家规定的植物危险性病、虫、杂草；

（2）入境植物不得带有有关协定、贸易合同中规定的应检病、虫，这些多属于我国尚未发现或分布并不广泛的病、虫；

（3）引进种子、种苗或其他繁殖材料，须事先提出引种计划，到有关部门办理审批手续；

（4）必须附有输出国（或地区）官方植物检疫部门出具的《植物检疫书》和产地证；

（5）不得带有天然土壤。

2. 对进境植物、植物产品的检疫审批。盲目签订有关植物、植物产品的贸易合同可能导致货物到达口岸后不能进境，从而造成损失，因此，检疫审批手续应当在贸易合同或者协议签订前办妥。审批机关对进口植物、植物产品提出的检疫要求须在贸易合同或协议中订明。

目前，我国具有进境植物检疫审批职能的机构共3个，分别是国家质检总局及其授权的各直属检验检疫局，农业部及各省、自治区、直辖市农业厅（局），国家林业局及各省、自治区、直辖市林业厅（局）。种子、种苗及其他繁殖材料、进口农业转基因生物由农业部和各省、自治区、直辖市农业厅（局）审批；引进林木种子和林木种苗由林业主管部门审批；除此之外，由检验检疫机构审批。申请单位首先填写《进境动植物检疫许可

证申请表》,到进境口岸或使用地的直属检验检疫局初审机构办理初审①。

国家质检总局根据初审机关的审核情况,在收到初审材料之日起30个工作日内签发《检疫许可证》或《检疫许可证申请未获批准通知单》。同一申请单位对同一品种、同一输出国家(或地区)、同一加工及使用单位一次只能申请办理一份《进境动植物检疫许可证》。

《进境动植物检疫许可证》的有效期分别为3个月或者一次有效,不得跨年度使用。超过有效期的,在许可范围内分批进口、多次报检使用的,许可数量全部核销完毕的,《进境动植物检疫许可证》自行失效。按照规定可以核销的进境植物、植物产品,在许可数量范围内分批进口、多次报检使用《进境动植物检疫许可证》的,进境口岸分支局应当在《进境动植物检疫许可证》所附核销表中进行检疫物进境数(重)量核销登记。

重新申请检疫审批

下列情况须重新申请检疫审批:
1. 变更进境物的品种或者数量的;
2. 变更输出国家或者地区的;
3. 变更进境口岸的;
4. 超过检疫审批有效期的。

(二) 进境植物、植物产品的报检与检疫

进境植物、植物产品的货主或其代理人应在货物进境前或进境时报检;输入植物、种子、种苗及其他繁殖材料的,应当在入境前7天报检;入境货物需对外索赔出证的,应在索赔有效期到期前不少于20天内报检。

---

① 不同产品的初审机构不同:(1) 进境植物源性饲料添加剂、冷冻薯条等在入境口岸局初审,不需要到使用地直属局初审;(2) 进境烟草、植物栽培介质、特许审批类,须由使用地直属局初审并出具考核报告,不必再经入境口岸局初审;(3) 进口大豆、玉米、小麦、大麦、木薯(仅指未经加工或经初加工的)、植物饲料等,由使用地直属局出具考核报告,并经使用地和入境口岸局初审。

报检人应如实、完整地填写入境货物报检单，附上输出国家或地区官方出具的植物检疫证书（正本）、卫生证书、产地证、发票及提单。品质属法定检验或收货人申请品质检验的，应提供品质证书。一般贸易的货物还应提供贸易合同、信用证、报检委托书等必要的资料；需办理入境检疫审批手续的，还必须提供《进境动植物检疫许可证》或引进种子苗木检疫审批单（原件）；货物不带有木质包装的，应提供无木质包装声明（限于来自美、日、韩、欧盟等国家或地区的货物）；转基因产品须提供国务院农业行政主管部门签发的农业转基因生物安全证书及其他相关文件。

进境植物、植物产品检疫包括产地检疫、现场检疫、实验室检疫和隔离检疫。进境植物检疫的依据有：《中华人民共和国进出境动植物检疫法》、《中华人民共和国进出境动植物检疫法实施条例》、《中华人民共和国进境植物检疫危险性病、虫、杂草名录及应检物名单》和政府间双边协定或合作备忘录。

（三）检验检疫机构对进境植物、植物产品的出证

输入的植物、植物产品和其他检验检疫物，经检验检疫，符合有关法律、法规规定的，判定为合格，并由出入境检验检疫机构签发入境货物通关单、入境货物检验检疫证明、卫生证书及品质检验证书，准予进境、销售或使用。

输入的植物、植物产品和其他检验检疫物，经检验检疫，发现植物危险性病、虫、杂草，或不符合我国相关的安全卫生标准的，依据有关规定，由检验检疫机构签发检验检疫处理通知书，通知货主或其代理人，在检验检疫机构的监督下进行技术处理，经技术处理后复验合格的，由出入境检验检疫机构出具入境货物通关单和入境货物检验检疫证明，准予进境、销售或使用。复验仍不合格或无法进行处理的，作退回或销毁处理。品质不合格的，由出入境检验检疫机构出具品质检验证书。分港卸货的，先期卸货港检验检疫机构只对本港所卸货物进行检验检疫，并将检验检疫结果以书面形式及时通知下一卸货港所在地检验检疫机构；须统一对外出证的，由卸货港检验检疫机构汇总后出证。

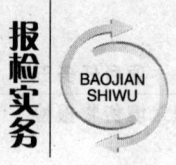

三、入境种子、苗木的审批申请与报检

种子、苗木是重要生产资料,也是有害生物远距离传播的主要途径之一。与植物产品相比,种子、苗木传播有害生物的种类多、数量大、概率高。

(一)入境种子、苗木的检疫审批

入境的植物种子、苗木,货主或其代理人应当按照我国引进种子的审批规定,事先向农业部、国家林业局、各省植物保护站及林业局等有关部门申请办理《引进种子、苗木检疫审批单》。入境后需要进行隔离检疫的,还要向出入境检验检疫机构申请隔离场或临时隔离场。带介质土的,还须办理特许审批。

引进种子、苗木和其他繁殖材料的单位(个人)或代理进口单位应当在对外签订贸易合同或协议 30 日前,申请办理国外引种检疫审批手续。提出申请时,必须按规定的格式及要求如实填写《引进种子、苗木检疫审批申请书》、《引进种子、苗木检疫审批单》和《引进林木种子、苗木和其他繁殖材料检疫审批单》;引进生产用种苗的,须同时提供有效的进口种苗权证明材料。报农业部全国农业技术推广中心审批的生产用种苗,还须提供种植地的省、自治区、直辖市农业厅(局)植物检疫(植保植检)站签署的有关种苗的疫情监测报告。

经检疫审批机关审批同意后,由审批机关发给《引进种子、苗木检疫审批单》。审批单的有效期一般为 6 个月,特殊情况可延长,但最长不超过一年。在有效期内,如果输出国(或地区)发生重大疫情,检验检疫机构有权宣布已审批的审批单作废或延期执行。

(二)入境种子、苗木的报检

在植物种子、苗木入境前,货主或其代理人应持有关资料向出入境检验检疫机构报检,预约检疫时间。

货主或其代理人报检时,应填写入境货物报检单,并随附合同、发票、提单、《引进种子、苗木检疫审批单》及输出国(或地区)官方植物检疫证书、产地证等有关文件。需调往货物目的地检验检疫的，还须提供目的地检验检疫机构出具的"准许调入函"。来自美国、日本、韩国以及欧盟国家的货物，应按规定提供有关包装情况的证书和声明。

经出入境检验检疫机构实施现场检疫或处理合格的，签发入境货物通关单。

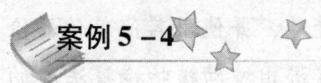

案例 5-4

移花接木，未办理入境检疫审批案

某年10月，上海A外贸公司代理浙江B公司从我国台湾地区进口一批蝴蝶兰小苗，并于10月29日向上海检验检疫局某分支机构申报检验。该分支机构查验时发现单证中缺少引进植物种苗的检疫审批单及相应的备案材料，即要求报检人补充提供。11月1日，报检人补充提供了一份盖有浙江省林业种苗管理总站印章及检疫员吴某签名的《引进林木种子、种苗和其他繁殖材料检疫审批单》。检验检疫人员发现，A外贸公司提供的检疫审批单有伪造嫌疑，该分支机构随即立案调查。经调查，确认B公司提供的检疫审批单为无效单证；A外贸公司提供的该批种苗的植物介质（苔藓）《进境动植物检疫许可证》也与货物实际情况不相符合。

经调查查明，A外贸公司的业务员与B公司的人员持伪造的《引进林木种子、苗木和其他繁殖材料检疫审批单》到浙江省林业种苗管理总站（该站对进口种苗无检疫审批权且不熟悉相关规定）加盖了公章并伪造了"吴某"的签名。同时，A外贸公司"移花接木"，又为B公司提供了用于上海某公司的植物介质《进境动植物检疫许可证》，一并由代理报检公司提供给该分支机构。虽然《进境动植物检疫许可证》由A外贸公司申领，但"进境后的生产、加工、使用、存放单位"与该批货物的实际情况不符。根据《进境动植物检疫许可证》的申领使用规定，A外贸公司及B公司均没有对该批货物事先办理检疫审批，至此案情得以查明。

根据调查，该分支机构对A外贸公司未事先办理植物介质的检疫审批、移花接木擅自进口的行为，依据《进出境动植物检疫法实施条例》第

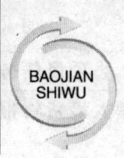

59条第2项的规定，处以3000元罚款；对B公司在办理引进种苗检疫审批单中的违法行为，通报浙江省森林病虫防治检疫站等部门，作移交处理。

问题：请分析此案中的违法行为。本案的处理是否合理？

【**案例分析**】

此事件涉及两个当事人的两个违法行为：一是A外贸公司未事先办理植物介质的《进境动植物检疫许可证》就擅自进口，并使用其他单位的检疫许可证来办理报检，企图蒙混过关，违反了《进出境动植物检疫法》的规定。二是B公司在补办引进种苗检疫审批单的过程中，存在弄虚作假等行为。由于引进种苗的检疫审批管理和真伪鉴别属于其他部门，并不是检验检疫机构管辖的范围，故对B公司的违法行为通报浙江省森林病虫防治检疫站等部门，作移交处理；A外贸公司违反动植物检疫法规定、未事先办理检疫审批的行为则属于检验检疫机构管辖范围，依据《进出境动植物检疫法实施条例》第59条第2项的规定，可以处以5000元以下罚款，而根据案情对其处以3000元罚款，从执法主体、处罚对象、适用法律、处罚幅度方面等来讲都是符合规定的。

个案分析与操作演练

1. B企业2011年6月11日从中国台湾进口了一台法定检验设备，在检验检疫工作人员下厂进行检验时，发现该设备并未进行安装调试和使用，但设备的铭牌上显示的制造日期是"2006年5月"，且设备从外观来看比较陈旧。

问题：（1）B企业所进口的设备是否属于旧设备？

（2）国家允许进口的旧机电设备，进口之前需要办理哪些手续？

2. 贵州一饮料生产厂从英国进口两批设备零配件（检验检疫类别为R），一批在上海入境通关后运至贵州，另一批从深圳入境后转关至贵州，全部进齐后组装成饮料生产线，投入使用后，发现部分零件存在质量问题。请根据以下描述完成相应问题的解答。

（1）如果进口的是旧设备，该厂在进口前应事先申请办理（　　）。

A. 动植物检疫审批　　B. 卫生注册登记

C. 强制性产品认证　　D. 旧机电产品备案

（2）对从上海口岸入境的货物，如果在口岸发现部分包装破损，该饮料厂应向（　　）检验检疫机构申请残损鉴定。

A. 上海　　　　B. 贵州　　　C. 上海和贵州　　　D. 上海或贵州

（3）对从深圳口岸入境的货物，该饮料厂应向（　　）检验检疫机构报检，申请入境货物通关单。

A. 上海　　B. 广州　　C. 深圳　　D. 贵州

（4）该饮料厂必须由检验检疫机构实施（　　）。

A. 品质检验和卫生除害处理

B. 食品设备卫生检验和卫生除害处理

C. 品质检验和食品设备卫生检验

D. 品质检验和民用商品入境验证

（5）经该饮料厂索赔，卖方将出现质量问题的零件的赔付品空运到贵州，以下关于赔付的零件表述正确的是（　　）。

A. 该饮料厂无须办理报检手续

B. 该饮料厂应向贵州检验检疫机构申请入境验证

C. 该饮料厂应向贵州检验检疫机构报检，申请入境货物通关单

D. 该饮料厂应向贵州检验检疫机构报检，申请入境货物调离通知单

3. 刘虹取得《报检员资格证书》后应聘至南京一新成立的生产企业任报检员。该企业的第一笔进出口业务是从美国进口一批生产原料（检验检疫类别为M/N，纸箱包装），进境口岸为宁波。业拟指派刘虹办理该批货物的报检手续。请根据以上描述完成下列选择题：

（1）对该批进口货物，刘虹应向（　　）检验检疫机构报检，申请入境货物通关单，并在货物通关后向（　　）检验检疫机构申请实施检验。

A. 南京；南京　　B. 宁波；南京

C. 南京；宁波　　D. 宁波；宁波

(2) 该批货物报检时，以下所列单据无须提供的是（　　）。

A. 合同、发票　　　　B. 提单

C. 无木质包装声明　　D. 运输包装容器使用鉴定结果单

(3) 刘虹在取得入境货物通关单并办理货物通关手续后，即将货物运至企业投入生产，以下表述错误的是（　　）。

A. 该企业应在该批生产原料全部用完之前申请检验

B. 该企业违反了有关法律、法规规定，检验检疫机构将对其进行处罚

C. 刘虹违反了检验检疫的有关规定，检验检疫机构将对其进行处罚

D. 该批货物在使用前应取得《入境货物检验检疫证明》

4. 北京某进出口公司从美国进口一批化妆品，货物欲从天津新港入境，目的地为北京。

问题：试描述该公司应如何办理货物的进境报检手续？

5. (1) 某公司进口一批已使用过的食品灌装设备，合同中的品名是"灌装机"。《入境货物报检单》的"货物名称"应如何填写？为什么？

(2) 武汉某工厂委托上海一外贸公司进口一批设备（检验检疫类别为M），合同约定货物经中国香港从深圳口岸入境。《入境货物报检单》的"目的地"一栏应如何填写？为什么？

6. 山东某公司拟从荷兰进口一批花卉苗木。该公司于2010年7月与外商签订合同，(A) 合同签订后，该公司立即到检验检疫机构办理检疫审批手续，并 (B) 提交材料申请办理标签审核。同时，该公司通知外方公司，(C) 即使货物是裸装的，也需由出口商出具《无木质包装声明》，而且 (D) 如果种苗上带有土壤，应立即清理干净。

问题：该公司A，B，C，D四项做法是否符合检验检疫的有关规定？

7. 根据下述商业发票和装箱单，按表5-2就入境货物报检单填制完成单项选择题。

INVOICE

TERAU CHEMICAL CO., LTD.
8-12 HIGASHIKANDA CHO MECHIYODA-KU. TOKYO JAPAN
TEL: 81-3-38662281 FAX: 81-3-38647298

CONTRACT NO.: 8EOW3230167JP INVOICE NO.: MM201118	L/C NO.: 3260980000049 MAY12, 2011
CONSIGNOR TERAU CHEMICAL CO., LTD.	
CONSIGNEE CHINA NATIONAL CEREALS, OILS & FOOD-STUFFS CORP., BEIJING	TERMS OF PAYMENT L/C AT SIGHT L/C NO. 3260980000049 ISSUED BY BANK OF CHINA
SHIPPED PER ON FROM TO VIA DA QING HE MAY18, 2011 YOKOHAMA, JAPAN SHANGHAI, CHINA PUSAN	

DESCRIPTION	QUANTITY	UINT PRICE	AMOUNT
BEEF (JAPAN ORIGIN) HS CODE 0202.2000	(KG) 1 710.8KGS	(USD/KG) USD2.65	(FOB YOKOHAMA) USD 4 533.62

PACKING LIST

INVOICE NO.: MM201118 CONTRACT NO.: 8EOW3230167JP	MAY12, 2011 L/C NO.: 3260980000049
FOR ACCOUNT OF CHINA NATIONAL CEREALS, OILS & FOOD-STUFFS CORP., BEIJING	TERMS OF PAYMENT L/C AT SIGHT
SHIPPED PER ON DA QING HE MAY18, 2011	

PORT OF LOADING	PORT OF DISCHARGE	PLACE OF DELIVERY
YOKOHAMA, JAPAN	SHANGHAI, CHINA	BEIJING
DESCRIPTION	NET WEIGHT	GROSS WEIGHT	MEASUREMENT
BEEF (JAPAN ORIGIN)	1 710.8KGS	1 878.0KGS	

问题：

(1) "收货人"栏的中文应填（　　）。

A. 中国五金矿产进出口公司

B. ABC 公司

C. 船代公司

D. 中国粮油食品进出口公司

(2) "货物名称"栏的中文应填（　　）。

A. 气压船舶　　B. 压力锅　　C. 牛肉　　D. 缝纫机

(3) "原产国"栏应填（　　）。

A. 韩国　　B. 日本　　C. 美国　　D. 日本横滨

(4) "L/C No."栏应填（　　）。

A. 3260980000049　　　　B. 722020

C. COSU71882006615　　D. 028290757

(5) "装运港"栏应填（　　）。

A. 神户　　B. 日本　　C. 东京　　D. 横滨

(6) "入境口岸"栏应填（　　）。

A. 北京　　B. 上海　　C. 上海徐汇区　　D. 上海吴淞

(7) "经停口岸"栏应填（　　）。

A. 北京　　B. 釜山　　C. 上海徐汇区　　D. 木群山

(8) "境内目的地"栏应填（　　）。

A. 北京　　B. 釜山　　C. 上海　　D. 天津

(9) "启运国（地区）"栏应填（　　）。

A. 中国　　B. 日本　　C. 中国上海　　D. 日本横滨

8. 吉林 A 粮油进出口公司与加拿大商人于某年 9 月 3 日签订一份转基因大豆购货合同，货值为 1 566 万美元。实际履约情况是：提单签发日期为 9 月 21 日，其《进境动植物检疫许可证》签发日期为 9 月 15 日。

问题：吉林 A 粮油进出口公司存在哪些不妥之处？

9. 某跨国公司拟到北京参加展览会，需经天津口岸进口部分物品，物品清单如下：

序 号	商品名称	HS 编码	检验检疫类别	原产国	数/重量
①	展览用鲜百合花种球	0601109199	P/Q	荷兰	200 粒
②	展览用老式收音机	8527990000	L/N	英国	2 台
③	宣传用印刷品	4905990000		美国	100 册
④	宴会用红酒	2204210000	R/S	意大利	30 支
⑤	宴会用大米	1006309090	M.P.R/Q.S	泰国	50 公斤
⑥	宴会用金枪鱼籽	0303800090	P.R/Q.S	加拿大	10 公斤
⑦	办公纸张	4801000000	M/	美国	5 公斤
⑧	展览用老式家具	9403300090	P/Q	法国	2 套

请回答如下问题：

（1）上述物品中，须事先办理检疫审批手续是（　　）。

（2）上述物品中，须办理旧机电产品备案手续的是（　　）。

（3）上述物品对应的检验检疫类别中，含有表示"进口商品检验"的代码的是（　　）。

（4）上述物品进口时需要报检的是（　　）。

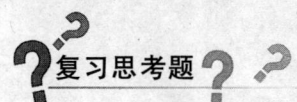

复习思考题

一、名词解释

入境货物报检　进境流向报检　异地施检报检　旧机电产品

二、简答题

1. 图示入境货物检验检疫流程。

2. 入境货物检验检疫报检方式有哪些？

3. 简述入境货物报检时间的限制。

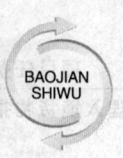

4. 简述入境货物报检地点的限制。
5. 哪些入境货物须经国家检验检疫部门审批后方可报检?
6. 简述进口强制性认证机电产品的报检要求。
7. 请问旧机电产品如何进行装运前预检验?
8. 进口汽车报检时应提供哪些主要单据?
9. 简述进口食品的报检要求。
10. 简述进口纺织品的报检要求。
11. 请问进口玩具如何报检?
12. 简述进境动物检疫的基本程序。
13. 试问入境动物产品调离入境口岸检验检疫机构监管区以外应如何报检?
14. 简述进境动物生物制品的检疫审批。
15. 图示进境植物、植物产品的检疫程序。
16. 植物入境有哪些条件和要求?
17. 简述进境植物、植物产品的报检要求。
18. 简述入境种子、苗木的报检要求。

项目任务 六
办理出入境货物的签证与放行

 项目要求

▷ 熟悉出入境检验检疫的收费
▷ 办理出入境检验检疫签证与通关放行
▷ 办理出入境检验检疫直通放行
▷ 办理出口企业检验检疫绿色通道资格

项目任务六
办理出入境货物的签证与放行

项目情景

北京华鑫工贸公司出口一批货物共 10 吨，由"飞利浦之星号"轮船运抵天津港，检务部门对该货物进行了检验，检验合格，取得了证书。计费人员经初步核算，其检验费用为 6 000 元整。这时接到买方来电声称市场上对该货物的需求很大，所以市场价格上涨，要求北京华鑫工贸公司追加 2 吨货物一同运出。李华考虑到所要追加的货物和原来的货物品质以及各项指标完全一致，无须报商检部门重新进行检查，准备自行对检验证书进行局部的修改。恰巧，在检验检疫局工作的同学张军看见了李华。李华把自己的想法告诉了张军。张军认为李华的做法是不符合规范的，正确的证书更改程序是：在检验检疫证书签发后，报检人要求更改证单内容的，经审批同意后方可办理更改手续。报检人申请更改证单时，应将原证书退回，填写更改申请单，书面说明更改原因及要求，并附有关函电等证明单据。另外，张军认为该批货物的计费也不准确，该批货物属于一批，即同一品名在同一时间，以同一个运输工具，来自或运往同一地点，同一收货人、发货人的货物。在计算检验检疫费用时，按规定，同批货物检验检疫费项超过 5 000 元的，超过部分按 80% 计收。所以该费用为：5 000 + 1 000 × 80% = 5 800 元人民币。

张军为李华挽回了 200 元检验费用的损失，让李华很感激。李华告诉张军，近来他一直思考如何减少检验费，节约报检成本。张军告诉李华，可以办理检验检疫直通放行和检验检疫绿色通道，这样可减少压港、掏柜等费用的支出，较大幅度地降低通关成本，缩短货物滞港时间，出境货物装运船期变得更加可控。

几天后，李华按照张军的思路备齐申请材料，办妥了北京华鑫工贸公司直通放行和检验检疫绿色通道。北京华鑫工贸公司获得绿色通道待遇后，出口货物经产地检验检疫合格后，电子转单到口岸局，口岸局通过检验检疫绿色通道免于查验,直接向报关地海关发送电子通关单,货物在口岸可实现"当天报检、当天放行",缩短了出境换证时间,节省了通关费用。为此,北京华鑫工贸公司专门奖励了李华。

李华深深感到,报检人在申请签发检验检疫证单时,应事先了解签发检验检疫证单的有关规定和放行的具体做法,做到有备无患,防患于未然。熟悉出入境检验检疫的收费,知晓检验检疫证单的签发与更改以及放行制度十分重要。

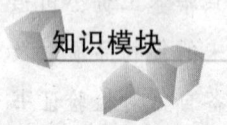
知识模块

单元一 熟悉出入境检验检疫的收费

依法收费是检验检疫机构的重要职责之一,依法缴费是出入境关系人的基本义务。

检验检疫收费包括:出入境检验检疫费,考核、注册、认可认证、签证、审批、查验费,出入境动植物实验室检疫项目费,鉴定业务费,检疫处理费等。收费对象是向出入境检验检疫机构申请检验、检疫、鉴定等业务的货主或其代理人。收费基本上采取预收费或月底结算两种方式。对预收费者,申请人取证(单)时,根据检验检疫结果多退少补。

检验检疫收费的依据是国家发展和改革委员会、财政部印发的《出入境检验检疫收费办法》,其主要规定为:

第一,出入境检验检疫费不足最低额时,按最低额收取①,以人民币计算到元,元以下四舍五入。

第二,按货值计算检验检疫费。例如,品质检验费为货值的1.5‰;

---

① 出入境货物检验检疫费按各项分别计算,累计收费。累计不足60元,按60元计收。

动植物检疫费为货值的1.2‰；进口食品卫生检验费为货值的1.2‰（小批量食品检验费为货值的4‰）；出口食品卫生检验费为货值的1.2‰；等等。收费标准中以货值为基础计费的，以出入境货物的贸易信用证、发票、合同所列货物总值或海关估价为基础计收。

第三，按一批计算检验检疫费。检验检疫机构对出入境货物的计费以"一批"为一个计算单位。"一批"是指同一品名在同一时间，以同一个运输工具，来自或运往同一地点，同一收货、发货人的货物。列车多车厢运输满足以上条件的，按一批计；单一集装箱多种品名货物拼装，满足以上条件的，按一批计。

同批货物涉及多项检验检疫业务的，应根据检验检疫业务工作的实际情况，以检验检疫为一项，数/重量为一项，包装鉴定为一项，实验室检验为一项，财产鉴定为一项，安全监测为一项，检疫处理为一项，分别计算，累计收费。其中，货物检验检疫费项按品质检验、动物临床检疫、植物现场检疫、动植物产品检疫、食品及食品加工设备卫生检验、卫生检疫分别计算，累计收费。

检验检疫机构对法定检验检疫的出入境货物按照有关检验检疫操作规程或检验检疫条款的规定抽样检验代表全批的，均按全批收费。

同批货物检验检疫费项超过5 000元的，超过部分按80%计收。

出入境货物每批总值不足2 000元的，免收品质检验费，只收证书（单）工本费；涉及其他检验检疫业务的，按规定收取相应的费用。

第四，品质检验和重量鉴定按不同实施方式计费。货物品质检验费按不同品质检验方式计算。由检验检疫机构进行检验的，收取全额品质检验费；由检验检疫机构会同有关单位共同检验的（包括组织检验），按收费额的50%收取品质检验费。货物重量鉴定费按不同鉴定方式计算。由检验检疫机构鉴重的，按全额计收；由检验检疫机构监督鉴重的（包括检验检疫机构不具备鉴重设备的重量鉴定业务），按收费额的50%计收。进料加工的出境货物品质检验费按收费标准的70%计收。来料加工的入境货物不作品质检验的，不收品质检验费；来料加工的出境货物品质检验费，按收费标准的70%计收。

检验检疫机构依据有关规定对出口货物作型式试验的,收取型式试验费;完成型式试验的出口货物品质检验费,按收费标准的70%计收。

对危险品、有毒有害货物的品质检验、重量鉴定、包装使用鉴定以及装载上述货物的运输工具装运条件鉴定的收费,按普通收费标准加一倍收取。

第五,检验检疫不合格且重新加工整理的收费。对经检验检疫机构检验检疫不合格,并已签发不合格通知单的出口货物,按全额收取检验检疫费。经检验检疫机构同意,出入境关系人对不合格的货物重新加工整理后检验检疫机构再检验检疫一次的,减半收费。

第六,另行收取相关费用。已经实施检验检疫的出入境法定检验检疫对象有下列情况之一的,经重新报检检疫后,检验检疫机构应另行收取相关费用:①输入或前往国家(或地区)更改检验检疫要求的;②货物更换包装或拼装的;③超过检验检疫有效期或证书(单)报运出口期限的;④在口岸查验过程中,发现货证不符、批次混乱,需重新整理的。

第七,不收费。法律、行政法规规定出入境货物由有关检验单位实施检验,检验检疫机构凭检验结果出证的,检验检疫机构只收取签发证(单)工本费,不收取检验费等其他任何费用。口岸检验检疫机构凭产地检验检疫机构签发的换证凭单查验换证的,只收取签发证(单)工本费,不收取查验费等其他任何费用。出入境关系人因故撤销检验检疫时,检验检疫机构未实施检验检疫的,不收费;已实施检验检疫的,按收费标准的100%计收。因检验检疫机构责任撤销检验检疫的,不收费。

第八,滞纳金。自检验检疫机构开具收费通知单之日起20日内,出入境关系人应缴清全部费用,逾期未缴的,自第21日起,每日加收未缴纳部分0.5%的滞纳金。

单元二 办理出入境检验检疫签证与通关放行

缴费后获取单证是出入境关系人的基本权利。国家质检总局统一管理全国出入境检验检疫签证工作,各地的出入境检验检疫机构负责签证工作的实施。凡符合进出口货物检验检疫放行条件的，检验检疫局予以放行。为加强出入境检验检疫签证管理，国家质检总局颁布了《出入境检验检疫签证管理办法》（国质检通〔2009〕38号）。签证、放行是检验检疫机构检验检疫工作的最后一个环节。

一、签证

出入境检验检疫机构根据我国法律规定行使出入境检验检疫行政职能，按照有关国际贸易各方签订的契约规定或其政府的有关法规以及国际惯例、条约的规定从事检验检疫工作，并据此签发证书。

凡法律、行政法规、规章或国际公约规定须经检验检疫机构检验检疫的出境货物，经检验检疫合格的，签发出境货物通关单，作为海关核放货物的依据。同时，国外要求签发有关检验检疫证书的，检验检疫机构根据对外贸易关系人的申请，经检验检疫合格的，签发相应的检验检疫证书；经检验检疫不合格的，签发出境货物不合格通知单。凡法律、行政法规、规章或国际公约规定，须经检验检疫机构检验检疫的入境货物，检验检疫机构接受报检后，先签发入境货物通关单，海关据以验放货物。然后，经检验检疫机构检验检疫合格的，签发《入境货物检验检疫情况通知单》；不合格的，对外签发检验检疫证书，供有关方面对外索赔。需异地实施检验检疫的，口岸检验检疫机构办理异地检验检疫手续。

（一）检验检疫证单的类型

出入境检验检疫机构的法律地位决定了检验检疫证书的法律效力。检验检疫证单的法律效力主要体现在7个方面：一是出入境货物通关的重要凭证；二是海关征收和减免关税的有效凭证；三是履行交接、结算及进口国准入的有效证件；四是议付货款的有效证件；五是明确责任的有效证件；六是办理索赔、仲裁及诉讼的有效证件；七是办理验资的有效证明文件。

检验检疫证单的类型主要有3种，即证书类、凭单类及国家质检总局印制的其他证单。表6-1简要归纳了证书类、凭单类的常见检验检疫

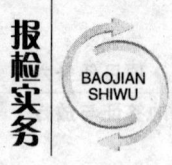

单证。

表6-1 检验检疫证单的常见类型

类 型	具体分类	主要单证
证 书	检验鉴定类	品质、数量、重量、包装等检验证书
	食品卫生类	卫生证书、健康证书
	兽医类	兽医卫生证书
	动物检疫类	动物卫生证书
	植物检疫类	植物检疫证书、植物转口检疫证书
	运输工具检验检疫类	船舶入境卫生检疫证、船舶入境检疫证、交通工具卫生证书、交通工具出境卫生检疫证书、除鼠证书/免予除鼠证书、运输工具检疫证书
	检疫处理类	熏蒸/消毒证书、运输工具检疫处理证书
	许可证类	进境动植物检疫许可证、卫生许可证、健康证明书
凭 单	申请类	进境动植物检疫许可证申请表、国境口岸食品生产经营单位卫生许可证申请书、入境货物报检单、出境货物报检单、出境货物运输包装检验申请单、船舶鼠患检查申请书、出/入境集装箱报检单、更改申请单
	通关类	入境货物通关单、出境货物通关单
	结果类	出境货物运输包装性能检验结果单、出境危险货物包装容器使用鉴定结果单、集装箱检验检疫结果单
	通知类	入境货物检验检疫情况通知单、检验检疫处理通知书、出境货物不合格通知单
	凭证类	入境货物检验检疫证明、出境货物换证凭单、进口机动车辆检验证明、抽/采样凭证

(二)检验检疫证单的签发与更改

1. 检验检疫证单的签发。出入境检验检疫证单的签发程序包括:抽样记录与检验检疫结果原始记录——→拟稿——→审核——→制证——→核对——→签署——→盖章——→发证/放行。抽样记录、检验检疫结果记录、拟稿等环节在各检验检疫施检部门完成,其他各环节均在检务部门完成。检务部门收到施检部门的证稿后,出境签证应在 2 个工作日,入境签证应在 5 个工作日内完成,特殊情况除外。

检验检疫证单分别由官方兽医、检疫医师、医师、授权签字人签发。向国外官方机构备案的签字人,由该备案签字人签发相关证书。上述签字人依据各自职务分工,如检验、鉴定、检疫、卫生、兽医等,按规定审核证稿的结果和用语是否正确,适用证书(单)是否符合规定,与合同、信用证及有关签证规定是否相符。经审核无误的,签署有关证书。

签证印章管理人员在核对证书签字人在授权范围内正确签字后,加盖相应签证印章。中英文签证印章适用于签发证书(含一般原产地证书)、中外文凭单以及国外关于签证的查询;检验检疫专用印章适用于签发中文凭单以及国内关于签证的查询。两页或两页以上的证书,用签证印章加盖骑缝。

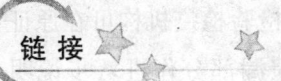
链 接

证书文字与文本

1. 检验检疫证书必须严格按照国家质检总局制定或批准的格式,分别使用英文、中文、中英文合璧签发。如报检人有特殊要求使用其他语种签证的,也应予以办理。签发两个语种或多语种证书时,必须中外文合璧缮制。入境货物索赔的证书使用中英文合璧签发,根据需要也可使用中文签发。

2. 一般情况下,检验检疫机构只签发一份正本。特殊情况下,合同或信用证要求两份或两份以上正本,且难以更改合同或信用证的,经审批同意,可以签发,但应在第二份证书正本上注明"本证书是××号证书正本的重本"。

检验检疫证书一般由一正三副组成,其中,正本对外签发,可同时向报检人提供两份副本,检验检疫机构留存一份副本。检验检疫证单编号必须与报检单编号一致。同一批货物分批出具同一种证书的,在原编号后加 -1、-2、-3……以示区别。

检验检疫证单一般应以检讫日期作为签发日期，出境应在收到证稿后两个工作日，入境应在收到证稿后3个工作日内完成，特殊情况除外。

发证是签证工作的最后一个环节，是整个检验检疫工作程序的最后一个环节。发证人员发证时，在确定已缴纳检验检疫费后，将证单发放给领证人，并要求其在报检单上签署姓名及日期。

2. 证单的补充、更改与重发。在检验检疫机构签发检验检疫证单后，报检人要求更改或补充内容的，应向原证书签发检验检疫机构提出申请，经检验检疫机构核实批准后，按规定予以办理。任何单位或个人不得擅自更改检验检疫证书的内容，伪造或变更检验检疫证书属于违法行为。

（1）补充证单。检验检疫机构发出证单后，或因交接、索赔、结汇等各种需要，或报检人要求补充检验项目，或发现该批货物的其他缺陷或产生缺陷的原因等，为了进一步说明这些情况，检验检疫机构可在原证单的基础上酌情补充证书，对原证书的不充分或遗漏部分作进一步说明或评定。报检人需要补充证书内容时，应填写《更改申请单》，办理申请手续并出具书面证明材料，说明要求补充的理由，经检验检疫机构核准后据实签发补充证书。检验检疫机构按规定在补充证书上注明本证书是×××证书的补充证书字样（This Certificate is a supplement of the Certificate No. ×××.）。补充证书与原证书同时使用时有效。

签发补充证单，在原编号前加"S"，并在证单上加注"本证书/单系××日签发的×××号证书/单的补充"，签发日期为补充证单的实际签发日期。

（2）更改证单。在检验检疫证书签发后，报检人要求更改证单内容的，经审批同意后方可办理更改手续。报检人申请更改证单时，应填写《更改申请单》，书面说明更改原因及要求，并附有关函电等证明单据。

检验检疫机构对申请更改证书的几种处理形式如下：①报检人将原发证书的正副本全部缴回的，作一般更改处理，另行签发已更改内容的证书，并将原证书作废。②如果报检人因退关、短装，国外要求修改或报检人差错等原因需要更改者，应退回全部原发证书正副本，经检验检疫局审核无误后给予更正。③出具更改证书时，应在更改证书中注明"本证书系××号证书的更正"字样。

更改涉及检验检疫有关内容的，应经施检部门核准。①对原证是若干批货物加权平均综合出证，报检人要求更改为分证的，应经施检部门审批同意，并出具分批结果；②对要求将分证改为并证的，应经施检部门确认同意原分证证书所列货物是否含有已超过检验检疫有效期。

在处理更改申请时，应注意的几种情况：①受理更改证书申请，应收回原发证书正副本，对不能交回原发证书正副本的，一般不予受理更改申请。②品名、数（重）量、检验检疫结果、包装、发货人、收货人等重要项目更改后与合同、信用证不符的，或者更改后与输出、输入国家法律法规规定不符的，均不能更改。

对更改证单，能够退回原证单的，签发日期为原证签发日期；不能退回原证单的，更改后的证单在原证编号前加"R"，并在证单上加注"本证书/单系××日签发的×××号证书/单的更正，原发×××号证书/单作废"，签发日期为更改证单的实际签发日期。

（3）重发证书。申请人在领取检验检疫证书后，因故遗失或损坏，应提供经法人代表签字、加盖公章的书面说明，并在检验检疫机构指定的报纸上声明作废。经原发证检验检疫机构审核批准后，方能重新补发证书。签发重发证书时，应在证书中注明"本证书系原×××号证书的重发证书，原发×××号证书作废"。

签发重发证单，能够退回原证单的，签发日期为原证签发日期；不能退回原证单的，在原证编号前加"D"，并在证单上加注"本证书/单系××日签发的×××号证书/单的重本，原发×××号证书/单作废"，签发日期为重发证单的实际签发日期。

（三）检验检疫证单的有效期

检验检疫机构签发的证单一般以验讫日期作为签发日期。

入境货物通关单的有效期为60天。出境货物的出运期限及有关检验检疫证单（出境货物通关单、出境货物换证凭单等）的有效期为：①一般货

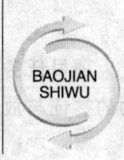

物为60天；②植物和植物产品为21天，北方冬季可适当延长至35天①；③鲜活类货物为14天。

交通工具卫生证书用于船舶的有效期为12个月，用于飞机、列车的有效期为6个月，除鼠/免予除鼠证书为6个月。

国际旅行健康证明书有效期为12个月，预防接种证书的有效时限参照有关标准执行。

换证凭单以标明的检验检疫有效期为准。货主或其代理人应当在出境货物换证凭单有效期内向出境口岸检验检疫机构申请换发出境货物通关单；超过出境货物换证凭单有效期的，货主或其代理人应当向出境口岸检验检疫机构重新报检。

信用证要求装运港装船时检验，签发证单日期为提单日期3天内（含提单日）。

二、放行

放行是检验检疫机构对列入法定检验检疫的出入境货物出具规定的证件，表示准予出入境并由海关监管验放的一种依法行政行为，其目的是保证出境货物的质量、安全、卫生符合国家法律、行政法规的规定和对外贸易合同的要求以及国际上的有关规定，维护国家信誉，扩大出口，提高经济效益；保证入境货物符合国家法律、行政法规和对外贸易合同规定的要求，防止次劣、有害的货物入境，保障生产建设安全、人民健康和维护国家的权益。

凡列入《出入境检验检疫机构实施检验检疫的进出境商品目录》的进出境商品，必须经出入境检验检疫机构实施检验检疫，海关凭出入境检验检疫机构签发的入境货物通关单或出境货物通关单验放。海关只受理报关

---

① 对出境植物产品，从经检疫合格出具检疫证书的当天算起，至本批货物离开国境不超过21天的，视为在有效期内；辽宁、吉林、黑龙江、内蒙古、新疆5省区冬季（11月至次年2月底）检疫的货物，其检疫有效期可适当延长，但最长不能超过35天。由于超过植物检疫有效期的植物、植物产品有可能感染病虫害，因此，超过检疫有效期后，货主或其代理人应当重新向出境口岸出入境检验检疫机构报检，经检疫合格后，重新出证放行。

地出入境检验检疫机构签发的入境货物通关单或出境货物通关单。

对出入境运输工具，符合卫生检疫要求的，检验检疫机构签发运输工具检验检疫证书，予以放行；经卫生处理的，签发检验检疫证书放行。对入境人员，经检验检疫机构查验入境人员填报的入境检疫申明卡后放行。对出入境货物，检验检疫机构签发入境货物通关单或出境货物通关单，海关凭入境货物通关单或出境货物通关单验放。

（一）出境货物的放行

1. 出境货物放行的基本做法具体有以下几种。

（1）"一般报检"的出境货物经检验检疫合格的，按以下情况办理：在本地报关的，签发"出境货物通关单"和有关证书；在异地报关的，签发有关证书并出具注明"一般报检"的"出境货物换证凭单"；实施电子转单的，出具"出境货物转单凭条"。报关地检验检疫机构凭"出境货物换证凭单"正本或电子转单信息受理换证申请，按规定对货物进行口岸查验，查验合格的，出具"出境货物通关单"。

（2）受理出口预验申请，须出具标明"预验"字样的"出境货物换证凭单"。预验货物不得实施电子转单，须在本机构或直属检验检疫局范围内授权的机构办理一般报检手续后方可实施电子转单。检验检疫机构不得凭标明"预验"字样的"出境货物换证凭单"换发通关单。根据工作需要，可以使用换证凭单作为生产原料的检验检测报告，但须注明"原料供应"字样，并且不得实施电子转单或凭以直接签发通关单。

（3）分批出境的货物，经核准，在"出境货物换证凭单"正本上核销本批出境货物的数量并留下复印件存档，换证凭单正本退回报检人。检务部门办理分批手续，分批核销次数不得超过换证凭单栏目数量。整批货物全部出境后收回换证凭单正本存档。电子转单一次有效，不得分批核销。

（4）出境货物经检验检疫或口岸核查货证不合格的，签发"出境货物不合格通知单"。口岸验证不合格，属于检验检疫机构证单信息错漏造成的，口岸检验检疫机构应及时与产地检验检疫机构联系解决，其他情况按有关规定办理。

（5）实施电子监管等方式监管并符合快速核放条件的出境货物，可由检务部门直接签发通关单或实施电子转单。

（6）对实施绿色通道、直通放行等通关便利措施的货物，按有关规定办理放行手续。

2. 出境货物放行的具体做法。出境货物的放行主要有以下3种情况。

（1）产地检验检疫，产地放行。放行时，放行人员需审核的内容包括：检验检疫所需的对外贸易合同、信用证、发票、装箱单等是否齐全；出境货物通关单上的发货人与对外贸易合同的卖方是否一致，与信用证上的受益人是否相符；合同号、信用证号是否与所附的合同号、信用证号相符；金额、唛头、输出国家（或地区）是否与所附单据相符。并且需仔细核对品名、规格、HS编码、数/重量、包装是否与施检部门出具的检验检疫结果报告单或有关证书相一致，最后签发出境货物通关单。

（2）产地检验检疫，口岸查验放行。口岸查验放行时，放行人员须审核检验检疫查验所需的对外贸易合同、信用证、发票、箱单、产地检验检疫机构出具的出境货物换证凭单等单据是否齐全。经口岸查验无问题的货物，放行人员须仔细核对所出具的出境货物通关单上的发货人、合同、信用证、金额、输出国家（或地区）、品名、数/重量、包装、HS编码等是否与出境货物换证凭单及其他单据相一致，不一致的不予放行。出境货物换证凭单可以并批和分批使用。涉及两个或两个以上部门施检的货物，放行人员凭检验检疫结果或证书和本局指定施检部门负责人的签字签发出境货物通关单。

（3）对输往特殊国家（或地区）的木质包装的放行。对输往特殊国家（或地区）的木质包装，海关凭出入境检验检疫机构签发的出境货物通关单验放，具体做法如下：

①报检人根据出境木质包装除害处理结果单出具出境货物通关单，海关放行时对其进行核销，一次核销完毕的，正本收回归档；核销有剩余的，将核销后的出境木质包装除害处理结果单复印件附在申请单据中，正本由报检人持有。

②木质包装盛装的货物属于法检的，与法检货物一并放行。

③木质包装盛装的货物属于非法检的，根据出境木质包装除害处理结果单出具出境货物通关单。在出境货物通关单备注栏注明"仅供木质包装"字样，金额栏不注明价值，数/重量栏只标明木质包装的数量单位。

（二）入境货物的放行

入境货物由报关地检验检疫机构签发入境货物通关单。由报关地检验检疫机构施检的，签发入境货物通关单（三联）；需由目的地检验检疫机构施检的，签发入境货物通关单（四联），并及时将相关电子信息及"入境货物调离通知单"（流向联）传递给目的地检验检疫机构，通关单备注栏应注明目的地收（用）货单位的联系信息；需实施通关前查验的入境货物，经查验合格，或经查验不合格但可进行有效处理的，签发入境货物通关单；经查验不合格又无有效处理方法，需作退货或销毁处理的，签发检验检疫处理通知书，并书面告知海关和当事人。

入境货物通关后经检验检疫合格，或经检验检疫不合格但已进行有效处理合格的，签发入境货物检验检疫证明，进口食品还需签发卫生证书；不合格需作退货或销毁处理的，签发检验检疫处理通知书，并书面告知海关和当事人。

入境货物的放行其具体要求是：

1. 检验检疫所需的合同、发票、提单等单据齐全；

2. 申请放行的商品的品名、规格、数/重量、唛头等与所附单据相符；

3. 申请品质检验的，要有国外品质证书或质量保证书；

4. 入境废物应提供国家环保部门签发的进口废物批准证书和经认可的检验检疫机构签发的装运前检验合格证书等；

5. 申请重量鉴定的，要有随附重量明细单、理货清单等单据；

6. 入境的动植物及其产品，在提供贸易合同、发票、产地证书的同时，还必须提供输出国家（或地区）官方的检疫证书；

7. 入境的动植物及其产品需办理入境检疫审批手续的，还应提供入境动植物检疫许可证；

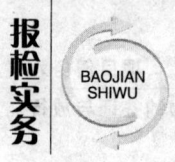

8. 实施进口安全质量许可制度的商品，要提供进口商品安全质量许可证书。

单元三　申请实施直通放行

为进一步推动"大通关"建设，提高进出口货物通关效率，实现提速、减负、增效、严密监管，我国实行直通放行。直通放行是指检验检疫机构对符合规定条件的进出口货物实施便捷、高效的检验检疫放行方式，包括进口直通放行和出口直通放行。

符合直通放行条件的企业报检时，可自愿选择检验检疫直通放行方式或原放行方式。

一、直通放行的基本做法

国家质检总局负责全国直通放行工作的管理，各地检验检疫机构负责本辖区直通放行工作的实施和监督管理。

（一）进口直通放行

进口直通放行是指对符合条件的进口货物，口岸检验检疫机构不实施检验检疫，货物直运至目的地，由目的地检验检疫机构实施检验检疫的放行方式。

对在口岸报关的进口货物，报检人选择直通放行的，口岸检验检疫机构受理报检后签发入境货物通关单（四联单）。口岸检验检疫机构在向海关发送通关单电子数据的同时，通过"入境货物口岸内地联合执法系统"将通关单电子数据以及报检、放行等信息发送至目的地检验检疫机构。通关单备注栏应加注"直通放行货物"字样并注明集装箱号。

对在目的地报关的进口货物，报检人选择直通放行的，目的地检验检疫机构在受理报检后，签发入境货物通关单（三联单）。目的地检验检疫机构在向海关发送通关单电子数据的同时，通过"入境货物口岸内地联合执法系统"将通关单电子数据以及报检、放行等信息发送至入境口岸检验检疫机构。通关单备注栏应加注"直通放行货物"字样并注明集装箱号。

对进口直通放行的货物,口岸与目的地检验检疫机构应密切配合,采取有效监管措施,加强监管。有条件的口岸检验检疫机构应对调往目的地的集装箱加施检验检疫封识(包括电子锁等),并将加施封识的信息通过"入境货物口岸内地联合执法系统"发送至目的地检验检疫机构。

货物到达目的地以后,报检人应向目的地检验检疫机构申请实施检验检疫,对已加施检验检疫封识的,应当向目的地检验检疫机构申请启封,未经检验检疫机构同意不得擅自开箱、卸货。

货物经检验检疫不合格且无有效检疫或技术处理方法的,由目的地检验检疫机构监督实施销毁或作退货处理。

目的地检验检疫机构在完成检验检疫后,应通过"入境货物口岸内地联合执法系统"将检验检疫信息反馈至入境口岸检验检疫机构。

进口直通放行货物的检验检疫费由实施检验检疫的目的地检验检疫机构收取。

(二)出口直通放行

出口直通放行是指对符合条件的出口货物,经产地检验检疫机构检验检疫合格后,企业可凭产地检验检疫机构签发的通关单在报关地海关直接办理通关手续的放行方式。

企业选择出口直通放行方式的,办理报检手续时,应直接向产地检验检疫机构申请出境货物通关单,并在报检单上注明"直通放行"字样。

产地检验检疫机构检验检疫合格后,直接签发通关单,并对货物实施监装,集装箱加施封识,在通关单备注栏注明出境口岸、集装箱号、封识号,在向海关发送通关单电子数据的同时,将通关单电子数据发送至"检验检疫放行信息监管平台"。

口岸检验检疫机构应通过"检验检疫放行信息监管平台"及时掌握经本口岸出境的出口直通放行货物的信息,在不需要企业申报、不增加企业负担的情况下,对到达口岸的直通放行货物实施无干扰查验。无干扰查验以核查集装箱封识为主，封识完好即视为符合要求。对封识丢失、损坏、封识号有误或箱体破损等异常情况，要进一步核查情况，并及时通过"检验检疫放行信息监管平台"反馈给产地检验检疫机构。

实施出口直通放行的货物需更改通关单的，由产地检验检疫机构办理更改手续并出具新的通关单，同时收回原通关单。

因特殊情况无法在产地领取更改后的通关单的，发货人或其代理人可以向口岸检验检疫机构提出书面申请，口岸检验检疫机构根据产地检验检疫机构更改后的电子放行信息，通过"检验检疫放行信息监管平台"打印通关单，同时收回原通关单。

二、实施直通放行的条件与申请

对施行直通放行制度的出口企业而言，只需经产地检验检疫机构施检合格，就可凭通关单在报关地海关直接办理通关手续，而不必再像以前那样在口岸二次申报，接受口岸检验检疫机构的二次查验。对施行直通放行制度的进口企业而言，不再实施口岸检验检疫，货物直接运到目的地后由目的地检验检疫机构实施检验检疫。也就是说，进出口货物实施直通放行以后，由于货物在口岸不再实施卸货查验，企业至少可以得到以下两个实惠：①减少了相应压港、掏柜等费用的支出，较大幅度降低了口岸通关成本；②货物滞港时间相应减少，通关效率得以大幅提高，出境货物装运船期以及进境货物到货时间变得更加可控。因此，有条件的进出口企业应尽量申请直通放行。

（一）实施直通放行的货物条件

1. 申请实施进口直通放行的货物应符合以下所有条件：
（1）未列入《不实施进口直通放行的货物目录》；
（2）来自非疫区；
（3）用原集装箱（含罐、货柜车，下同）直接运输至目的地；
（4）不属于国家质检总局规定须在口岸进行查验或处理的范围。

2. 申请实施出口直通放行的货物应在《实施出口直通放行的货物目

录》内,但下列情况暂不实施出口直通放行:

(1) 散装货物;

(2) 出口援外物资和市场采购货物;

(3) 在口岸需更换包装、分批出运或重新拼装的;

(4) 双边协定、进口国(或地区)要求等须在口岸出具检验检疫证书的;

(5) 国家质检总局规定的其他不适宜实施直通放行的情况。

(二) 申请实施直通放行的企业条件

申请实施直通放行的企业应符合以下所有条件:

1. 严格遵守检验检疫法律法规,两年内无行政处罚记录;

2. 企业诚信度良好,检验检疫信用评定等级为 A 类[①];

3. 企业注册资金在 1 000 万元人民币以上,年进出口额在 200 万美元以上;

4. 企业已实施 ISO 9000 质量管理体系,并获得相关机构颁发的质量体系评审合格证书;

5. 出口企业同时应具备对产品质量安全进行有效控制的能力,产品质量稳定,检验检疫机构实施检验检疫的年批次检验合格率不低于99%,一年内未发生由于产品质量原因引起的退货、索赔或其他事故。

(三) 申请直通放行

申请直通放行的企业应填写直通放行申请书(见表 6-2),并提交符合申请实施直通放行企业条件的相关证明性材料,向所在地检验检疫机构提出申请。检验检疫机构对企业提交的材料进行审核,核准后报国家质检

[①] 2009 年 3 月 1 日起,国家质检总局全面启动了进出口企业诚信管理系统,出口企业、进口企业、产地证注册企业、快件运营企业、检疫处理企业、监管仓库、集装箱经营公司、检验鉴定机构、交通工具等 9 大类企业全部纳入诚信管理范围。企业的初始信用分值统一设为 100 分,诚信等级共分 A、B、C、D 四类。获得 A 级信用等级的企业将获得检验检疫部门的重点支持,不仅享受检验检疫优惠政策,还可优先推荐实施免验、一类管理、绿色通道、直通放行等便利措施;对 B 级企业将积极引导,给予适当的优惠便利措施;C 级企业则需加强监管,加大对其进出口产品的抽查比例,提高日常监管频次;D 级企业为重点监管对象,实行限制性管理措施,对其进出口产品实施批批检验检疫,必要时将重新评定或依法撤销其已取得的资质。

总局备案并统一公布。

表 6-2 直通放行申请书

_____检验检疫局：
本单位符合下列条件：   □ 严格遵守国家出入境检验检疫法律法规，2年内无行政处罚记录；   □ 检验检疫诚信管理（分类管理）中的 A 类企业（一类企业）；   □ 企业年进出口额在 150 万美元以上；   □ 企业已实施 HACCP 或 ISO 9000 质量管理体系，并获得相关机构颁发的质量体系评审合格证书；   □ 具备对产品质量安全进行有效控制的能力，产品质量稳定，检验检疫机构实施检验检疫的年批次检验检疫合格率不低于 99%，一年内未发生由于产品质量原因引起的退货、理赔或其他事故。

主要进出口口岸	
主要进出口产品	

现提交相关证明资料，并提出实施直通放行的申请。   本单位承诺如下内容：   1. 保证申请表内所填各项内容真实，提交的证明材料真实、合法、有效；   2. 遵守出入境检验检疫法律法规和《出入境检验检疫报检规定》；   3. 保证进出口货物货证相符、批次清楚、标记齐全，已实施封识的保证封识完整；   4. 保证进出口货物在运输过程中不发生换货、调包等不法行为；   5. 自觉接受检验检疫机构的监督管理。 请予批准。 法定代表人（签名） 　　　　　　　　　　　　　　申请单位（公章） 　　　　　　　　　　　　　　　　　　　　　　　　　年　月　日

分支机构意见	（公章） 年　月　日
直属局意见	（公章） 年　月　日
备注	

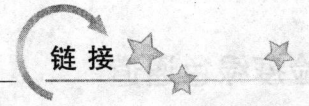

取得直通放行资格后具体进出口手续的办理

在取得直通放行资质后，货物进口时，对在入境口岸报关的，报检人应确认货物属于实施直通放行的货物范围，同时，在"入境货物报检单"的"合同订立的特殊条款以及其他要求"栏目注明"直通放行"字样；对在目的地报关的，报检人在确认货物属于实施直通放行的货物范围后，不需要向口岸检验检疫机构申报，可直接运至目的地检验检疫机构办理报检手续并申领通关单。

货物出口时，报检人确认货物属于实施出口直通放行的货物范围，报检时在"出境货物报检单"的"合同、信用证订立的检验检疫条款或特殊要求"栏目注明"直通放行"字样，同时申请出具通关单，注意要准确填写出境口岸。

三、直通放行的监督管理

凡在实施直通放行过程中，企业违反检验检疫法律法规的，依据有关法律法规予以处罚。检验检疫机构对有下列情况之一的，向该企业发出停止直通放行通知单，停止其进出口直通放行，并报国家质检总局备案。

1. 企业资质发生变化，不具备《检验检疫直通放行工作规范》第 6 条规定条件的；

2. 出口直通放行的货物因质量问题发生退货、理赔，造成恶劣影响的；

3. 直通放行后擅自损毁封识、调换货物、更改批次或改换包装的；

4. 非直通放行货物经口岸查验发现有货证不符的；

5. 企业有其他违法违规行为，受到违规处理或行政处罚的。

停止进出口直通放行的企业，一年内不得重新申请直通放行。

单元四　申请出入境检验检疫绿色通道

按照原有的检验检疫规定,所有出口法检货物均应在产地实施检验检疫,由产地出入境检验检疫局签发换证凭单,出口商凭换证凭单向出境口岸出入境检验检疫局申请出具出境货物通关单,口岸出入境检验检疫局按照 3%~5%的比例进行口岸查验,查验一般需要一两天的时间。查验之后,认为货物与单证相符,口岸出入境检验检疫局签发《出境货物通关单》,出口商或其代理人凭此向海关申报。在原规定下,查验是通过计算机随机进行的,所有企业的出口货物均有可能被查验。对检验检疫机构来讲,进行口岸查验可以有效防止出口商将已经检验合格的货物调包或改变原有状态,但是对出口商来讲,这无疑又增加了一道手续,增加了时间,同时也增加货物转箱的费用。为加快口岸通关速度,方便出口货物通关放行,促进出口,我国 2003 年 7 月发布了《出口货物实施检验检疫绿色通道制度管理规定》。

检验检疫绿色通道制度,简称绿色通道制度,是指对诚信度高、产品质量保障体系健全、质量稳定、具有较大出口规模的生产、经营企业(含高新技术企业、加工贸易企业),经国家质检总局审查核准,对其符合条件的出口货物实行产地检验检疫合格、口岸检验检疫机构免于查验的放行管理模式。绿色通道制度是检验检疫部门贯彻"走出去"战略、促进扩大出口的重要措施,是提高检验检疫工作效率和口岸通关速度的有效手段。

一、绿色通道制度资格的申请

绿色通道制度极大地提高了口岸通关的速度,解决了货物滞港问题,有条件的出口企业应申请绿色通道制度资格。

(一)申请实施绿色通道制度的企业条件

企业申请实施绿色通道制度的条件如下:

1. 具有良好的信誉,诚信度高,年出口额 500 万美元以上;
2. 已实施 ISO 9000 质量管理体系,获得相关机构颁发的生产企业质量体系评审合格证书；

3. 出口货物质量长期稳定，两年内未发生过进口国质量索赔和争议；

4. 一年内无违规报检行为，两年内未受过检验检疫机构的行政处罚；

5. 根据国家质检总局有关规定实施生产企业分类管理的，应当属于一类或者二类企业；

6. 法律法规及双边协议规定必须使用原产地标记的，应当获得原产地标记注册；

7. 国家质检总局规定的其他条件。

（二）申请实施绿色通道制度的程序

申请实施绿色通道制度的程序可以归纳为提出申请——→审查核准——→核准公布。

1. 提出申请。申请企业应到所在地检验检疫机构索取并填写《实施绿色通道制度申请书》（见表6-3），并提交申请企业的ISO 9000质量管理体系认证证书（复印件）及其他有关文件。

表6-3 实施绿色通道制度申请书

申请单位名称					
报检单位登记号		联系人		联系电话	
年出口量	批次				
	金额（万美元）				
出口主要产品					
ISO 9000质量管理体系审核证书号码					
本企业申请实施绿色通道制度并承诺如下内容： 1. 遵守出入境检验检疫法律法规和《出入境检验检疫报检规定》； 2. 采用电子方式进行申报； 3. 出口货物货证相符、批次清楚、标记齐全，可以实施封识的必须封识完整； 4. 产地检验检疫机构检验检疫合格的出口货物在运往口岸过程中不发生换货、调包等不法行为； 5. 自觉接受检验检疫机构的监督管理。					

续 表

申请单位 法人代表签章：	
	申请单位印章 年　月　日
施检部门审核意见	年　月　日
检验部门审核意见	年　月　日
直属检验检疫局 审核意见	年　月　日
备　注	

2. 审查核准。检验检疫机构对企业的申请文件进行审查，对企业的质量保障体系情况、出口货物质量情况、有无违规报检行为或者其他违反检验检疫法律法规行为等情况进行核实和调查，并提出初审意见，上报直属检验检疫局审查。

直属检验检疫局对初审意见及相关材料进行审查，并将审查合格的企业名单及相关材料报国家质检总局。

3. 核准公布。国家质检总局对符合绿色通道制度相关要求的企业予以核准，并将企业名单对外公布。

二、绿色通道制度的实施

企业获得绿色通道资格后，出口货物经产地检验检疫合格后，电子转单到口岸局，口岸局通过检验检疫绿色通道免于查验，直接向报关地海关发送电子通关单，货物在口岸可实现"当天报检、当天放行"，缩短了出境换证时间，节省了通关费用。按照一个标准货柜最低节约500元的口岸综合成本费（含滞留口岸仓储、掏箱、查验等费用）计算，根据口岸的查验比例，一年可为出口企业节约40余万元成本。

对获准实行绿色通道的出口企业，在该类企业综合业务管理系统（CIQ2000）的注册登记程序中加注"绿色通道标记"，作过标记的企业的出口产品在产地局实施检验后，能够通过程序在打印《电子转单凭条》和《出境货物换证凭单》时提示是否走"绿色通道"，判定后打印出的换证单据可自动生成"绿色通道"备注，在口岸绿色通道申报窗口直接换发《出境货物通关单》，不再实施口岸查验。

散装货物、品质波动大、易变质和需在口岸换发检验检疫证书的货物不实施绿色通道制度。

（一）实施绿色通道制度出口货物的放行程序

1. 产地检验检疫机构对符合下列规定的，按照实施绿色通道制度受理报检，不符合有关要求的，在给企业的报检回执中予以说明。①实施绿色通道制度的自营出口企业，报检单位、发货人、生产企业必须一致；②实施绿色通道制度的经营性企业，报检单位、发货人必须一致，其经营的出口货物必须由获准实施绿色通道制度的生产企业生产。

2. 检验检疫机构工作人员在施检过程中发现有不符合实施绿色通道制度要求的，在相关检验检疫工作记录的检验检疫评定意见一栏加注"不符合实施绿色通道制度要求"字样。

3. 产地检验检疫机构对符合实施绿色通道制度条件的，以电子转单方式向口岸检验检疫机构发送通关数据，在实施转单时，必须输入确定的报关口岸代码，并出具《出境货物转单凭条》。

4. 实施绿色通道制度的企业或其代理人在报关地报检时，必须提供电子转单号和转单密码，在口岸检验检疫机构专为实施绿色通道制度的企业设立的服务窗口报检。

5. 口岸检验检疫机构审查电子转单数据中实施绿色通道制度的相关信息，审查无误的，不进行查验，直接签发《出境货物通关单》。

（二）实施绿色通道制度的监督管理

产地检验检疫机构对实施绿色通道制度的企业建立管理档案，定期对绿色通道制度实施情况进行统计，加强其监督管理。

口岸和产地出入境检验检疫局将定期对绿色通道实施情况相互进行反馈，随时解决实施中的问题。

口岸出入境检验检疫局对获准实施绿色通道放行的企业的产品可定期进行抽查，发现企业不履行本企业申请绿色通道企业自律承诺的有关条款，或出现其他违规行为的，经核实，由口岸出入境检验检疫局通报产地出入境检验检疫局，由联合工作组吊销该出口企业走绿色通道的资格，并报国家质检总局备案。

★个案分析与操作演练★

1. M 公司出口一批货物，合同中规定以纸箱包装，已实施了法定的检验检疫，并且缴纳了相关费用。此时，由于原定设备良好的载货船舶在海上发生了事故，故不能如期运出，经买卖双方协商，采用其他船只代替。但由于当时的运输市场紧张，不能租到同等设备的船只，在运输过程中难免会对货物造成不必要的损伤，故买卖双方决定更换货物的包装为木箱。

问题：在这种情况下，检验检疫机构在对货物进行检验检疫时是否应另行收取相关费用？

2. 我国 A 公司和美国 B 公司签订了我国向其出口 9 000 箱茶叶的合同，对方如期开来信用证。由于我方业务员的疏忽，没有注意到合同和信用证中均要求卖方提供两份正本检验检疫证书，而一般情况下检验检疫机构只签发一份。

问题：在这种情况下我方应该怎么处理？

3. 某年 11 月 3 日，我国辽宁省 A 公司和加拿大 B 公司以 FOB 术语签订了一份出口 3 000 公吨大豆的合同，B 公司于 12 月 1 日以加拿大 D 银行为开证行开出了以 A 公司为受益人的信用证，信用证有效期为一个月。A 公司接到信用证后开始备货，准备各项单据，12 月 4 日取得了由检验检疫部门签发的出境货物通关单以及各项随附单据，但此时 B 公司迟迟没有派船来接运货物，经A公司的反复催促，B公司于12月26日派来船只接运货物。

问题：在A公司报关时海关能否以A公司的出境货物通关单有效期超过21天而不予通关？

4. 某企业报检一批玩具，并于9月10日领取了出境货物通关单。11月20日，该企业持出境货物通关单办理报关手续，结果海关不予放行。

问题：这是为什么？该企业应该怎么办？

5. 海南一汽海马汽车有限公司等8家出口企业获准实行出口货物检验检疫区域直通放行。实施直通放行后，将口岸、内地两道关口合二为一，企业在口岸免去了吊箱、仓储等占用费，一个集装箱可省去约500元，每批货物通关时间也减少1~2天。

问题：试以此例说明检验检疫直通放行的益处。

6. 北京和天津之间路途较近，货量大。为了加快通关速度，天津出入境检验检疫局和北京出入境检验检疫局首先在天津摩托罗拉等企业和北京的几家诚信度高、产品质量保证体系健全、质量稳定的企业中实行绿色通道制度。对取得绿色通道的企业，口岸不再查验，直接放行。京津两地的企业从中获得明显的收益，天津企业通过绿色通道直接发往北京机场，不用查验直接登机，减少了流通成本，获得了国家质检总局的表扬。

问题：结合此案例说明实行绿色通道制度的益处。

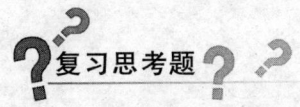
复习思考题

一、名词解释

放行　直通放行　进口直通放行
出口直通放行　检验检疫绿色通道制度

二、简答题
1. 检验检疫收费包括哪些范围？
2. 按一批计算检验检疫费有哪些规定？
3. 简述检验检疫证书的法律效力。
4. 简述出入境检验检疫证单的签发程序。
5. 如何更改证单？
6. 简述检验检疫证单的有效期。
7. 产地检验检疫，口岸如何查验放行？
8. 申请实施直通放行企业的条件有哪些？
9. 出入境检验检疫直通放行的程序如何？
10. 申请实施绿色通道制度企业的条件有哪些？
11. 申请实施绿色通道制度企业的程序如何？

项目任务七

办理出入境运输工具、集装箱的报检

项目要求

▶ 办理出入境集装箱的报检
▶ 办理出入境船舶的报检
▶ 办理出入境航空器的报检
▶ 办理出入境列车及其他车辆的报检

项目情景

2011年5月，北京华鑫工贸公司与香港TW公司签订一笔3D卡片的出口业务，合同见表7-1，给北京华鑫工贸公司供货的是天津东方饰品厂。6月初，天津东方饰品厂已备好货，报检员李华和技术人员一起被派往天津验货并完成该批货物相关的报检工作。

表7-1 合同

SALES CONTRACT

卖方 Seller	BEIJING HUAXIN INDUSTRIAL AND TRADING COMPANY NO. 34 HUIXIN ROAD, BEIJING CHINA	编号 NO. 日期 Date	SHC111102 MAY. 5, 2011
买方 Buyer	HONGKONG TW CORP. RM1102, 86 WEALTH STREET, HONGKONG	地点 Place	BEIJING

买卖双方同意按以下条款达成交易：			
This contract is made by and agreed between the BUYER and the SELLER in accordance with the terms and conditions stipulated below:			
1. 品名及规格 Commodity & Specification	2. 数量 Quantity	3. 单价及价格条款 Unit Price & Trade Terms	4. 金额 Amount
3D CARD ART. NO. 08	180 000 PCS	HKD 1. 50/ PC FOB SHENZHEN	HKD270 000
5. 总值 Total Value	SAY TOTAL HK DOLLARS TWO HUNDRED AND SEVENTY THOUSAND ONLY.		

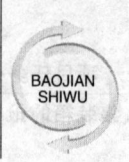

续 表

6 唛头 Marks	N/M
8. 装运期及运输方式 Time of Shipment & Means of Transportation	NOT LATER THAN JUNE 28, 2011 BY VESSEL
9. 装运港及目的地 Port of Loading & Destination	From: TIANJIN To: HONGKONG
10. 保险 Insurance	TO BE COVERED BY THE BUYER
11. 付款方式 Terms of Payment	BY T/T 30 DAYS AFTER B/L DATE
12. 备注 Remarks	
The Buyer	The Seller
HONGKONG TW CORP.	BEIJING HUAXIN INDUSTRIAL AND TRADING COMPANY

李华是这样完成任务的:

第一步:判断报检的要求。该批 3D 卡片的 HS 编码是 39199090,李华查询 http://service.customs.gov.cn,得知其检验检疫的监管要求为非法检货物,只需对出境装载货物用的集装箱进行报检即可。因此,李华决定在装货前向天津出入境检验检疫局进行集装箱报检。

第二步:电子申报。上网填制出/入境集装箱报检单(见表 7-2)。

表 7-2 出/入境集装箱报检单

出/入境集装箱报检单

报检单位（加盖报检专用章）：北京华鑫工贸公司　　　＊编号
报检单位登记号：1254789343　联系人：李华　电话：010-78438923　报检日期：2011年6月8日

收货人	（中文）＊＊＊	企业性质（划"√"）	□合资□合作□外资
	（外文）HONGKONG TW CORP.		
发货人	（中文）北京华鑫工贸公司		
	（外文）BEIJING HUAXIN INDUSTRIAL AND TRADING COMPANY		
集装箱规格及数量	集装箱号码	拟装/装载货物名称	包装/铺垫物种类及其他
4×20GP	GESU7120230 GESU7120231 GESU7120232 GESU7120233	3D卡片	
运输工具名称号码	＊＊＊	起运/到达 国家或地区	深圳/香港
起运及经停地点	天津	装运/到货日期	2011-6-15
提单/运单号	＊＊＊	目的地	香港
集装箱停放地点	天津滨海集装箱码头	＊检验检疫费	
拆/装箱地点	＊＊＊	总金额（人民币元）	
需要证单名称	☑集装箱检验检疫结果单 ☑熏蒸/消毒证书	计费人	
		收费人	
报检人郑重声明： 1. 本人被授权报检。 2. 上列填写内容正确属实。		领取证单	
		日　期	
		签　名	

第三步：联系施检。经检验检疫合格，领取集装箱检验检疫结果单（见表7-3）。

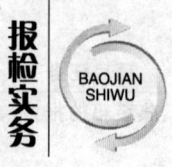

表7-3 集装箱检验检疫结果单

编号 A85902678

申请人：北京华鑫工贸公司
集装箱数量：4×20GP　　　箱型：20GP
拟装/装载货物：3D 卡片　　运输工具：
检验地点：天津滨海集装箱码头　检验时间：2011 年 6 月 9 日

检验检疫结果：

☑ 箱体、箱门完好，箱号清晰，安全铭牌齐全。
☑ 箱体无有毒有害危险品标志；箱内清洁、卫生，无有毒有害残留物，且风雨密状况良好；箱内温度达到冷藏要求，符合《中华人民共和国进出口商品检验法》及其实施条例的规定。
☑ 未发现病媒生物，符合《中华人民共和国国境卫生检疫法》及其实施细则的规定。
☑ 未发现活害虫及其他有害生物，符合《中华人民共和国进出境动植物检疫法》及其实施条例的规定。

规格	集装箱号码
5.897 米 ×2.348 米 ×2.385 米	GESU7120230
5.897 米 ×2.348 米 ×2.385 米	GESU7120231
5.897 米 ×2.348 米 ×2.385 米	GESU7120232
5.897 米 ×2.348 米 ×2.385 米	GESU7120233

签　字：　　　　　　　　　　日期：2011 年 6 月 11 日

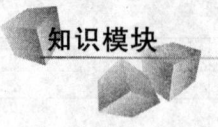
知识模块

单元一　出入境集装箱的报检

集装箱作为一种运输设备，在国际贸易中的应用越来越广泛，在促进贸易便利化的同时，也为疫情及有毒有害物质在国际的传播提供了便利。

集装箱作为一种特殊的装载容器或运输设备,反复装运并往返世界各地,集装箱箱体内很可能带有病媒生物,植物危险性病、虫、杂草以及其他有害生物,疫情疫病通过集装箱传入的风险不断提高。目前,对集装箱实施检疫已得到世界各国的普遍认同和高度重视,澳大利亚、新西兰、美国等发达国家都对集装箱检疫作了严格规定,甚至将集装箱监管上升到国家安全和反恐的高度。我国检验检疫机构十分注重对出入境集装箱的检验检疫。

一、集装箱检验检疫的内容与要求

出入境集装箱是指国际标准化组织所规定的集装箱、包装入境、出境和过境的实箱及空箱。《出入境集装箱检验检疫管理办法》规定的集装箱检疫范围是:①对装载出境植物、动植物产品和其他检疫物的出境集装箱,实施动植物检疫;②所有入出境的集装箱都应向检验检疫机构申报,实施卫生检疫;③凡装载动植物、动植物产品和其他检疫物的入境(含过境)集装箱;④来自动植物疫区的集装箱(含空箱和重箱)应实施动植物检疫;⑤箱内带有植物性包装物或铺垫物的入境集装箱。

集装箱在出入境前、出入境时或过境时,承运人、货主或代理人必须向检验检疫机构报检。检验检疫机构按照有关规定对报检集装箱实施检验检疫。我国对出入境(含过境)集装箱(包括重箱和空箱)实施卫生检疫、动植物检疫以及装运出口易腐烂变质食品、冷冻品集装箱的适载性能检验。

(一)集装箱检验检疫的内容

集装箱检验检疫主要有如下3类。

1. 强制性检验。强制性检验的检验范围是:对装运出口易腐烂变质食品、冷冻品的集装箱,在装运前实施清洁、卫生、冷藏效能、密固状况等适载性检验。其检验内容包括:箱体、箱门完好,箱号清晰,安全铭牌齐全;箱体无有毒有害危险品标志;箱内清洁、卫生、无有毒有害残留物,且风雨密状况良好;箱内温度达到冷藏要求,符合《商检法》及其实施条例的规定。

2. 非强制性检验鉴定。非强制性检验鉴定包括集装箱载损鉴定、集装箱货物的装箱鉴定、集装箱货物的拆箱鉴定、集装箱承租鉴定、集装箱退租鉴定以及集装箱的单项鉴定。

3. 集装箱检疫。集装箱检疫主要是检查集装箱是否来自疫区；是否被人类传染病和动物传染病病原体污染；是否带有植物危险性病、虫、杂草以及其他有害生物；有无啮齿动物、蚊、蝇、蟑螂等病媒生物；是否被有毒有害物质污染；是否清洁；是否带有土壤、动植物残留物；有无废旧物品、特殊物品、尸体、棺柩等，并按规定实施卫生除害处理。

（二）集装箱检验检疫的要求及检验方法

1. 集装箱检疫的要求。集装箱检疫要求如下：

（1）装箱箱体表面标有集装箱所用裸露木材已按照有关规定进行免疫处理的免疫牌（标志）；

（2）集装箱未携带啮齿动物及蚊、蝇、蟑螂等病媒昆虫；

（3）集装箱未被人类传染病和国家公布的一、二类动物传染病、寄生虫病病原体污染；

（4）集装箱未携带植物危险性病、虫、杂草以及其他有害生物；

（5）集装箱未携带土壤、动物尸体、动植物残留物。

2. 集装箱的检验方法。集装箱检验方法主要有箱体外表检疫查验和箱内检疫查验。

（1）箱体外表检疫查验的方法主要有：

①以目视方法核查集装箱箱号，查看集装箱箱体是否完整；

②检查集装箱箱体是否有免疫牌；

③检查集装箱外表是否带有土壤、非洲大蜗牛等，携带土壤的，清除土壤并进行卫生除害处理。

（2）箱内检疫查验的方法主要有：

①检查箱内有无啮齿动物、病媒昆虫或其粪便、足迹、咬痕、巢穴以及其他有害生物等，若有要采样。

②检查箱内有无植物危险性病、虫、杂草、土壤、动物尸体、动植物残留物等,若有,要采样并进行卫生除害处理;

③检查箱内有无被病原微生物或理化因子污染可能的,如发现,采样送实验室检验并作消毒处理。

(三)集装箱检疫结果及处理办法

集装箱检疫结果及相应的处理方法主要有以下几种:

1. 法定措施。例如,装载有废旧物品的,必须实施卫生处理,对国家禁止进口的废旧物品,如旧麻袋、旧服装禁止入境。对有严重污染的废旧物品,如有毒有害化学物质、放射性物质、生活垃圾等,应与有关部门联系,就地销毁或令其离境。

2. 卫生处理调查。有啮齿动物、病媒昆虫或污染嫌疑的,必须实施卫生处理;有垃圾污物、动物尸体、粪便的,必须实施卫生处理;必要时进行致病菌检测。

3. 鉴定种类。收集医学昆虫和啮齿动物,送实验室鉴定种类,并对鉴定结果进行登记。

4. 对虫害、杂草、蜗牛、动植物残留物和土壤,经检疫不合格的作检疫处理。

5. 装载动植物、动植物产品和其他检疫物以及植物性包装物、铺垫物的进境集装箱,一般在入境口岸随同货物一起实施动植物检疫或检疫处理。

6. 装载动植物、动植物产品和其他检疫物的过境集装箱,在入境口岸实施箱体检疫或防疫性消毒处理,出境时不再检疫。经检疫,发现国家规定的危险性病虫,作检疫处理或不准过境。

7. 装载易腐烂变质食品、冷冻品、动植物、动植物产品和其他检疫物以及输入国家或地区有检疫要求的出境集装箱,依据输入国家(或地区)的检疫要求、贸易合同等实施检疫,未经检疫或检疫不合格的集装箱,不得装运出口。

8. 需实施卫生处理的,货主或代理人应填写申报单,检疫人员向货主或代理人签发《卫生处理通知书》。不需实施卫生处理的国家允许进口的货物，检疫人员签发《入境卫生检疫许可证》，给予放行。

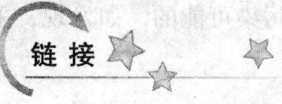

> **集装箱卫生除害处理**
>
> 集装箱卫生除害处理方法主要有蒸熏、消毒、杀虫3种。
>
> 出入境集装箱有下列情况之一的，应当实施卫生除害处理：①来自检疫传染病的或监测传染病疫区的；②被传染病污染的或可能传播检疫传染病的；③携带有与人类健康有关的病媒昆虫或啮齿动物的；④检疫发现有国家公布的一、二类动物传染病、寄生虫病名录及植物危险性病、虫、杂草名录中所列病、虫和对农、林、牧、渔业有严重危险的其他病、虫、害的，发现超过规定标准的一般性病、虫、害的；⑤装载废旧物品或腐败变质有碍公共卫生物品的；⑥装载尸体、棺柩、骨灰等特殊物品的；⑦输入国家（或地区）要求作卫生除害处理的；⑧国家法律、行政法规或国际条约规定必须作卫生除害处理的。

【例7-1】某年6月5日，花都检验检疫局在对来自美国的装载废五金、杂件的8个进口集装箱实施检验检疫时，发现其中5只集装箱带土近1吨。检验检疫人员即按规定作了封存退货处理。6月12日，该5个集装箱在检验检疫人员的监督下装船退运。

【例7-2】某年4月1日，湛江检验检疫局在对一批来自象牙海岸的进境集装箱及所载原木实施检验检疫时，在集装箱内截获我国禁止进境二类危险性有害生物——非洲大蜗牛。检验检疫人员立即用溴甲烷对该集装箱及货物实施了熏蒸灭虫处理，防止了疫情的传入。

二、入境集装箱的检验检疫与报检

（一）入境集装箱实施检验检疫的范围

入境集装箱实施检验检疫的范围如下：

1. 所有入境集装箱均应实施卫生检疫；

2. 来自动植物疫区的，装载动植物、动植物产品和其他检验检疫物的，以及箱内带有植物性包装物或铺垫材料的集装箱，应实施动植物检疫；

3. 法律、行政法规、国际条约规定或者贸易合同约定的其他应当实施检验检疫的集装箱，按照有关规定、约定实施检验检疫。

（二）入境集装箱报检的时限、地点及应提供的资料

集装箱入境前、入境时或过境时，承运人、货主或其代理人必须向入境口岸检验检疫机构报检，未经检验检疫机构许可，集装箱不得提运或拆箱。

入境集装箱报检时，报检人应根据不同的情况填写《入境货物报检单》或《出/入境集装箱报检单》；提供提货单、到货通知单等有关单据，提供集装数量、规格、号码、到达或离开口岸的时间、装箱地点和目的地、货物的种类、数量和包装材料等情况。

（三）装载法定检验检疫商品的入境集装箱的检验检疫与报检

1. 报检人应填写《入境货物报检单》，在入境口岸结关的集装箱和货物一次性向入境口岸检验检疫机构报检；

2. 检验检疫机构受理报检后，集装箱结合货物一并实施检验检疫，合格的准予放行，并统一出具《入境货物通关单》。经检验检疫不合格的，按相关规定处理。

3. 需要实施卫生除害处理的，检验检疫机构签发《检验检疫处理通知书》，完成处理后应报检人要求出具《熏蒸/消毒证书》。

4. 装运经国家批准进口的废物原料的集装箱，应当由入境口岸检验检疫机构实施检验检疫。符合国家环保标准的，口岸检验检疫机构签发检验检疫情况通知单；不符合的，口岸检验检疫机构出具环保安全证书，并移交当地海关、环保部门处理。

（四）装载非法定检验检疫商品的入境集装箱和入境空箱的检验检疫与报检

1. 在入境口岸结关的集装箱，报检人应填写《出/入境集装箱报检单》向入境口岸检验检疫机构报检；

2. 检验检疫机构受理报检后，根据集装箱体可能携带的有害生物和病媒生物种类以及其他有毒有害物质情况实施检验检疫；

3. 实施检验检疫后，对不需要实施卫生除害处理的，检验检疫机构应报检人的要求出具《集装箱检验检疫结果单》；对需要实施卫生除害处理的，检验检疫机构签发《检验检疫处理通知书》，完成处理后应报检人要求出具《熏蒸/消毒证书》。

（五）入境转关分流的集装箱

入境转关分流的集装箱是指运地结关的集装箱，入境口岸受理报检后，检查外表，必要时进行卫生处理，办理调离和签封，到指运地进行检验检疫。

三、出境集装箱的检验检疫与报检

（一）出境集装箱实施检验检疫的范围

出境集装箱实施检验检疫的范围如下：

1. 所有出境集装箱均应实施卫生检疫；

2. 装载动植物、动植物产品和其他检验检疫物的集装箱应实施动植物检疫；

3. 装运出口易腐烂变质食品、冷冻品的集装箱应实施清洁、卫生、冷藏、密固等适载检验；

4. 输入国要求实施检验检疫的集装箱，按要求实施检验检疫；

5. 法律、行政法规、国际条约规定或贸易合同约定的其他应当检验检疫的集装箱按有关约定实施检验检疫。

（二）出境集装箱报检的时限、地点及应提供的单据

集装箱出境前或出境时，报检人向所在地检验检疫机构报检，未经检验检疫机构许可不准装运；在出境口岸装载拼装货物的集装箱，必须向出

境口岸检验检疫机构报检，未经检验检疫机构许可不准装运。

出境集装箱报检时，如集装箱与货物不能一起报检的，报检人应填写《出/入境集装箱报检单》，并提供相关的资料和单据。

（三）出境集装箱的检验检疫

1. 检验检疫机构受理报检并实施检验检疫后，对不需要实施卫生除害处理的，出具《集装箱检验检疫结果单》；对需要实施卫生除害处理的，签发《检验处理通知书》，完成处理后应报检人要求出具《熏蒸/消毒证书》。

2. 出境口岸检验检疫机构凭启运口岸检验检疫机构出具的《集装箱检验检疫结果单》或《熏蒸/消毒证书》放行；

3. 集装箱检验检疫有效期为21天，超过有效期的出境集装箱需要重新检验检疫。

（四）出境新造集装箱的检验检疫

新造集装箱是指由专门的集装箱生产企业生产的未使用过的集装箱。

1. 对不使用木地板的新造集装箱，作为商品空箱出口时不实施检验检疫。

2. 对使用了木地板的新造集装箱，作为商品空箱出口时，报检的规定如下：

（1）使用进口木材且进口时附有用澳大利亚检验机构认可的标准作永久性免疫处理证书，并经检验检疫机构检验合格，出口时可凭检验检疫合格证书放行，不实施检验检疫；

（2）使用国产木材且附有用澳大利亚检验机构认可的标准作永久性免疫处理的证书的，出口时凭该处理证明放行，不实施检验检疫。

（3）使用进口木材地板，没有我国进口检验检疫合格证书；使用国产木材，没有用澳大利亚检验机构认可的标准作永久性免疫处理的，实施出境动植物检疫。

单元二 交通运输工具的卫生检疫及其报检

运输工具流动性大,来自不同国家和港口,其携带有害生物的风险较高,因而成为传带疫情的重要载体。检验检疫机构对出入境交通运输工具的检疫监管分为两部分:一部分是对交通运输工具卫生状况以及人员的健康状况进行的卫生检疫监管;另一部分是对装载动植物、动植物产品和其他检疫物以及来自动植物疫区的运输工具的检疫监管。

一、出入境运输工具卫生检疫的一般规定

作为报检员,必须了解我国对出入境运输工具卫生检疫的一般规定和要求。

(一)运输工具卫生检疫的主要内容与运输工具负责人应尽的义务

1. 运输工具检疫的主要内容。运输工具检疫的主要内容有如下7个方面:

(1)检查运输工具内是否有染疫人、染疫嫌疑人、被检疫传染病污染部位。

(2)检查运输工具内是否携带国家禁止或限制进境的物品。

(3)检查运输工具内是否携带动植物的危险性有害生物。

(4)检查运输工具内是否携带人类检疫传染病的传播媒介,如鼠类、病媒昆虫等。

(5)检查运输工具的有关证件是否有效,并签发有关证书。

(6)检查运输工具的食品、饮用水、从业人员以及环境卫生是否符合国家规定的要求。

(7)检查运输工具是否适合装载特定的进出口货物。

出境运输工具的检验检疫在最后离境口岸实施,但装载货物出口的运输工具在装货前由检验检疫机构作适装性检查。

项目任务七
办理出入境运输工具、集装箱的报检

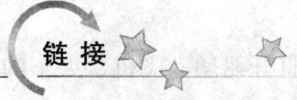
链 接

集装箱卫生除害处理

1. 装载出境动物的运输工具，装载前必须清洗干净，并作有效的消毒，由监督消毒的检验检疫机构签发运输工具消毒证书。

2. 装载植物、植物产品出境的运输工具，经检查发现泥土的，必须清扫干净，发现危险性有害生物或一般生活害虫超标的，应当作熏蒸除虫处理，处理合格后方可进行装货作业。

3. 装载冷藏动物产品或其他易腐食品出口的运输工具，例如，冷藏集装箱和冷藏舱等，装载前应事先清洁和消毒，并检查冷藏设备和冷冻温度是否符合国家标准。

运输工具卫生检疫的重点有以下几个方面：①检查交通员工和乘客的健康状况；②交通员工和乘客生活、活动的场所，如船舶的生活舱等；③存放和使用食品及饮用水、动植物产品的场所，如厨房、储藏室、食品舱、餐车、配餐间等；④容易隐藏动植物危险性有害生物的场所，如货舱壁、夹缝、船缘板、车厢壁等；⑤存放泔水和动植物性废弃物、垃圾等的场所和运输工具的卫生间；⑥陆路口岸出入境汽车的驾驶室；⑦饮用水、压舱水。

2. 运输工具负责人应尽的义务。运输工具负责人是指接受检疫的船舶、飞机、火车、汽车的船长、机长、列车长、汽车司机或他们的代表，其应尽如下义务：

（1）应及时填写和交验有关单证，如《船舶总申报》、《船员名单》、《旅客名单》、《船用物品申报单》、《航海健康申报单》、《载货清单》、《出入境检验检疫车辆（船舶）及货物申报簿》等。

（2）如实回答检验检疫人员的询问，并在所提供的文件和询问记录上签字。

（3）提供与检验检疫有关的文件，如运行日志、载货清单、卫生证书、除鼠/免予除鼠证书等。

（4）配合检验检疫人员开展检疫工作，如打开船舶、飞机、火车的货舱、食品舱、配餐间储藏室，打开汽车的车厢，协助抽样等。

（5）落实检验检疫机关的管理措施，如作好运输工具的除虫、灭鼠、消毒或其他除害处理等。

（二）运输工具的除害处理

如果外国运输工具的负责人拒绝接受检验检疫机构的卫生除害处理，除有特殊情况外，准许该运输工具在检验检疫机构的监督下立即离开中华人民共和国国境。

除害处理包括蒸熏、消毒、除鼠、除虫等，出入境检验检疫机构或其认可的机构按下列原则对出入境运输工具作防疫消毒或除害处理。

第一，被人类检疫传染病传染的运输工具，应当作检疫消毒处理。

第二，发现有与人类健康有关的啮齿动物或者病媒昆虫的运输工具，应当作除鼠除虫处理。

第三，来自动植物疫区的进境车辆，应进行轮胎消毒。

第四，装运供应我国香港、澳门地区的动物的回空车辆（包括汽车和火车），应实施整车防疫消毒。

第五，装运食品出境的集装箱、车厢、船舱，在装货前应当清洁并作消毒处理。

第六，装载进口动物的运输工具抵达口岸时，上下运输工具或接近动物的人员应当接受口岸检验检疫机构实施防疫消毒，并执行其采取的其他现场防疫措施。

第七，装运过境动物的运输工具到达进境口岸时，由检验检疫机构对运输工具容器的外表进行消毒。

第八，装载出口动物的运输工具，装载前在检验检疫机构的监督下进行消毒处理。

第九，装载动植物、动植物产品出口的运输工具，经检查发现危险性病虫害或者超过规定标准的一般性病虫害的，作除害处理后方可装运。

(三) 运输工具卫生检疫或消毒证书

检疫机构签发的检疫或消毒证书主要有如下几种：

其一，《船舶卫生证书》。申请卫生检疫的船舶应事先向检验检疫机构申请卫生检查。合格者，发给《船舶卫生证书》，该证书自签发之日起12个月内有效。

其二，《除鼠证书》。国际航行船舶的船长必须每隔6个月向检验检疫机构申请一次鼠患检查。检验检疫机构根据检查结果实施除鼠或免予除鼠。对运输工具实施熏蒸除鼠的，签发《除鼠证书》。

其三，《免予除鼠证书》。符合下列条件之一，并经检验检疫机构检查确认运输工具无鼠害的，签发《免予除鼠证书》：①空舱；②舱内虽然装有压舱物品或者其他物品，但这些物品不引诱鼠类，放置情况又不妨碍实施鼠类检查；③对油轮进行实舱检查，可以签发《免予除鼠证书》。

其四，《入境检疫证》。入境的运输工具检查没有发现染疫的，签发《入境检疫证》。船舶领到该证后才可以降下检疫信号。

其五，《出境检疫证》。出境的运输工具经检查没有发现染疫的，签发《出境检疫证》。

其六，《灭蚊证书》。对航空器实施灭蚊处理的，签发《灭蚊证书》。

其七，《运输工具消毒证书》。对运输工具作消毒处理的，签发《运输工具消毒证书》。

(四) 运输工具在中国境内停留或运行期间的管制

第一，入境的运输工具和人员必须在最先到达口岸指定的地点接受检疫。除引航员外，未经检验检疫机构许可，任何人不得上下运输工具，也不准装卸行李、货物、邮包等物品。对装载进境动物的运输工具，由口岸检验检疫机构对可能被污染的人员、设备、场地进行防疫消毒。

第二，接受入境检验的舰艇必须依法悬挂检疫信号，等候检查，在检验检疫机构发给入境检疫证书前，不得降下检疫信号。

第三，舰艇在港停留期间，船长应当负责采取下列措施：缆绳上必须使用有效的防鼠板或其他防鼠装置；夜间放置扶梯、桥板时，应当用强光照射；在船上发现死鼠或捕获到鼠类时，应当向检验检疫机构报告。

第四，被检验检疫机构封存的运输工具上的自用物品，未经检验检疫机构许可，任何人不得拆封。

第五，不得抛弃泔水、动植物性废弃物和垃圾。

第六，运输工具上自用的物品，如动物、植物、动植物产品、食品等，未经检验检疫机构批准，任何人不准带离运输工具。

第七，运输过境动物的运输工具，在中国境内运行期间发生动物死亡的，承运人必须立即向检验检疫机构报告，途中不得抛弃动物尸体、动物排泄物、铺垫材料或其他废弃物。

第八，装载过境动物产品的运输工具必须完好。经检验检疫机构检查发现有散漏可能的，承运人应当按检验检疫机构的要求采取密封措施；无法采取密封措施的，不准过境。

二、出入境船舶的检验与报检

（一）入境船舶卫生处理检疫申报

1. 申报。

（1）船方或其代理人应当在船舶预计抵达口岸 24 小时前向入境口岸检验检疫机构申报。

申报的项目主要有：①船名、国籍、预定到达检疫锚地的日期和时间；②发运港、最后寄港；③船员和旅客人数；④货物种类；⑤航海健康申报书。

船舶在入境检疫时，船方应向口岸检验检疫机构提供以下申报资料：①《航海健康申报书》；②《除鼠证书/免予除鼠证书》；③食品、饮用水、压舱水清单；④《国际预防接种证书》；⑤《国际旅行健康检查证明书》。

（2）受入境检疫的船舶，在航行中发现检疫传染病（鼠疫、霍乱、黄热病）、疑似检疫传染病，或者有人非因意外伤害而死亡且死因不明的，船方必须立即向入境口岸检验检疫机构报告。

（3）受入境检疫的船舶，按规定悬挂检疫信号，在发给入境检疫证之前不得降下检疫信号。

【7-3】某年5月17日，上海远洋运输公司"友谊9"轮抵达广西防城港，夜间靠泊未悬挂卫生检疫信号灯。依据《国境卫生检疫法实施细则》第109条的规定，广西防城卫生检疫所对"友谊9"轮罚款300元人民币。某年8月5日，塞浦路斯籍货轮"GAS JAVA"轮停靠江苏江阴港，在未获得"船舶入境检疫证"前未按规定悬挂检疫信号。江苏局对该轮的违法行为使用行政处罚简易程序，当场处以人民币800元的罚款。

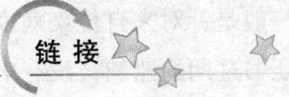

船舶检疫信号的悬挂

白天：悬挂"Q"字旗，表示没有染疫，请发给入境检疫证；悬挂"QQ"字旗，表示本船有染疫或有染疫嫌疑，请立即实施检疫。

夜间：悬挂红灯三盏，表示没有染疫，请发给入境检疫证；悬挂红红白红四盏灯，表示本船有染疫或有染疫嫌疑，请立即实施检疫。

2. 检疫地点。船舶检疫必须在最先到达的国境口岸的检验锚地或者经检验检疫机构同意的指定地点实施。

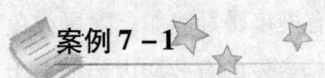

某年1月30日，山东黄岛某船务代理有限公司对其代理的塞浦路斯籍"维多利亚3号"油轮申请靠泊检疫。山东黄岛局前港办事处考虑该轮来自高致病性禽流感疫区国家（印度尼西亚），决定对其实施锚地检疫。1月31日，检疫人员乘坐检疫交通艇到达锚地指定地点，发现引水船亦在附近等候该轮。十余分钟后，该轮到达锚地，但是并未按照预定通知停泊接受检疫。该轮不但不配合检疫交通艇的搭靠登轮，而且直接让引水员登轮指挥靠泊。检疫人员立即全速进行追赶，并要求船舶代理通知该轮立即中止其违法行为，对方却以"抢潮水"为由予以拒绝，高速驶往泊位，直至靠泊。黄岛局依据《国境卫生检疫法》第4条以及《国境卫生检疫法实施细则》第22条、第25条和第109条第一、二、六款以及第110条的规定，对该轮处以人民币1万元的处罚。

【案例分析】

这是一起入境船舶不按指定地点接受检疫案。入境船舶检疫必须在最先到达的国境口岸的检验锚地或者经检验检疫机构同意的指定地点实施。

3. 检疫方式。检疫方式分为4种：锚地检疫、随航检疫、靠泊检疫和电讯检疫。

（1）锚地检疫。国际航行船舶的锚地检疫一般是针对来自传染病疫区的船舶；有染疫嫌疑的船舶；除鼠或免予除鼠证书过期的船舶；没有申请随航检疫、码头泊位检疫或电讯检疫的船舶。

（2）随航检疫。国际航行船舶的随航检疫一般针对客轮，由船舶公司或代理申请，同时符合下列条件：来自非疫区船舶；没有染疫或染疫嫌疑船舶；除鼠或免予除鼠证书在有效期内船舶。

（3）泊位检疫。国际航行船舶的泊位检疫是由船舶公司或船舶代理申请，同时符合下列条件：来自非疫区船舶；没有染疫或染疫嫌疑的船舶；除鼠或免予除鼠证书在有效期内船舶。

（4）电讯检疫。国际航行船舶的电讯检疫一般是由船舶公司或船舶代理申请，同时符合下列条件：来自非疫区船舶；没有染疫嫌疑船舶；除鼠或免予除鼠证书在有效期内船舶；有中国检验检疫机构签发的有效期内船舶卫生证书。电讯检疫必须是持有效卫生证书的国际航行船舶在抵港前24小时，通过船舶公司或船舶代理向港口或锚地所在地检验检疫机构以电报形式报告。

来自检疫传染病疫区的，被检疫传染病污染的，发现有与人类健康有关的啮齿动物或者病媒昆虫，超过国家卫生标准的船舶，要进行消毒、除鼠、除虫或者其他卫生处理。检疫合格的，签发《船舶入出境检疫证书》。

（二）出境船舶卫生检疫申报

1. 船舶必须是在最后离开的出境港口接受检疫。
2. 船方或其代理人应当在船舶离境前4小时内向出境口岸检验检疫机

构办理出境检疫手续,提供所需的资料:船名、国籍、预定开航的时间;目的港、最初寄港;装载货物种类;船舶出境健康申报表;船员、旅客名单或船员、旅客变更名单;《除鼠证书/免予除鼠证书》。船舶航行目的地为南美洲、非洲的,应提供所有人员黄热病预防接种证书以及船员健康证书。

卫生检疫师审核有关资料的内容包括:逐项检查船舶出境健康申报表,船长是否在船舶出境健康申报表上签字,认真审核船员名单,检查健康证书和预防接种证书,检查船舶除鼠或免予除鼠证书,对船舶实施出境检疫以后检疫医师应当按照检疫结果,没有染疫的或不需要实施卫生处理的船舶,出具《船舶入境卫生检疫证》,需实施某种卫生处理或离开本港后应继续接受某种卫生处理的船舶,出具《船舶入境检疫证》。

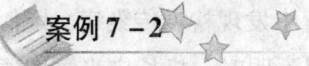
案例 7-2

某年 5 月 18 日,河北沧州局黄骅港办事处检疫人员在锚地对来自韩国的韩国籍"御松林"轮(M. V. PINE ROYAL)进行检疫时发现,引航员在检疫人员未上船也未征得检疫人员同意的条件下,擅自把该船引离检疫锚地,并在靠泊后擅自离船,造成该轮逃避检疫的事实。依据《国境卫生检疫法实施细则》第 109 条和第 110 条的规定,黄骅港办事处对该轮实施了罚款 1 000 元的处罚。

【案例分析】

这是一起入境船舶擅自离开检疫地点案。船舶必须是在最后离开的出境港口接受检疫。

三、出入境航空器的检验检疫与申报

出入境航空器必须符合我国《国境卫生检疫法》及其实施细则的有关规定和要求。航空器检疫要求的申报项目主要包括:航空器的国籍、机型、号码、识别标志、预定到达或起飞时间;出发站、经停站;机组和旅客人数;相关证件等。

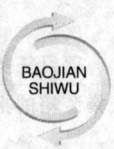

(一)入境飞机检疫申报

入境飞机按来自疫区与非疫区区别受理申报。

1. 来自非疫区的飞机。来自非疫区的飞机可通过地面航空站与检验检疫机构通过电讯进行检疫申报。

申报内容包括:

(1) 飞机的国籍、机型、号码、识别标志、预定到达时间、出发站、经停站、机组及旅客人数;

(2) 飞机上是否载有病人或在飞行途中是否发现病人或死亡人员;若有,应提供病名或者主要症状、患病人数、死亡人数;

(3) 飞机到达后,向检验检疫机构提交总申报单、旅客名单及货物舱单。

2. 来自疫区的飞机。来自疫区的飞机在飞行中发现检疫传染病、疑似检疫传染病,或者有人非意外伤害而死亡且死因不明时,机长应当立即通知到达机场的航空站向检验检疫机构申报,并在最先到达的国境口岸的指定地点接受检疫。

向检验检疫机构申报的内容包括:

(1) 飞机的国籍、航班号、机号、机型、预定到达时间,出发站、经停站、机组及旅客人数;

(2) 飞机上是否载有病人或在飞行途中是否发现病人或死亡人员,若有,应提供病名或者主要症状、患病人数、死亡人数;

(3) 来自黄热疫区的飞机,机长或其授权代理人须主动出示有效的灭蚊证书。

(二)飞机出境卫生检疫申报

实施卫生检疫的航空站应当在出境检疫的飞机起飞前向检验检疫机构提交飞机总申报单、货物仓单和其他有关检疫证件,并向检验检疫机构通知飞机的国籍、机型、号码、识别标志、预定起飞时间、经停站、目的站及旅客和机组人数。

四、出入境列车及其他车辆的卫生检疫申报

（一）出入境列车的卫生检疫申报

1. 出入境列车到达或者出站前，车站有关人员向检验检疫机构提前预报车上有无疾病发生等事项；

2. 客运列车到达车站后，检疫人员首先登车，列车长或者其他车辆负责人应当口头申报人员健康情况及列车上的卫生情况；

3. 入境、出境检疫的列车，查验中发现检疫传染病或疑似检疫传染病，或者因卫生问题需要卫生处理时，应延缓开车时间，将需调离便于卫生处理的行车路线、停车地点等有关信息通知车站负责人。

（二）出入境汽车及其他车辆的卫生检疫申报及查验程序

1. 固定时间的客运汽车，在出入境前由有关部门提前通报；

2. 装载的货物应按口岸规定提前向检验检疫机构申报货物种类、数量及重量、到达地等；

3. 对入境货运汽车，根据申报实施卫生检查或必要的卫生处理，检疫完毕签发《运输工具检疫证书》。

单元三 运输工具动植物检疫的报检

除装载动物、动物产品和其他检疫物进境、出境、过境的运输工具需实施动物检疫外，《中华人民共和国动植物检疫法》还规定，对来自动物疫区的船舶、飞机、火车，进境供拆船用的废旧船舶以及进境车辆均应实施动物检疫。此外，入境交通工具的交通员工不得将动物、动物产品和其他检疫物带离运输工具；需要带离时，应当向口岸出入境检验检疫机构报检。

一、出入境运输工具动物检疫的报检

（一）船舶动物检疫的报检

1. 申报。船舶动物检疫由船舶代理部门报检，并填具报检单。由港

监、调度或海关向口岸检验检疫机关提供船期预报和确报，或通过计算机联网详细了解船舶的来源、所载货物情况、锚地以及停靠的泊位等情况。船方或其代理人在申报时，除了报告船舶抵达时间、停泊地点、靠泊移泊计划外，还须提交以下材料：

（1）《总申报单》。如船员携带有动物及动物产品，应在申报单中填写携带的动物及动物产品的品种、数量以及船员姓名。

（2）《船舶物品申报单》。申报单中有动植检批注，通过申报，可以了解船上是否携带有应检物，以便采取相应的措施。

（3）《货物申报单》。要求船方提交《货物申报单》，同时查验"载货清单"。

2. 检疫处理。口岸检验检疫机关对进境船舶重点检查生活区、货（客）舱、厨房、食品舱、冷藏室和动物性废弃物、泔水的存放场所、容器等。

（二）其他运输工具动物检疫申报

1. 申报。其他运输工具动物检疫申报应根据不同情况，采用不同的方式。飞机、火车入境一般有固定的航班、车次，有关部门应向口岸检验检疫机关提供飞机和火车运行时刻表，以便掌握情况。汽车可以在进出口岸的通道现场进行。

2. 检疫处理。口岸检验检疫机关对进境运输工具的下述区域实施重点检疫：

（1）进境火车的餐车、厨房、储藏室、冷藏室以及其他存放、使用或旅客可能遗弃的动物、动物产品和动物性废弃物的场所等。

（2）进境飞机的食品舱、货舱、配餐间以及其他存放、使用或旅客可能遗弃动物、动物产品和动物性废物的场所等。

（3）进境汽车的轮胎、车厢等。口岸检验检疫机关还可根据有关情况，查验运输工具的其他部位。

进境运输工具检疫的处理具体如下：

①经查验，发现有我国规定禁止或者限制进境的动物、动物产品，检验检疫机关责成退回或施加封识，或截留销毁处理。上述运输工具在中国

境内停留或运行期间,未经口岸检验检疫机关许可,不得启封动用封存货物;发现其他应检物的,按有关规定处理。

②进境运输工具上的泔水、动物性废弃物及其存放的场所、容器等,应实施消毒和无害化处理。

③装运活动物出境后回空的运输工具,入境时须对整个运输工具实施防疫消毒处理。

④所有进境车辆由口岸检验检疫机关实施防疫消毒处理。

⑤对来自或途经动物疫情流行的国家(或地区)的运输工具,由入境口岸检验检疫机关对其进行相应的防疫消毒处理。

⑥装载动物进境的运输工具,由口岸检验检疫机关实施防疫消毒处理。

⑦装载动物出境的运输工具,须在口岸检验检疫机关的监督下进行消毒处理合格后方可装运。

运输工具经检疫或者经消毒等检疫处理合格后,由口岸检验检疫机关签发相关证书。

二、出入境运输工具植物检疫的报检

出入境运输工具植物检疫的范围包括来自动植物疫区的船舶、飞机、火车、入境的车辆、入境供拆船用的废旧船舶,装载出境的植物、植物产品和其他检疫物的运输工具,装载过境的植物、植物产品和其他检疫物的运输工具等。

(一)出入境船舶植物检疫的报检

来自植物疫区的国际航行船舶、装载出入境植物及植物产品的船舶、进境供拆船用的废旧船舶和修理船舶均应进行植物检疫。

出入境船舶植物检疫程序如下:

1. 接受报检。

(1)接受预报。检验检疫人员审核《国际航行船舶动植物检疫登记表》、《船舶检疫记录》,掌握船舶动态,并做好有关工作记录;对需到锚地或其他指定地点进行检疫或需特殊处理的船舶,通知船务代理做好有关准备工作。

(2)审核总申报单、货物申报单、船用物品申报单和查阅载货清单等有关单证,并进行编号登记。对单证不齐全或持无效单证报检的,不予受理。

(3)经审核,单证合格并符合有关要求的进口岸船舶,签发检验检疫通知单;出口岸的船舶在船舶出口岸手续联系单上签署意见并盖章。

2. 实施检疫。检验检疫人员一般实行登轮检疫、库房检疫和货舱检疫,必要时还可以进行实验室检疫。

登轮检疫主要核查所申报内容是否属实,并填写检疫记录册。重点检查库房、厨房、餐厅、室内外垃圾筒、甲板、灯光区、货舱、货物及包装内有无害虫。对船员及旅客住舱实施抽检。

库房检疫包括检查干货库、果菜库、杂物库等,检查有无活虫,以检查幼虫蜕皮或成虫残体为线索,对果菜库内属于禁止进境的水果和蔬菜实施封存,或检查杂物库内垃圾废物是否装袋,以及船上垃圾处理设备等状况。

进境载货的货舱,结合货物的检疫进行。出境动植物产品的船舶要审核货物合同,了解输入国的检疫要求,检查货舱有无动植物性残留物、土壤,有无活虫及虫量、种类,植物性铺垫是否经过检疫或检疫处理。

实验室检疫主要是对现场检疫取回的样品以及截获的有害生物进行检验、鉴定。

3. 检疫处理。检疫人员根据现场检疫和室内检验情况,填写检疫评定结果。对符合动植物检疫和防疫规定的,出具运输工具检验检疫证书;对不符合动植物检疫和防疫规定的,出具检验检疫处理通知单,交船方或其代理人。经检疫处理后符合动植物检验检疫和防疫规定的,出具运输工具检验检疫证书。

对船员携带的植物及植物产品,按进境旅客携带物检疫要求进行检疫。经检疫或处理合格的予以放行,视情况出具有关证书。

对水果、茄科类蔬菜以及《中华人民共和国进境植物检疫禁止进境物名录》中的检疫物截留销毁处理；对感染危险性有害生物或一般性害虫超标准的其他植物产品，经有效除害处理后允许使用。

对船上的泔水、植物性废弃物实行销毁、深埋、喷药等检疫处理。

对感染危险性病虫害必须实行熏蒸或消毒处理的废旧船舶，出具《中华人民共和国船舶出入境检验检疫处理通知单》，根据疫情严重程度采取有效措施彻底处理。

（二）出入境汽车植物检疫

经公路驶入的各种货运机动车（含单程或双程空驶车和载货车）、客运机动车（含大、中、小巴，私车，公车）以及其他机动车辆；所有入境的各类旧（废）机动车、农用机械、施工机械（如拖拉机、推土机、挖掘机、钻机等）；装运检疫物出境的各种机动车辆应实施植物检疫。

对多次出入境的车辆要登记备案，输入电脑管理。要求车主或司机对来自美国白蛾、非洲大蜗牛、马铃薯甲虫等重要病虫疫区的车辆，在入境时应如实报检。检疫工作人员在抽查过程中，实施重点检疫。车主和货主对空车在入境前、载货车在装货前，要做必要的清扫或清洗。车辆带有泥土或污杂物，应在入境前清洗干净。车辆初次入境，应填报一次性入出境申报单。

对司乘人员携带出境的植物及其产品，参照旅客携带物检疫的有关规定办理。

（三）出入境飞机植物检疫报检

装载出入境植物、植物产品、其他检疫物和来自植物疫区的进境飞机（含过境或迫降）应实施植物检疫。

报检时由承运人提供飞机进出港动态。航班到达后，检疫人员执行检疫任务，向乘务长或航空公司代办了解航班有关情况，收取航班申报单，并要求乘务长或代办在登机检疫单上签字。

货机检疫的重点是货物包装、货仓内壁。先了解货物配载情况，在卸货前和卸货过程中检查集装箱箱体、植物性包装材料和铺垫材料，货物全部卸完后，检查货仓内壁以及易于隐藏害虫的灯罩、拐角、接缝等隐蔽处是否带有害虫、其他有害生物和植物残留物。客机检疫的重点部位是食品柜、配餐台、座位、垃圾容器等。乘客下机后,检查飞机配餐食品和水果供应情况,仔细检查配餐食品和旅客遗弃的植物及产品是否感染危险性病虫害。

检出的病虫害分别情况做分离、培养、解剖、镜检,必要时制成标本待查。对采集的植物残留物进行详细检查,能过筛的,把筛下物倒入白瓷盘内,用放大镜仔细检查,挑出害虫、杂草等有害生物。对易于隐藏蛀食害虫的果实、果皮、果核、块根、块茎等作解剖,检查害虫和线虫。

出入境飞机植物检疫处理如下:

其一,在货舱检疫中发现植物性铺垫材料、填充物料以及其他植物性残留物,监督航运责任人按检疫规定妥善处理,未经检疫,不得卸离飞机。

其二,对来自植物疫情流行国家(或地区)的飞机或经检疫发现感染危险性病虫害的飞机,根据需要对飞机货仓门口、货仓内壁、被污染场地等部位进行消毒处理。飞机消毒应选用安全、卫生、无污染、无腐蚀且对害虫、虫卵、病菌等有较好杀虫灭菌作用的药剂。

其三,在客机检疫中,要加强配餐食品、旅客遗弃的植物和植物产品的检疫和监管。未经许可,配餐食品不得卸离飞机。旅客遗弃的植物、植物产品和其他检疫物在检疫人员监督下统一处理,其他人不得带离飞机。

其四,飞机上的垃圾由机场当局垃圾站收集,专车封闭运往机场专设的垃圾站按检疫要求处理,不得随意抛弃。在卸车后要进行药剂消毒处理,或将垃圾投入焚烧炉内集中焚烧。检疫人员应定期对垃圾站进行检查,指导有关人员正确使用消毒药剂。

(四)出入境火车植物检疫的报检

来自植物疫区的进境、过境运载货物的火车;装载植物、植物产品及其他检疫物出境的火车;来自植物疫区的国际联运客车(含行李车)属于植物检疫的范围。出入境火车植物检疫的具体程序如下:

1. **检疫报检。**来自疫区的装载植物、植物产品和其他检疫物的火车,由货主或代理人凭货运单及有关单证填写报检单,向入境口岸出入境检验检疫局报检。

非装载植物、植物产品和其他检疫物来自疫区的进境火车(含空车),由运输工具负责人凭货运单或火车编组单向入境口岸出入境检验检疫局报检。

装载植物、植物产品和其他检疫物出境的火车,由货主或其代理人凭铁路运单在装货前向口岸出入境检验检疫局报检。

来自疫区的国际联运客车,结合旅客检疫进行。

2. 检疫处理与放行。口岸出入境检验检疫局受理报检后,应立即派人赴停车现场实施检疫。现场检疫中截获的病、虫、杂草等要送室内作进一步检验鉴定,确定是否为危险性有害生物。经检疫未发现危险性病、虫、杂草的,可视情况出具放行通知单或在货运单(编组单)上加盖放行章放行。经检疫发现危险性病、虫、杂草等,出具处理通知单并通知报检人作如下处理:

(1)对疫情严重又难以采取清扫、喷洒药剂、熏蒸等除害办法处理的,作退回处理。

(2)对能够通过清扫、喷洒药剂、熏蒸等办法达到除害目的的,用指定方法处理合格后准予入境。

(3)对土壤、植物残留物、废弃物等,由报检人清扫干净并在指定地点做无害化处理,不得随意抛弃。

(4)装载植物、植物产品和其他检疫物出境的火车,应当符合植物检疫和防疫的规定,发现有危险性病、虫、杂草或一般性病、虫、害超过规定标准的,应更换运输工具或经除害处理合格后方可装运。

个案分析与操作演练

1. 某企业进口一批货物(检验检疫类别为 P/Q),海运集装箱装运,以下表述正确的有(   )。

A. 集装箱须实施适载检验　　　B. 集装箱须实施卫生检疫

C. 集装箱须实施卫生除害处理　　D. 集装箱须实施动植物检疫

2. 报检员王东现有装运服装、木材、设备、盐湿牛皮 4 类集装箱报检业务，王东分析后认为（　　）。

A. 装运服装的出境集装箱不需要实施卫生检疫

B. 装运木材的出境集装箱不需要实施动植物检疫

C. 装运设备的进境集装箱需要实施卫生检疫

D. 装运盐湿牛皮的进境集装箱需实施卫生检疫和动植物检疫

3. 大连某生产企业出口一批冷冻食品（检验检疫类别为 P.R/Q.S），出境口岸为大连，集装箱装载。

(1) 该批检验检疫类别表示什么含义？

(2) 以下表述正确的有（　　）

A. 货物须实施食品卫生监督检验

B. 货物须实施动植物检疫

C. 集装箱须实施适载检验

D. 集装箱须实施卫生检疫

E. 集装箱需实施使用鉴定

(3) 在办理报检业务过程中，应向检验检疫机构申请的证单有(　　)。

A. 出境货物通关单

B. 集装箱检验检疫结果单

C. 出境货物换证凭单

D. 动植物检疫许可证

4. (1) 以下所列出口货物，其装运集装箱无需实施适载检验的有（　　）。

A. 冷冻食品　　B. 服装　　C. 陶瓷制品　　D. 玩具

(2) 以下集装箱须经消毒、除鼠、除虫或其他卫生处理方准入境的有

( )。

　　A. 来自检疫传染病疫区的集装箱

　　B. 被检疫传染病污染的集装箱

　　C. 发现与人类健康有关的啮齿动物或病媒昆虫的集装箱

　　D. 可能传播检疫传染病的集装箱

　　5.（1）某年4月5日，常熟检验检疫局在对来自法国的进口集装箱及货物实施现场查验时，在箱内底部及货物包装木托架上截获约5公斤泥土，检疫人员及时对该集装箱及货物作了有效的除害处理。

　　（2）某年6月19日，顺德检验检疫局在对来自中国台湾载有机器设备的9个进口集装箱进行检疫查验时，发现箱内昆虫飞舞，并在货柜的地板上，尤其是在防潮薄膜严密包裹的机器内有大量死虫，经鉴定有白蚁类、蝉类、蜻象、蝇类。顺德检验检疫局按有关规定对该批集装箱进行了卫生除害处理。

　　（3）某年11月10日，南海检验检疫局在对来自中国台湾装载纸包装聚酯变形丝的集装箱进行检疫查验时，发现该集装箱箱门口有动物粪便，纸包装箱有被动物撕咬的痕迹，于是立即进行现场拍照封柜，实施熏蒸处理。熏蒸完毕后，在该集装箱内纸箱顶层发现一只死猫，经检验检疫，未发现该猫带有异常病菌，最后将其作掩埋处理。

　　问题：请结合上述3个案阐述集装箱在哪些情况下应当实施卫生除害处理？卫生除害处理的方式主要有哪几种？

　　6. 某日，A报检员到检验检疫部门申报一批次入境集装箱货物，按照相关的法律法规要求，检验检疫人员指定将该批次集装箱货物移运至有关堆场等待接受检疫查验。由于该批集装箱装载货物为生产急用，于是该报检员在检验检疫部门未进行开箱检疫放行的情况下，擅自将该批集装箱运到厂家卸货。

　　问题：从卫生检疫的角度来看，该报检员的行为违反了哪条规定？

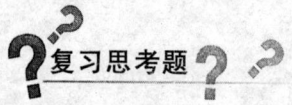

一、名词解释

锚地检疫　随航检疫　靠泊检疫　电讯检疫

二、简答题

1. 简述集装箱检疫结果及相应的处理办法。
2. 简述入境集装箱报检的时限、地点及应提供的资料。
3. 简述出境集装箱报检的时限、地点及应提供的单据。
4. 我国对出境新造集装箱的检验检疫报检有哪些规定？
5. 对运输工具适装性的检查有哪些要求？
6. 运输工具检验检疫，其负责人应尽哪些义务？
7. 检疫机构签发的运输工具检疫或消毒证书主要有哪几种？
8. 入境船舶卫生处理检疫如何申报？
9. 入境船舶卫生检疫有哪几种方式？
10. 出境船舶卫生检疫如何申报？
11. 简述来自疫区的飞机向检验检疫机构申报的内容。
12. 简述船舶动物检疫的报检。
13. 简述出入境船舶植物检疫的报检。

项目任务八

申请原产地证书

▶ 项目要求 ◀

▷ 设计原产地证书申领流程
▷ 准备资料办理原产地证书注册手续
▷ 申报原产地证书

项目情景

2011年8月，北京华鑫工贸公司（BEIJING HUAXIN INDUSTRIAL AND TRADING COMPANY）与西班牙AAA公司（AAA COMPANY, NO. 5 OF SMITH STREET, BARCELONA, SPAIN）签订了一份出口T恤（T-SHIRTS）的合同，合同号是：CC1118R。开证行开来信用证，号码是：1207N10028。信用证的最晚装运日期是2011年9月15日，有效期至2011年10月7日。有关的信用证条款如下：

: 45/DESCRIPTION OF GOODS/SERVICES:

T-SHIRTS

: 46/DOCUMENTS REQUIRED

+ GENERALIZED SYSTEM OF PREFERENCES CERTIFICATE OF ORIGIN ISSUED BY COMPETENT AUTHORITY IN ONE ORIGINAL PLUS TWO COPIES.

北京华鑫工贸公司2011年9月1日开出票号为2011/F202的发票，将该货物由天津装船发往BARCELONA，于9月10日装船完毕，取得提单。货物明细如下：

毛重：8 000KGS，装1 000CARTONS，货装S. S. VICTORY V. 146E轮，唛头：无。

由于西班牙AAA公司在信用证中要求北京华鑫工贸公司开具原产地证书，因此，北京华鑫工贸公司要求报检员李华办理这批货物的原产地证书的申请手续。

李华从9月1日起开始了一系列产地证的申请工作，最后顺利完成了任务。

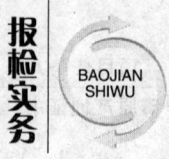

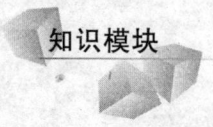

单元一 认知原产地证书

原产地证书（简称产地证）是证明商品的原产地，即货物的生产或制造地方的一种证明文件。它是进口国对进口货物确定关税待遇、进行贸易统计、实行数量限制和控制从特定国家进口的主要依据。形象地说，原产地证书是商品进入国际贸易领域的"经济国籍"和"护照"，出具原产地证书已成为国际贸易中的一个重要环节。

在我国，根据规定，原产地证书可由政府授权的部门（如检验检疫机构）或公证机构（如中国国际贸易促进委员会及其分会）签发，但各种优惠原产地证书只能由政府授权的各地出入境检验检疫机构签发，代表国家对原产于我国的出口货物作出判定和担保，以便这些货物能够在目标国顺利享受相应的优惠待遇。此外，一些国家也认可出口商签发的原产地证书。

一、原产地证书的作用

原产地证书的作用主要体现在以下几个方面：

第一，原产地证书是确定税率待遇的主要依据；

第二，原产地证书是进行贸易统计的重要依据；

第三，原产地证书是实施进口数量控制、反倾销、反补贴等外贸管理措施的依据；

第四，原产地证书是控制从特定国家进口货物、确定准予放行与否的依据；

第五，原产地证书是证明货物内在品质或结汇的依据。

二、原产地证书的分类

原产地证书可分为普惠制原产地证书、一般原产地证书和区域性优惠原产地证书。

（一）一般原产地证书

一般原产地证书（Certificate of Origin，CO）是各国根据各自的原产地规则签发的、证明货物原产于某一特定国家或地区、享受进口国正常关税待遇的证明文件。进口国据此对进口货物实施管理和征税，确定准予放行否，实施数量限制否，实施反倾销否等。一般来说，各国海关对持有一般产地证的货物按最惠国税率征收关税。

我国的一般原产地证明书又分为两种，一种是由中国国际贸易促进委员会（China Council for Promotion of International Trade，CCPIT）签发的一般原产地证明，另外一种是由中国进出口检验检疫中心（CIQ）签发的一般原产地证明。

正常情况下，符合我国非优惠原产地规则的货物出口至任何国家或地区均可申请一般原产地证书；货物仅在中国加工但未完成实质性改变的，申请人可以向签证机构申请签发加工、装配证书；经中国转口的非原产货物，申请人可以向签证机构申请签发转口证书。

（二）普惠制原产地证书

普惠制（Generalized System of Preference，GSP），全称普遍优惠制度，是发达国家给予发展中国家的出口制成品和半制成品（包括某些初级产品）的一种普遍的、非歧视的、非互惠的关税制度，即享受比最惠国税率更加优惠的关税待遇。

目前，世界上共有40个给惠国家：欧盟27国（奥地利、比利时、丹麦、芬兰、法国、德国、希腊、爱尔兰、意大利、卢森堡、荷兰、葡萄牙、西班牙、瑞典、英国、波兰、匈牙利、捷克、斯洛伐克、斯洛文尼亚、塞浦路斯、马耳他、爱沙尼亚、拉脱维亚、立陶宛、罗马尼亚和保加利亚），美国、土耳其、瑞士、列支敦士登、挪威、日本、新西兰、澳大利亚,加拿大,俄罗斯,白俄罗斯,乌克兰,哈萨克斯坦。其中,除美国不给中国普惠制待遇外,其余 39 个国家都将中国作为受惠国。

普惠制原产地证书(Generalized System of Preferences Certficate of Origin),又称 FORM A 证书,是根据普惠制给惠国原产地规则和相关要求签发的原产地证,它是受惠国货物出口到给惠国时享受普惠制关税优惠待遇的官方凭证。凡受惠国要求享受普惠制待遇的出口商品,均须持有能证明其原产资格的原产地证明书。普惠制原产地证明书又可分为格式 A、格式 59A、格式 APR 及简易的普惠制原产地证书等。

(三)区域性优惠原产地证书

区域性优惠原产地证书是订有区域性优惠贸易协定的国家官方机构签发的享受相互减免关税待遇的凭证。区域性优惠证书上所列产品应是优惠贸易协定项下的产品。签证依据为相应的区域性优惠原产地规则。简单来说,区域性优惠原产地证书可以帮助企业在清单内的产品减免关税。

目前,我国在签的区域性优惠原产地证书有《亚太贸易协定》原产地证书、中国—东盟自由贸易区原产地证书、中国—巴基斯坦自由贸易区原产地证书、中国—智利自由贸易区原产地证书、中国—新西兰自由贸易区原产地证书和中国—新加坡自由贸易区原产地证书。

1.《亚太贸易协定》优惠原产地证书。《亚太贸易协定》前身为《曼谷协定》[①]。各成员国根据《亚太贸易协定》关税减让谈判结果,对列入本国减让表的原产于所有其他成员国的产品给予关税、边境费和非关税的优惠待遇。在一出口成员国境内最终制得或加工的产品,如果其使用的来自非成员国或不明原产地的原材料、零件或制品的总价值不超过该产品 FOB 价的 55%,可享受《亚太贸易协定》优惠待遇。最不发达成员国原产的产品可享受 10 个百分点的额外优惠,即来自非成员国或不明原产地的成分不能超过产品 FOB 价的 65%。

[①]《曼谷协定》签订于 1975 年,是在联合国亚太经济社会委员会主持下,在发展中国家之间达成的一项优惠贸易安排,现有成员国为中国、孟加拉、印度、老挝、韩国和斯里兰卡。2001 年 5 月 23 日,中国正式成为《曼谷协定》成员,这是中国加入的第一个具有实质性优惠关税安排的区域贸易协定。

《亚太贸易协定》原产地证书（Certificate of Origin Asia – pacific Trade Agreement）是根据《亚太贸易协定》的要求签发的具有法律效力的在协定成员国之间就特定产品享受互惠减免关税待遇的官方证明文件，签发依据为《亚太贸易协定》原产地规则及《亚太贸易协定原产地证书签发和核查程序》。《亚太贸易协定》原产地证书采用专用证书样式。

我国各地出入境检验检疫机构对出口至《亚太贸易协定》项下的成员国（孟加拉、印度、韩国、斯里兰卡）的货物签发《亚太贸易协定》优惠原产地证。《亚太贸易协定》原产地证书有效期为自签发之日起一年。

2.《中国—东盟自由贸易区》优惠原产地证书。东盟是东南亚国家联盟（Association of Southeast Asian Nations, ASEAN）的简称，有10个成员国：文莱、印度尼西亚、马来西亚、菲律宾、新加坡、泰国、柬埔寨、老挝、缅甸和越南。

中国—东盟自由贸易区原产地证书，即FORM E，是根据《中华人民共和国与东南亚国家联盟全面经济合作框架协议》的要求签发的、具有法律效力的、在协定成员国之间就特定产品享受互惠减免关税待遇的官方证明文件。签证依据为《中国—东盟自由贸易区原产地规则》及其签证操作程序。中国—东盟自由贸易区原产地证书采用专用证书格式FORM E。

中国—东盟自贸协定对非完全获得产品采用的是百分比标准，即"增值标准"的判定方法。该产品中原产于中国—东盟自贸区的成分占其总价值的比例不应少于40%。此外，非完全获得产品的最终生产工序应在中国—东盟自贸区缔约方境内完成。

我国各地出入境检验检疫机构对出口至东盟国家的货物签发《中国—东盟自由贸易区》优惠原产地证（FORM E）。中国—东盟自由贸易区原产地证书有效期为自签发之日起一年。

3.《中国—巴基斯坦自由贸易区》优惠原产地证书。自2007年7月1日起，我国各地出入境检验检疫机构按扩大的关税减让范围对出口至巴基斯坦的货物签发《中国—巴基斯坦自由贸易区》优惠原产地证书。

中国—巴基斯坦自由贸易区原产地证书是根据《中国—巴基斯坦自由

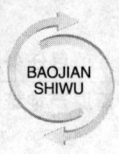

贸易协定早期收获计划的协议》要求签发的、具有法律效力的、在协定成员国之间就特定产品享受互惠减免关税待遇的官方证明文件，签证依据为《中国—巴基斯坦自由贸易区原产地规则》及其签证操作程序。

中国—巴基斯坦自由贸易区原产地证书采用专用证书格式。中国—巴基斯坦自由贸易区原产地证书有效期为自签发之日起6个月内向成员国的海关提交，若按《中国—巴基斯坦自由贸易区原产地规则》的规定经过一个或多个非成员国境内，原产地证书提交期限延长至8个月。

4.《中国—智利自由贸易区》优惠原产地证书。自2006年10月1日起，我国各地出入境检验检疫机构对我国出口至智利的货物签发《中国—智利自由贸易区》优惠原产地证书（FORM F）。《中国—智利自由贸易协定》规定，非完全生产或获得的原产品，除应当符合协定规定的产品特定标准外，其区域价值成分（即中国和智利的成分）不得少于40%。

中国—智利自由贸易区原产地证书是根据《中国—智利自由贸易协定》的要求签发的、具有法律效力的、在协定成员国之间就特定产品享受互惠减免关税待遇的官方证明文件，签证依据为《中国—智利自由贸易区原产地规则》及其签证操作程序。《中国—智利自由贸易区》原产地证书采用专用证书格式FORM F。

《中国—智利自由贸易区》原产地证书有效期为自签发之日起一年。

5.《中国—新西兰自由贸易区》优惠原产地证书。自2008年10月1日起，我国各地出入境检验检疫机构对我国出口至新西兰的货物签发《中国—新西兰自由贸易区》优惠原产地证书。

6.《中国—新加坡自由贸易区》优惠原产地证书。根据《中国—新加坡自由贸易协定》，我国出口至新加坡的货物可签发一般原产地证书（非优惠）、中国—东盟自由贸易区原产地证书、中国—新加坡自由贸易区原产地证书。自2009年1月1日起，中国各地出入境检验检疫机构对我国出口至新加坡的货物签发《中国—新加坡自由贸易区》优惠原产地证书。

7.《中国—秘鲁自由贸易区》优惠原产地证书。自2010年3月1日起，中国各地出入境检验检疫机构对我国出口至秘鲁的货物签发《中国—

秘鲁自由贸易区》优惠原产地证书。

单元二　原产地证书的注册、申请与签证

检验检疫机构原产地证书签证流程可用图 8-1 来表示。

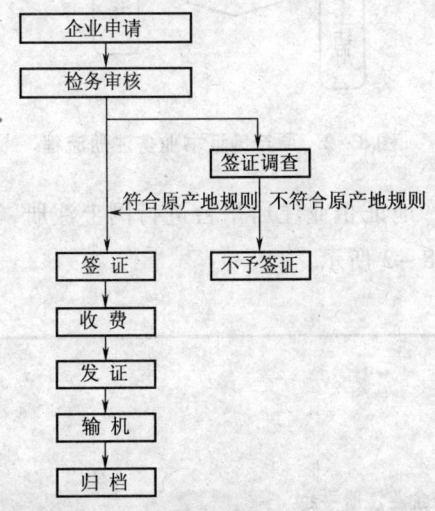

图 8-1　原产地证书签证流程

一、原产地证书业务注册

凡申请办理原产地证明书的申请人，必须预先在当地检验检疫机构办理注册/备案登记手续，已注册企业申请新增原产地证书不需要再次注册。

原产地证书业务注册流程如图 8-2 所示。申请人凭营业执照和进出口批文向当地检验检疫机构领取《原产地证申报企业注册/备案登记表》等注册/备案资料（也可从检验检疫机构网站下载），并按要求填写；检验检疫机构对申请人提交的注册/备案资料进行审查，按规定对企业进行注册调查，对符合注册/备案条件的予以注册/备案登记，发放《原产地证申报企业注册/备案登记证书》。

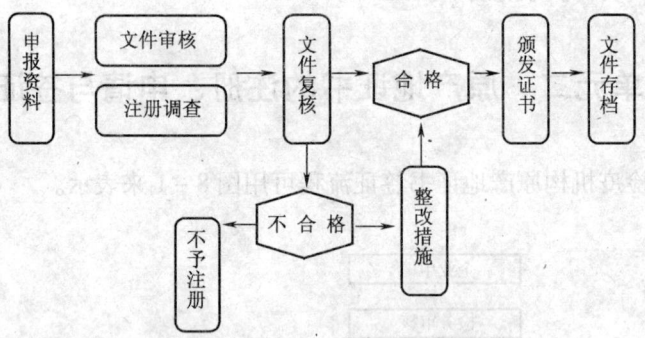

图8-2 原产地证书业务注册流程

企业也可在原产地证企业注册平台进行网上注册,登录网址 http://ocr.eciq.cn/,如图8-3所示。

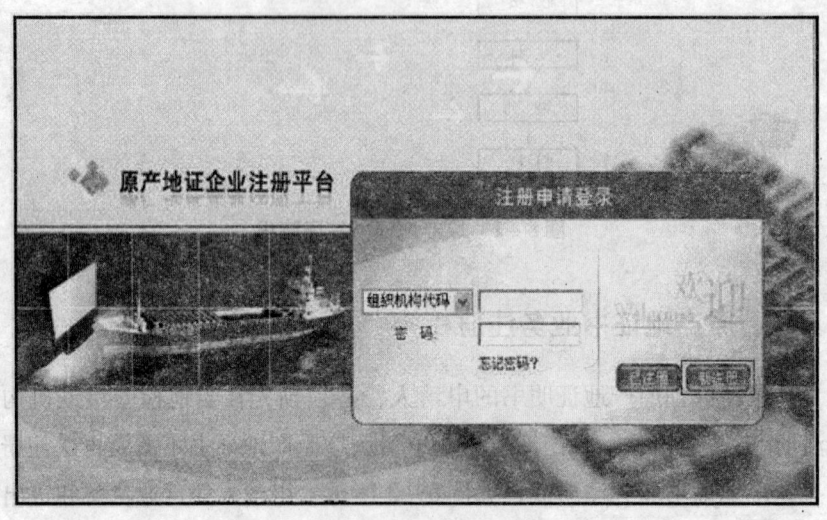

图8-3 原产地证企业注册平台(1)

企业应在"组织机构代码"一栏中如实填写并点击"新注册",进入系统平台,点击左侧菜单中的"企业注册"(如图8-4所示),进入注册信息录入页面按要求进行操作。

检验检疫机构在局端审核企业注册申请后会发出"审批通过"或者

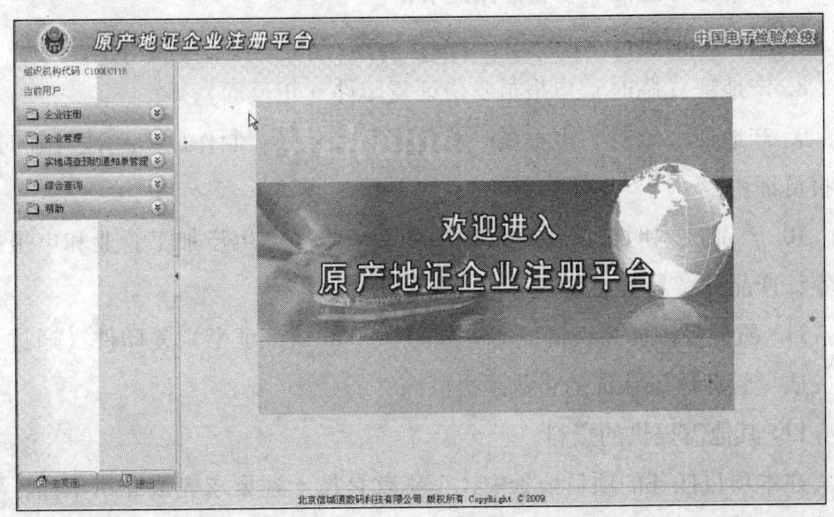

图 8-4 原产地证企业注册平台（2）

"退回申请"的回执。企业在提交网上注册申请成功后，应立即将检验检疫机构要求的有关文件资料提交到所属检验检疫机构，并注意接收回执。如果收到的回执是下厂预约通知单，则应与检验检疫机构联系确认实地调查事宜。如果收到的回执状态是"审核退回，待修改"，表示企业提交的注册申请未通过审批，企业应按照说明栏中的回执要求对注册信息进行修改，随后再次提交申请。如果收到的回执状态是"已提交"或"审核中"，表示检验检疫机构正在处理申请，请企业耐心等待。

企业申请原产地证业务注册，准备或需提供的资料主要有：

1. 工商营业执照复印件；

2. 组织机构代码证复印件；

3. 进出口权批准文件复印件：《对外贸易经营者备案登记表》或《中华人民共和国台港澳侨投资企业批准证书》或《中华人民共和国外商投资企业批准证书》；

4. 原产地证申报企业注册/备案申请书；

5. 原产地证电子签证申请表；

6. 申请原产地证电子签证保证书;

7. 原产地证申报企业注册/备案登记表;

8. 产地证(临时)申报员身份证复印件(正反面);

9. 产地证(临时)申报员一寸免冠照片一张,制作原产地证(临时)申报员证用;

10. 产品成本明细单及其原辅料发票复印件(生产加工企业和申报控制签证产品的贸易公司须填写);

11. 质量管理体系认证证书(如 ISO 9000 认证证书)复印件(通过了有关质量管理体系认证的企业须提供);

12. 其他需提供的资料。

在本项目任务的项目情景中,李华就是按上述要求完成北京华鑫工贸公司的原产地证业务注册工作的。

第一步:李华查阅公司档案记录,发现北京华鑫工贸公司没有在北京出入境检验检疫局办理过产地证登记注册手续,因此需要办理产地证登记注册手续,他决定 9 月 1 日办理产地证登记注册手续。

第二步:准备资料。李华准备了工商营业执照复印件、组织机构代码证复印件、对外贸易经营者备案登记表。在网上打印了填好的原产地证书申请单位基本信息备案表(样本见表 8-1)、原产地证手签员授权书(样本见表 8-2)、申请原产地证书产品详细清单(样本见表 8-3),并加盖企业公章,然后于 9 月 1 日提交给北京出入境检验检疫局。

表 8-1 原产地证书申请单位基本信息备案

申请单位	中文名称			
	英文名称			
法定代表人			电话	
联系人			传真	
工商执照注册号				
注册地址				
办公地址				

续 表

海关注册登记编码		组织机构代码	
批准经营出口 文件号码			
批准经营出口 机构名称			
企业性质	□国有企业 □集体企业 □民营企业 □其他		□中外合资企业 □中外合作企业 □外商独资企业
企业类型	□经营型		□生产型
经营范围			
自有品牌			
中方负责人姓名： 职务： 电话：		外方负责人姓名： 职务： 电话： （此处仅限合资、外资企业填写）	
申请单位签署证书印章 （中英文对照章）		签发机构审核意见及印章	

表8-2 原产地证书手签员授权书

原产地证书手签员授权书

　　本人系　　　　　　（申请单位名称）法定代表人，现正式授权下述人员代表本单位在原产地证书上签名等。本单位保证遵守《中华人民共和国对外贸易法》、《中华人民共和国进出口货物原产地条例》、《中华人民共和国海关进出口货物优惠原产地管理规定》及相应自由贸易协定的规定。被授权人在办理原产地证书工作中如有违反有关规定，由我单位承担责任。

续　表

1. 姓名：
　　身份证号码：
　　联系电话（座机、手机）：
　　传真：　　　　手签字样：

照片

2. 姓名：
　　身份证号码：
　　联系电话（座机、手机）：
　　传真：　　　　手签字样：

照片

授权人签字（企业法定代表人）
申请单位公章

　　年　　月　　日

表 8-3　申请原产地证书产品清单

序号	商品名称（中英文）	HS 编码（8-10 位）	法定计量单位	主要输往国别	是否含有非原产成分	生产企业名称/电话	备注

第三步：北京出入境检验检疫局对北京华鑫工贸公司提交的注册资料进行了详细的审核并进行了调查，9月4日准予北京华鑫工贸公司注册登记[①]。李华获得注册号110009999以及原产地证书临时申报员证[②]。

二、原产地证书的申报

企业原产地证书业务注册完成后，企业就具备了申报各类原产地证书的资格。在中国完全获得的货物或者其他国家参与生产但在中国完成最后实质性改变的出口货物，企业可以向检验检疫机构申报各类原产地证书。

（一）普惠制产地证的申请

申请单位应在货物出运前5天，逐批向检验检疫机构申请签证，并提交以下材料：

1. 填制正确、清楚的普惠制产地证电子申请书；

2. 缮制正确、清楚，并经申请单位手签和加盖公章的普惠制产地证格式A一式三份；

3. 出口商品商业发票副本一份。

4. 含有进口成分的产品，还得提交"含进口成分商品成本明细单"一式一份。

5. 复出口去日本的来料加工产品，还得提交缮制清楚的、经申请单位手签并加盖公章的"日本进口原料的证明"（Certificate of Materials Imported from Japan）一式两份，及来料（或进料）发票副本和装箱单。

检验检疫机构接受申请后，认真审核证书各栏内容，必要时派员去生产厂核查，经查无误的，即予签发。

普惠制产地证经签发后，申请人如需更改证书内容的，必须征得原签

[①] 产地证企业注册后，一般每两年复查一次。企业应在年审到期1个月前填写《产地证注册/备案企业年审自查表》，根据该表的附件要求，收集相关资料到签证机构办理年审手续。

[②] 不经检验检疫机构考核认可的申报员属临时申报员，有效期为一年。临时申报员须按规定在有效期内参加检验检疫机构组织的申报员资格考试，取得正式申报员资质。如有效期内没有申报员资格考试的，可适当延期。

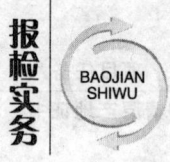

证机构的同意,全数退回原证书,填写更改单,提交更改凭证和重新缮制的普惠制产地证一式三份,经审核后予以重新签发。

特殊情况下,货物出运时未申请签发普惠制产地证,出运后外商又要求格式A证书时,申请单位可办理申请后发手续,但必须向出入境检验检疫机构提交货物确已出运的证明文件,经审核同意后方能予以签发,并加盖"后发"印章。

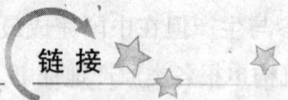

后发(Issued Retrospectively)

通常情况下,产地证格式A应在货物装运前或装运时签发,但在个别情况下,出口商在装运后才申请签发格式A。此时,受惠国签证机构审核出口商的申请书是否与相关的出口单据内容一致,以及查对出运货物在出运时,未曾签发过格式A,方可予以签发"后发"证书,并在第四栏中加盖"后发"印章。日本对后发证书规定,只有出于不可避免的原因和人力不可抗拒的情况,后发证书方可生效。但是,日本对办理出口手续所需的时间通常规定为自货物出口之日起的10天之内。因此,在此期限内签发的证书不属于后发证书。

李华采用电子申报方式申请情景案例中货物的普惠制产地证电子签证。他于9月5日提供了原产地证书电子签证申请表、原产地证书电子签证保证书,经法人签证盖章后,提交北京出入境检验检疫局,并通过互联网申报产地证。9月7日收到了正确回执。

李华收到正确回执后,在企业端软件打印出印有条形码的普惠制产地证格式A,加盖中英文签证章并签字,再准备好商业发票,于9月9日将有关单据提交给北京出入境检验检疫局产地证窗口,现场缴费、签证、领取了证书。

李华填制的普惠制产地证格式A如表8-4所示。

表 8-4 普惠制产地证格式 A

1. Goods Consigned From (Exporter's Business Name, Address, Country). BEIJING HUAXIN INDUSTRIAL AND TRADING COMPANY NO. 34 HUIXIN ROAD, BEIJING CHINA	Reference No.. GENERAL SISTEM OF PREFERENCES CERTIFICATE OF ORIGIN (Combined Declaration and Certificate) Form A Issued in THE PEOPLE'S REPUBLIC OF CHINA
2. Goods Consigned to (Consignee's Name, Address, Country) AAA COMPANY NO. 5 OF SMITH STREET, BARCELONA, SPAIN	(Country) See Notes overleaf
3. Means of Transport and Route (as far as known) SHIPMENT FROM TIANJIN, CHINA TO BARCELONA BY SEA	4. For Official Use

5. Item Number	6. Marks and Numbers of Packages	7. Number and Kind of Packages: Description of Goods	8. Origin Criterion (see notes overleaf)	9. Gross Weight or Other Quantity	10. Number and Date of Invoice
1	N/M	ONE THOUSAND (1000) CARTONS OF T-SHIRTS ******	"P"	8 000KGS	2011/F202 SEP. 1, 2011

续 表

11. Certification	12. Declaration by the exporter
It is hereby certified on the basis of control carried out, that the declaration by the exporter is correct. （OFFICIAL STAMP） BEIJING SEP. 7, 2011 Place and Date, Signature Stamp of Certifying Authority	The undersigned hereby declares that the above details and statements are correct; that all the goods were produced in CHINA （country） And that they comply with the original requirements specified for those goods in the Generalized System of Preferences for goods exported to SPAIN （Importing country） BEIJING SEP. 8, 2011 Place and Date, Signature of Authorized Signatory

普惠制产地证 FORM A 证书的填制要求如下：

第一栏：出口商名称、地址、国别。此栏出口商名称必须经检验检疫局登记注册，其名称、地址必须与档案一致；必须填明在中国境内的出口商详细地址、国名（CHINA）。

第二栏：收货人的名称、地址和国别。一般应填写给惠国最终收货人名称，即提单通知人或信用证上特别声明的收货人，到欧盟国家如最终收货人不明确，可填"To order"字样。

第三栏：运输方式及路线。一般应填装货和到货地点（始发港、目的港等）、离境日期及运输方式（如海运、陆运、空运、陆海联运等）。如系转运商品，应加上转运港（如 via HONG KONG 等），离境日期须用 on 或 after，不能用 before 或 about。此栏日期不早于签证日期。

第四栏：供官方使用。申请单位不用填。在签发"后发"、"补发"证书时由签证机构在证书正本和副本上加盖相应的印章。

附有日本原材料证明的 Form A 证书,应由申请单位在此栏加上"附件参考号×××"(Annex Ref No. ×××)。

第五栏:商品顺序号。如果同批出口货物有不同品种,则可按不同品种分列"1","2","3"……单项商品此栏可不填。

第六栏:唛头及包装号。此栏应照实填具完整的图案、文字标记及包装号。如无唛头,应填 N/M 字样。此栏不得出现"中国香港、台湾或其他国家和地区制造"、"见提单"、"见发票"等的字样。

第七栏:商品名称。包装数量及种类。此栏应首先填明详细的商品名称及原材料。在商品名称后须加上大写的英文数字并用括号加上阿拉伯数字及包装种类或度量单位。如同批货物有不同品种,则要求有总包装箱数,最后应加上截止线,以防止填伪造内容。国外信用证有时要求填具合同、信用号码等,可加在截止线下方空白处。

第八栏:原产地标准。此栏是国外海关审证的核心项目,必须认真审核。

全为中国原产品,不含任何进口成分。不论去哪个国家,只要原材料全部中国产,均填"P"。有进口成分的产品(须符合原产地标准)出口欧盟国家、瑞士、挪威、日本、波兰的,都填写"W",并在字母下方标上税目号。出口加拿大的(商品的进口成分不得超出该商品出厂价的40%),只填"F"字样,不填 HS 编码。出口澳大利亚、新西兰的,此栏可留空或填"W"加 HS 编码。出口俄罗斯、白俄罗斯、捷克、斯洛伐克、乌克兰的含进口成分的商品(其进口成分不得超过离岸价的50%)填"Y"字样,并在字母下面打百分比。

普惠制产地证原产地标准的填写可归纳为表 8-5。

表 8-5 普惠制产地证原产地标准的填写一览表

证书种类	证书种类代码	目的国家	原产地标准及其填制
普惠制原产地证书	G	欧盟、挪威、瑞士、土耳其、日本和列支敦士登	①完全原产：填写"P"； ②非完全原产：满足加工清单要求，未列入的满足品目号改变规则，填写"W"加出口产品HS品目号，例如，"W"94.05。
		加拿大	①完全原产：填写"P"； ②非完全原产：进口成分价值不超过包装完毕待运加拿大的产品出厂价的40%，填写"F"； ③非完全原产：经多个最不发达国家加工的产品，进口成分价值不超过包装完毕待运加拿大的产品出厂价的40%，填写"G"。
		白俄罗斯、俄罗斯联邦、哈萨克斯坦、乌克兰	①完全原产：填写"P"； ②非完全原产：进口成分价值不超过产品离岸价格的50%，填写"Y"加非原产成分价值占产品离岸价的百分比，例如，"Y"50%； ③非完全原产：进口成分价值不超过产品离岸价格的50%，在一个受惠国生产而在另一个或数个其他受惠国制造或加工的产品，填写"PK"。
		澳大利亚、新西兰	①完全原产：填写"P"； ②非完全原产：本国成分价值不小于产品出厂价的50%，留空。

第九栏：毛重或其他数量。此栏填写商品的单位，如"只"、"件"、"匹"、"双"等。以重量计算的，则填毛重；只有净重的，填净重即可，但要标上 N.W.（NET WEIGHT）。

第十栏：发票号及日期。此栏不得留空，为避免误解，月份一律用英文缩写。此栏所填发票日期必须与发票一致。发票日期不能晚于十一、十二栏日期，年份需用4位数。

第十一栏：签证当局的证明。此栏由签证人员审核无误后签名并加盖公章。

第十二栏：出口商的申明。此栏应有出口国名"中国（CHINA）"和进口国名，进口国名必须与第三栏目的港一致。申报单位须在此栏加盖经检验检疫局注册的单位印章及手签。此栏日期不得早于第十栏日期。

（二）一般原产地证书的申请

一般原产地证书（样本见表8-6）是证明我国出口货物生产和制造在中国的证明文件。我国目前所签发的原产地证书已成为国际贸易中的一个重要环节，货物进口国据此对进口货物给予不同的关税待遇和决定限制与否。根据《中华人民共和国出口货物原产地规则》的规定，国家质检总局在地方的检验检疫机构、中国国际贸易促进委员会及其分会负责签发原产地证。一般产地证书的全称是"中华人民共和国原产地证明书"，英文为CERTIFICATE OF ORIGIN OF THE PEOPLES REPUBLIC OF CHINA。

表8-6 一般原产地证书

1. Exporter （出口方）			Certificate No. CERTIFICATE OF ORIGIN OF THE PEOPLE'S REPUBLIC OF CHINA			
2. Consignee （收货方）			^			
3. Means of Transport and Route （出运日期、运输方式和路线）			5. For Certifying Authority Use only （签证机构用栏）			
4. Country/Region of Destination （目的国/地区）			^			
6. Marks and Numbers of Packages （运输标志）	7. Number and Kind of Packages; Description of Goods （商品名称、包装数量、种类及总件数）		8. HS Code （商品编码）	9. Quantity or Weight（数量或重量）		10. Number and Date of Invoices （发票号码及日期）

续　表

11. Declaration by the Exporter（出口商声明、签字、盖章栏）	12. Certification（签证机构证明、签字、盖章栏）
The undersigned hereby declares that the above details and statements are correct; that all the goods were produced in China and that they comply with the Rules of Origin of the People's Republic of China. Place and date, Signature and Stamp of Authorized Signatory	It is hereby certified that the declaration by the exporter is correct. Place and Date, Signature and Stamp of Certifying Authority

在我国境内依法设立、享有对外贸易经营权的企业，从事"来料加工"、"来样加工"、"来件装配"和"补偿贸易"业务的企业，外商投资企业，可以向签发机构申请签发原产地证书。凡进口方要求由我国官方机构签发一般原产地证书的，申请单位应向我国的出入境检验检疫机构申请办理；凡进口方要求由我民间机构签发一般原产地证书的，申请单位应向贸促会申请；未明确要求的，可向我国出入境检验检疫机构或贸促会申请。

如果要申请签发一般原产地证书，其产品必须符合中国出口货物原产地规则①对企业申报的产品，在收到有关企业的注册申请后，签发机构将派员对生产企业进行实地调查，核对企业提供的有关资料，查看生产企业原材料情况的生产和加工工序，核算产品中使用的进口成分的价值在制产品中所占的比例，以便确定其原产地资格。

申请单位应至少在货物出运前3天向签证机构申请签证，并提交以下材料：①一般产地证申请书一份；②缮制正确、清楚并经申请单位手签人

---

① 在我国境内加工装配的产品，如果不符合《中华人民共和国出口货物原产地规则》的有关规定、不能签发一般产地证的，可以申请《加工装配证明书》。申请该证书的方法与申请产地证相同。非中国原产的货物，如经过我国再转运至其他国家，可以向签证机构申请签发《转口证明书》，申请该证书时，申请单位应当提供证明该批货物产地的有关材料。申领这两种证书的申报手续和所需单据与一般产地证书相同。

员手签和加盖公章的一般产地证一式 4 份；③出口商的商业发票副本一份；④含有进口成分的产品还得提交产品成本明细单。

原产地证书为一般应在货物出运前签发，但如属特殊情况，未能及时申请签证，签发机构可酌情办理"后发证书"。申请签发"后发证书"时，申请单位除应提交上述单据外，还应提交解释迟交申请书原因的函件以及该批货物的提单/航空提单/邮政收据。

如果已签发的证书正本被盗、遗失或损毁，从签发之日起半年内，申请单位可申请重新签发证书，即"复本证书"。申请单位在申请签发"复本证书"前，应首先在《中国检验检疫报》上做遗失声明。申请单位在申请"复本证书"时，除应提交重新缮制的"复本证书"外，还应申明理由和提供依据。"复本证书"的有效期仍按原发证书签发日期起算，证书第四栏中加注："此证为某年某月某日所签发的第×××××号证书的复本，原证作废"，并加盖"复本"印章。复本证书的号码要重编，为便于存档，在原发证书后缀以 A 即成，签发日期按重发日期填制。

如果申请人要求更改或补充已签发证书的内容时，应填写《更改申请单》，申明更改理由并提供依据，退回原签发证书。签证机构经审核无误后予以签发新证。

一般原产地证书的填制与普惠制格式 A 的填制基本相同。

（三）区域性优惠证书的申领

区域性优惠证书的申领流程与一般原产地证书及普惠制产地证基本相同，但要注意以下几点：

第一，中国—智利自由贸易区原产地证书没有后发，必须在货物出运前或出运后 30 天内申请办理；《亚太贸易协定》原产地证书无后发，必须在货物出运前或出运后 3 日内申请办理；中国—巴基斯坦自由贸易区原产地证书货物出运后 15 天内不算后发，一年内可补发；中国—新加坡自由贸易区原产地证书无后发，必须货物出运前申请。

第二，原产地标准的填写见表 8-7。

表 8-7 区域性优惠证书原产地标准填写一览表

证书种类	证书种类代码	目的国家	原产地标准及其填制
中国—东盟自由贸易区优惠原产地证书	E	东盟成员国	①完全原产：填写"X"； ②非完全原产：中国—东盟自由贸易区成分大于等于产品离岸价40%，填写中国—东盟自由贸易区成分占产品离岸价的百分比，如40%； ③非完全原产：符合特定原产地标准，填写"PSR"。
《亚太贸易协定》原产地证书	B	孟加拉国、印度、韩国、斯里兰卡	①完全原产：填写"A"； ②非完全原产：非原产成分小于等于产品离岸价55%，填写"B"加非原产成分占产品离岸价的百分比，如55%； ③非完全原产：使用原产地累计的，成员国成分累计不低于产品离岸价的60%，填写"C"加累计原产成分占产品离岸价的百分比，如60%； ④非完全原产：最不发达成员国在以上②③基础上再享受10个百分点优惠，填写"D"。
中国—巴基斯坦自由贸易区原产地证书	P	巴基斯坦	①完全原产：填写"P"； ②非完全原产：单一国家成分或中巴自由贸易区累计成分大于等于产品离岸价40%，填写单一国家成分或中巴自由贸易区累计成分占产品离岸价的百分比，如40%； ③非完全原产：符合特定原产地标准，填写"PSR"。
中国—智利自由贸易区原产地证书	F	智利	①完全原产：填写"P"； ②非完全原产：区域价值成分大于等于产品离岸价40%，填写"RVC"； ③非完全原产：符合特定原产地标准的，填写"PSR"。

续 表

证书种类	证书种类代码	目的国家	原产地标准及其填制
中国—新西兰自由贸易区原产地证书	N	新西兰	①完全原产：填写"WO"； ②非完全原产：完全由获得原产资格的材料制成，填写"WP"； ③非完全原产：符合特定原产地标准中税则归类改变、工序要求的，填写"PSR"；符合特定原产地标准中区域价值成分（RVC）要求的，填写"PSR"并加注区域价值成分百分比。
中国—新加坡自由贸易区原产地证书	X	新加坡	①完全原产：填写"P"； ②非完全原产：区域价值成分大于等于产品离岸价40%，填写"RVC"； ③非完全原产：符合特定原产地标准的，填写"PSR"。
中国—秘鲁自由贸易区原产地证书	R	秘鲁	①完全原产：填写"WO"； ②非完全原产：完全由获得原产资格的材料制成，填写"WP"； ③非完全原产：符合特定原产地标准中税则归类改变、工序要求的，填写"PSR"；符合特定原产地标准中区域价值成分（RVC）要求的，填写"PSR"并加注区域价值成分百分比。

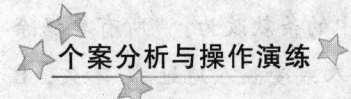

个案分析与操作演练

1. 根据给定资料制作普惠制产地证书。

BENEFICIARY：GUANGDONG MACHINERY IMPORT AND EXPORT CORP.（GROUP）

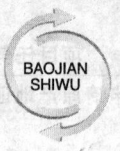

726 DONGFENG ROAD EAST, GUANGZHOU, CHINA
APPLICANT：SHITAYA KINZOKU CO.,LTD.
6-11 7-CHOME UENO TAITO-KU TOKYO, JAPAN
AMOUNT：USD 15 880.00
SHIPMENT FROM GUANGZHOU PORT FOR TRANSPORTATION TO YO-KOHAMA BY VESSEL.
SHIPPING MARKS：A9700247/YOKOHAMA/NO.1-410
发票号码：GD920029
发票日期：NOV.2,2011
FORM A 号码：GZ07/2345/12345
商品名称："RABBIT" BRAND SHOVEL WITH METAL HANDLE
申请时间、地点：GUANGZHOU NOV.15,2011

商品型号	数量	毛重	包装
S501MH	210DOZ	@25.00KGS/CTN	1DOZ/CTN
S503MH	200DOZ	@23.00KGS/CTN	

2.我国某橡胶出口公司A与泰国某进口贸易有限公司B达成了一笔L/C交易，证中有关单据的条款规定："正本提单一份，商业发票一式三份，以及由商检局出具的普惠制原产地证书From A，所有单据除发票外不得表示发货人或受益人的地址。"A公司按L/C要求进行装运后便向当地商检机构申请出具普惠制原产地证书From A，但商检机构却要求在普惠制原产地证书From A上发货人地址栏不得留空。这样，A公司不得不电告B公司：由于我国商检机构强制规定普惠制原产地证书上的发货人栏必须表明发货人的名称和详细地址，请立即将原L/C中的条款改为："所有单据除发票、普惠制原产地证书以外，不得表示发货人或受益人地址。"不久，B公司即回电称："该普惠制原产地证书系我方提供给另外的客户，并非我方所需要，所以难以改正。如果你方不在原产地证书中表示你方的真实详细地址，而是虚构一个地址，则我方可考虑修改L/C。"接电后，A公司考虑到货物已发运，如果拒绝接受B方的要求和建议，将会承担运费的损

失。另外也以为虚构原产地证书中的发货人的地址，不会影响最终的结汇。于是，A 公司便接受了 B 公司的要求，同时，B 公司也如约将原 L/C 中的单据条款改为："除发票、普惠制原产地证书外，所有单据不得表示发货人或受益人的地址。"一切似乎进展顺利，A 公司将制好的全套单据交议付行又寄至开证行。但开证行当即提出了单据中的不符点："你第××号 L/C 项下的单据经审核发现发票上受益人的地址与原产地证书中发货人的地址不符，故而构成单单不符，我行无法付款，请速告单据处理意见。"A 公司得到消息后，才意识到原来公司的单证员习惯了按固定的发票格式制单，忽略了将发票发货人真实详细的地址改为虚构的地址，而此时想再置换发票已为时过晚。最终，A 公司不得不与 B 公司商议降价处理此笔货物才了结了此案。

问题：造成 A 公司损失的主要原因是什么？

3. 2011 年 8 月，北京 T 公司向葡萄牙 P 公司出口一批女鞋，合同号：TP1109。北京 T 公司将该货物由天津装船发往葡萄牙，于 8 月 9 日装船完毕，取得提单，8 月 10 日发运，这时葡萄牙 P 公司紧急来电要求北京 T 公司提供该批女鞋的原产地证。

问题：北京 T 公司该如何操作？

4. 2011 年 6 月，山东 M 公司向日本 K 公司出口一批 A 型和 B 型针织毛衣，合同号是：MK110608。合同中，日本 K 公司只要求山东 M 公司提供 A 型针织毛衣的原产地证。山东 M 公司准备办理针织毛衣的原产地证，将该批货物由烟台装船发往大阪。这时，日本 K 公司来电要求 B 型针织毛衣也需要提供原产地证。这样，山东 M 公司原产地证书内容需要更改。

问题：山东 M 公司该如何操作？

5. 天津某外贸企业（已办理产地证注册登记）生产的吸尘器出口至韩国，产品 FOB 价格为 35 美元/台。该产品生产中使用了从当地市场采购的韩国产塑料 ABS 及公司以进料加工方式从日本进口的吸尘器电机和集成控制块，其余原料零部件均为国产。经核算，进口原料价值分别为：塑料

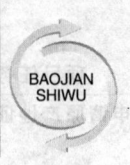

ABS 6 美元/台，电机 9 美元/台，集成控制块 4 美元/台。

问题：此批货物是否可以申请《亚太贸易协定》优惠原产地证书？为什么？如可以申请，该证书原产地标准栏应如何填制？

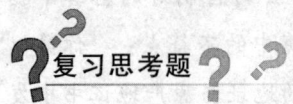

一、名词解释

一般原产地证书　普惠制原产地证书　区域性优惠原产地证书

中国—东盟自由贸易区原产地证书　后发证书

二、简答题

1. 简述原产地证书的作用。
2. 简述原产地证书的分类。
3. 图示检验检疫机构原产地证书的签证流程。
4. 企业申请原产地证业务注册一般需要哪些资料？
5. 普惠制产地证的申请一般需要哪些资料？
6. 中国—东盟自由贸易区优惠原产地证书的原产地标准如何填写？
7. 中国—智利自由贸易区原产地证书的原产地标准如何填写？
8. 中国—新西兰自由贸易区原产地证书的原产地标准如何填写？
9. 中国—新加坡自由贸易区原产地证书有无后发？必须何时申请？
10. 中国—秘鲁自由贸易区原产地证书的原产地标准如何填写？

个案分析与操作演练参考答案

项目任务一　熟悉与报检有关的国际贸易业务

1. 答案略。

2. 答：不一定。"以装运地检验报告为准"表明，卖方对交货后货物所发生的变化不承担责任，实际上排除了买方的复验权。除非买方能证明，他所收到的与合同规定不符的货物是由于卖方的违约或货物的固有瑕疵造成的。

3. 答：不一定。B 公司在接受货物时已发现货物有瑕疵，应于约定的检验期限内或法律规定的期间内通知 A 公司，如已过了通知时效，视为承认货物无瑕疵，但是 B 公司向 C 公司故意隐瞒了瑕疵，C 公司有权要求向 B 公司退货。

4. 答：本案中山东 TT 公司损失的主要原因是合同签订者把引进设备仅看做订合同、交货、收货几个简单环节，完全忽略了检验、索赔这两个重要环节。防范损失的措施主要有订立合同时要注意商品的检验与索赔条款，并及时检验，尽量把索赔有效期订得长一些，以便给商品检验腾出时间。

5. 答：小王的归类不正确。"饰有兔毛皮（作袖口）的男士呢大衣"的"兔毛皮"只用于大衣袖口起装饰作用，未构成呢大衣的基本特征，所以按纺织品归入第 11 类；"衬里为兔毛皮的男士呢大衣"的"兔毛皮"用做大衣的衬里，已起到毛皮衣服的基本特征，符合第 43 章章注 4 的说明，所以应按毛皮制品归入第 43 章。

6. 答：（1）根据该商品的特点，葵花子油渣饼显然仅是由葵花子经榨取油后所剩的残渣构成，葵花子中其他有用成分并未提取。所以，其油渣仍具有利用价值。通观税则，第 23 章标题为：食品工业的残渣及废料……而葵花子榨取葵花油的加工过程亦符合食品工业的范畴。因此,可初步将"油渣饼"归入本章。查阅本章各品目,品目23.06所示:品目23.04或23.05以外的提炼植物油所得的油渣饼及其他固体残渣……因此,"葵花子油渣饼"应归入本品目。根据"列名优先"的原则,子目2306.3000条文为葵花子的油渣饼,即应将其归入本税号,即2306.3000。

(2) 制刷用的山羊羊毛一定属于动物性产品,由于该山羊毛较粗、硬,虽然经过清洗、整理、梳理、挑选等加工工序,也不适用做纺织材料,因此,不可归入第十一类的纺织原料,只适宜归入第5章:其他动物产品。先按序查找本章各品目条文所述的内容,品目05.02:……及其他制刷用兽毛……可知,该品目已包括了制刷用的兽毛,并且山羊亦属兽类。因此,应将"制刷用山羊毛"归入品目05.02。根据"列名优先"的原则,应在本品目中继续确认与之相适的子目。在子目0502.1030下的一级子目(第5位)后的三级(第7位)子目为:獾毛及其他制刷用兽毛,因此,应将其归入税号0502.9011。

(3) 关于纯棉妇女用针织紧身胸衣,根据对成分及加工方式的分析,大家会轻易地将该项商品归入第61章:针织或钩编的服装及衣着附件。但仔细阅读第61章章注释二(一)可以发现,本章不包括62.12品目的商品。62.12品目条文:胸罩、束腰带、紧身胸衣、吊裤带、吊袜带……因此,可以初步将"紧身胸衣"归入62.12品目。根据"列名优先"原则,查看62.12品目中所包含的子目6212.3090可以看出,该税号符合所需归类商品的特定意义。因此,"纯棉妇女用针织紧身胸衣"应归入税号6212.3090。

(4) 菠萝原汁属于品目2009"水果汁",但是如果加水进行了稀释,则成了人们习惯饮用的饮料(其他果汁也是如此),故应归入第22章"饮料、酒及醋"。然后按饮料归入品目2202"其他无酒精饮料,但不包括品目2009的水果汁或蔬菜汁"。由于由果汁配成的饮料不属于一级子目"加味、加糖或其他甜物质的水,包括矿泉水及汽水"的范围,故归入 2202.9000。

7. 答：包装物与所装物品应分别归类的是：（1）和（4）。40 升专用钢瓶明显可重复使用，故需分别归类；由于照相机与照相机套没有同时进口，故需分别归类。

项目任务二　认识出入境检验检疫工作

1. 答：（1）海关监管条件为 A/B，表示该商品在入境和出境时均须实施检验检疫。

（2）检验检疫类别为 P.R/Q.S，表示该商品进口时应实施商品检验、植物产品检疫和食品卫生监督检验，出口时应实施植物产品检疫和食品卫生监督检验。

2. 答：当事人的行为属于擅自出口未报检的出口法检商品，违反了《中华人民共和国进出口商品检验法》第 15 条的规定（必须经商检机构检验的出口商品的发货人或者其代理人，应当在商检机构规定的地点和期限内向商检机构报检）。根据《中华人民共和国进出口商品检验法实施条例》第 46 条的规定，擅自出口未报检或者未经检验的，属于法定检验的出口商品，由出入境检验检疫机构没收违法所得，并处商品货值金额 5% 以上 20% 以下罚款；构成犯罪的，依法追究刑事责任。

3. 答：（1）A 企业在检测结果出来之前擅自使用进口法检商品，违反《中华人民共和国进出口商品检验法实施条例》的规定。

（2）检验检疫局不应当同意 A 企业重新抽样的要求。因为进口商品已经使用过了，不符合重新抽样的条件。

（3）检验检疫机构应当对 A 企业进行行政处罚。依据是：《中华人民共和国进出口商品检验法实施条例》第 46 条的规定，企业擅自使用抽检不合格的进口商品，检验检疫机构责令其停止使用，没收违法使用的商品，并处商品货值金额等值以上 3 倍以下的罚款。

4. 答：（1）出入境检验检疫机构对进出口商品实施检验的内容，包括是否符合安全、卫生、健康、环境保护、防止欺诈等要求以及相关的品质、数量、重量等项目。

（2）A公司应向作出检验结果的出入境检验检疫机构或者其上级出入境检验检疫机构以至国家质检总局申请复验。复验必须在收到商检结果15日内提出，复验商品必须保持原样。报检人申请复验，应当按照规定如实填写复验申请表，并提供原报检所提供的证单、资料及原检验检疫机构出具的检验证书。

（3）出入境检验检疫机构不会同意再次复验。因为检验检疫机构或者国家质检总局对同一检验结果只进行一次复验。A公司对复验结论不服，可以依法申请行政复议，也可以依法向法院提起诉讼。

项目任务三　报检注册

1. 答：办理自理报检单位和代理报检单位的注册登记的条件是不同的。北京华鑫工贸公司因为拥有进出口权，属于自理报检范围，因此，办理自理报检单位注册时很顺利。而代理报检的条件却有许多限制，如注册资金应在人民币150万元以上；应有健全的代理报检管理制度；应拥有不少于10名经检验检疫机构考试合格并取得《报检员资格证》的人员等。北京华鑫货运代理公司是由北京华鑫工贸公司刚刚成立不久的公司，或许注册资金未达到要求，或许没有10名以上的报检人员等，都不符合代理报检的注册条件。

2. 答：（1）选B。自理报检单位备案管理实行属地备案、全国联网的模式，即收/发货人向其工商注册地的出入境检验检疫机构申请备案，在全国通用。

（2）选A。报检员注册应当在检验检疫机构登记并取得报检单位代码的企业向登记地检验检疫机构提出申请。

3. 答：本案中，长春××进出口公司为出口货物的发货人，有资格申请为自理报检单位。国家对自理报检单位实行备案登记管理制度。凡纳入自理报检范围的单位，首次报检之前都应办理备案登记手续，取得登记代码，方可办理自理报检业务。

因此，该公司在首次办理报检业务之前，备案登记申请人应首先填写自理报检单位备案登记申请表，然后向其工商注册所在地辖区内的长春检验检疫局提交企业法人营业执照、企业组织机构代码证、进出口经营权证明等材料办理备案登记申请。获取了长春检验检疫局注册的登记代码后，该企业即可从事报检工作。

张娟虽已考取报检员资格证，但要成为正式报检员，还要由长春××进出口公司向长春检验检疫局申请，提交报检员注册申请书，经审核发给报检员证。获得报检员证后，张娟方可从事报检工作，并应在报检时主动出示其报检员证。

4. 答：进口的煤炭和出口的水泥都是法检商品，重量检验是必检项目，在正常情况下，至少需要经过前后两次水尺计重才能完成重量鉴定工作。而在进口煤炭案中，检验检疫鉴定人员只完成了卸货前的首次水尺计重工作，卸货后未通知检验检疫鉴定人员看水尺计重 B 企业就擅自允许船舶离港；在出口水泥案中，检验检疫鉴定人员还未看装船前的首次水尺计重，C 企业就擅自允许船舶装货。B 和 C 代理报检企业的行为违反了《出入境检验检疫代理报检管理规定》第 11 条"接受委托的代理报检单位应当完成下列代理报检行为……（三）联系配合检验检疫机构实施检验检疫"、第 15 条"代理报检单位应当按照检验检疫机构的要求，负责落实检验检疫场地、时间等有关事宜"、第 25 条"代理报检机构有下列情况之一的，国家质检总局可以取消其代理报检资格……（四）不按代理权限履行义务，影响检验检疫工作秩序"的规定。本案 B 和 C 代理报检企业的违法行为值得我们深思：B 和 C 代理报检企业由于淡薄的检验检疫法律法规意识，无视代理报检企业应履行的职责，未按规定配合检验检疫鉴定人员完成水尺计重工作，致使该批进口煤炭的重量和出口水泥的重量无法准确掌握。代理报检企业应加强检验检疫法律法规的学习与落实，积极履行自己的代理报检义务。

5. 答：A 货运代理公司尽管未授意王华制作假报检员证，但在明知其无报检资格的情况下仍让其代表公司进行报检业务，违反了《出入境检验检疫代理报检管理规定》第 24 条第一项的规定，应暂停该公司代理报检资格 3 个月。报检员刘爽因转借报检证，并造成严重后果，根据《出入境检验检疫报检员管理规定》第 22 条第三项的规定，应暂停其报检资格 6 个月。

6. 答案略。

7. 答：出境口岸检验检疫机构可以根据下列情况对电子转单有关信息予以更改：（1）因运输造成包装破损或短装等情况须减少数/重量的；（2）须在出境口岸更改运输工具名称、发货日期、集装箱规格及数量等有关内容的；（3）申报总值按有关比重换算或变更申报总值幅度不超过 10% 的；（4）经口岸检验检疫机构和产地检验检疫机构协商同意更改有关内容的。本题中，运输工具名称的改变属于可以予以更改的范畴，所以上海 A 公司能够顺利完成对电子转单相关信息的更改。

项目任务四　办理出入境货物报检

1. 答：T 公司在办理检验业务时不正确的地方主要有：

（1）出境货物报检遵循产地检验原则。河北 T 公司应首先在河北报检，取得换证凭单正本后，到出境地青岛核销并更换出境货物通关单，或用电子转单换证凭条上的转单号或者换证凭条的传真件到出境地检验检疫机构换取正本通关单。

（2）最迟要在货物报关或装运前 7 天报检，这样才会有时间按时装运。4 月 28 日去办理报检手续肯定来不及。

2. 答：应填 2 000 米/54 公斤。

3. 答：填制正确的有（1）、（3）、（6）、(10)。

4. 答：完成该批速冻甜豌豆报检业务至少需要下列单据：报检单、销售合同、发票、装箱单、出境货物运输包装性能检验结果单、厂检单、预包装食品标签审核的标签样张和外文翻译件、卫生注册证、出口蔬菜种植基地备案登记证、集装箱检验检疫结果单等。其中，销售合同、发票、装箱单可找北京大华进出口有限公司索要；厂检单、预包装食品标签审核的标签样张和外文翻译件、卫生注册证、出口蔬菜种植基地备案登记证找天津花都食品有限公司索要；出境货物运输包装性能检验结果单找天津金华纸箱厂索要。集装箱检验检疫结果单由北京华鑫货代公司办理，报检单在电子申报系统中生成。

5. 答：(1) C 企业应当向 P 地的检验检疫局申报检验。

(2) 检验检疫机构不能对 C 企业进行行政处罚。因为 C 企业虽然在主观上有逃避检验的故意，但客观上，C 企业合法取得了检验检疫机构出具的有法律效力的通关单，故不能对其进行行政处罚。

6. 答：该公司擅自出口未经检验检疫合格的出口商品属于违法。擅自更改检验合格的出口商品的包装，如改换包装或者原未拼装后来拼装的，货主或者其代理人应当重新报检。购买补充的大蒜应当依法重新报检并经检验检疫合格方能出口，且应来源于卫生注册登记企业。

7. 答：小张思考得不完全正确，其中第①、④项错误。报检时应提交《进出口化妆品标签审核证书》，而不是《进出口化妆品标签审核申请书》。《进出口化妆品标签审核申请书》只是在申请《进出口化妆品标签审核证书》时要提交的材料。出口化妆品要由产地检验检疫机构实施检验，出境口岸检验检疫机构查验放行，因此，该公司的化妆品到了宁波后，还需要经宁波的出境口岸检验检疫机构查验后才能向海关办理通关手续。

项目任务五　办理入境货物报检

1. 答：(1) B 企业进口的设备虽然未经过使用，但是存放时间明显太长，且外观陈旧，属于旧设备。

(2) 国家允许进口的旧机电产品的收货人在签订对外贸易合同前，应当向国家质检总局或者出入境检验检疫机构办理备案手续。对价值较高，涉及人身财产安全、健康环境保护项目的高风险进口旧机电产品，应当依照国家有关规定实施装运前预检验，进口时，收货人应当提供出入境检验检疫机构或者经国家质检总局指定的检验机构出具的装运前检验证书。

2. 答：(1) D；(2) A；(3) D；(4) B；(5) C。

3. 答：(1) B。本题属异地施检报检，即在入境口岸完成进境流向报检，货物到达目的地后，该批货物的申请人应在规定的时间内向目的地检验检疫机构申请进行检验检疫的报检。

(2) D。依据本题题意，本批货物的包装为纸箱，故报检时无须提供运输包装容器使用鉴定结果单。

(3) A。法定检验的进口商品未检验的，不准销售，不准使用。

4. 答：本题中的进口化妆品为法定检验货物，必须经过标签审核，取得进出口化妆品标签审核证书或标签审核受理证明后方可报检。又由于通关地（天津）与目的地（北京）不属于同一辖区，须在口岸清关转异地进行检验检疫，所以可申请进境流向报检。即由北京某进出口公司首先持合同、发票、装箱单、提单、入境货物报检单等主要单证及进口前由国家质检总局签发的进口化妆品标签审核证书等在卸货口岸向口岸检验检疫机构（天津检验检疫局）报检，在此签发入境货物通关单，通关后只是由进境口岸检验检疫机构进行必要的检疫处理，货物调往目的地后再申请异地施检报检，即在规定的时间内向目的地检验检疫机构（北京检验检疫局）申请进行检验检疫。另外，还应注意由美国进口的货物的木质包装声明问题。

5. 答：(1)"货物名称"应填写"灌装机（旧）"。《入境货物报检单》的"货物名称"一栏应填写本批货物的品名，应与进口合同、发票名称一致，如为废旧物应注明。

(2)"目的地"一栏应填写"武汉"。《入境货物报检单》的"目的地"一栏应填写本批货物预定最后到达的交货地。

6. 答：A、B项不符合检验检疫有关规定，C、D项符合检验检疫有关规定。

7. 答：(1) D；(2) C；(3) B；(4) A；(5) D；(6) B；(7) B；

(8) A；(9) B。

8. 答：吉林 A 粮油进出口公司的《进境动植物检疫许可证》日期晚于合同日期，不符合规定。检疫审批手续应当在贸易合同或者协议签订前办妥。审批机关对进口植物、植物产品提出的检疫要求须在贸易合同或协议中订明。

9. 答：(1) ①；(2) ②；(3) ⑤⑦；(4) 所有物品。

项目任务六　认知出入境检验检疫工作

1. 答：已经实施检验检疫的出入境法定检验检疫对象有下列情况之一的，经重新报检并检验检疫后，检验检疫机构应按本办法及其收费标准另行收取相关费用：①输入或前往国家（或地区）更改检验检疫要求的；②更换货物包装或拼装的；③超过检验检疫有效期或证书（单）报运出口期限的；④在口岸查验过程中，发现货证不符、批次混乱，须重新整理的。本题属于更换了货物的包装，所以在重新检验检疫时要另行收取相关费用。

2. 答：一般情况下，检验检疫机构只签发一份正本，特殊情况下，合同或信用证要求两份以上正本，且难以更改合同或信用证的，经审批同意，可以签发，但应在第二份证书正本上注明"本证书是×××号证书正本的重本"。结合本题，在这种情况下，我方应首先和美方协商看其是否能够更改信用证中该条款，若不能，我方可向检验检疫机构提出申请，待审批同意后按约定执行合同。

3. 答：出境货物通关单的有效期因商品不同有所区别。一般货物为 60 天；植物和植物产品为 21 天，北方冬季可适当延长至 35 天。结合本题，我方出口的大豆属于植物产品，有效期应该为 21 天，但是辽宁地处我国北部，按有关规定，可将有效期延长至 35 天，所以出境货物通关单仍在有效期内，海关应予以放行。

4. 答：出境货物的通关单的有效期为 60 天，该企业的出境货物通关单已失效。该企业应该重新报检。

5. 答：直通放行推动了"大通关"建设，提高了进出口货物的通关效率，实现了提速、减负、增效的目的。实施直通放行后，对出口企业而言，变产地、口岸二次申报为在产地一次申报，只需经产地检验检疫机构施检合格，就可凭产地检验检疫机构出具的通关单在报关地海关直接办理通关手续。货物在到达口岸后，正常情况下口岸检验检疫机构不再实施卸货查验，这样可减少相应的压港、掏柜等费用的支出，较大幅度地降低了口岸通关成本，缩短货物滞港时间，出境货物装运船期变得更加可控。

6. 答：如果按照原有的检验检疫规定，所有出口法检货物均应在产地实施检验检疫，由产地出入境检验检疫局签发《换证凭单》，出口商凭《换证凭单》向出境口岸出入境检验检疫局申请出具《出境货物通关单》，口岸出入境检验检疫局按照3%~5%的比例进行口岸查验，查验一般需要一两天的时间，查验之后，认为货物与单证相符，口岸出入境检验检疫局签发《出境货物通关单》，出口商或其代理人凭此向海关申报。在原规定下，查验是通过计算机随机进行的，所有企业的出口货物均有可能被查验。对检验检疫机构来讲，进行口岸查验可以有效地防止出口商将已经检验合格的货物调包或改变原有状态；但是对出口商来讲，这无疑是增加了一道手续，增加了时间，同时也增加货物转箱的费用，特别是北京和天津之间，路途较近，货量大，由于抽查的货物在装运前要查验，往往影响出口。绿色通道制度是检验检疫部门贯彻"走出去"战略，支持促进扩大出口的重要措施，是提高检验检疫工作效率和口岸通关速度的有效手段，该制度加快了口岸通关速度，方便了出口货物的通关放行，促进了出口。

项目任务七 办理出入境运输工具、集装箱的报检

1. 答：B、D。所有进境集装箱均应实施卫生检疫；P代表的监管类别是进境动植物、动植物产品检疫，因此本题答案为B、D。

2. 答：C、D。所有的进出境集装箱都要进行卫生检疫。因此C正确，

A 不正确。装载动植物产品的集装箱要实施动植物检疫。木材属于植物产品，因此要实施动植物检疫，因此 B 不正确。盐湿牛皮属于动物产品，因此要实施动植物检疫，因此 D 选项正确。

3. 答：（1）P 表示进境动植物、动植物产品检疫；Q 表示出境动植物、动植物产品检疫；R 表示进口食品卫生监督检验；S 表示出口食品卫生监督检验。

（2）A、B、C、D。检验检疫类别为 P.R/Q.S 的商品必须实施食品卫生监督检验和动植物检疫。同时，以集装箱装载时，出境集装箱均应实施卫生检疫，装运出口易腐烂变质食品、冷冻品的集装箱还应实施适载检验。

（3）A、B。

4. 答：（1）B、C、D；

（2）A、B、C、D。

5. 答：出入境集装箱有下列情况之一的，应当实施卫生除害处理：①来自检疫传染病的或监测传染病疫区的；②被传染病污染的或可能传播检疫传染病的；③携带有与人类健康有关的病媒昆虫或啮齿动物的；④检疫发现有国家公布的一、二类动物传染病、寄生虫病名录及植物危险性病虫、杂草名录中所列病虫和对农林、牧、渔业有严重危害的其他病虫害的；发现超过规定标准的一般性病虫害的；⑤装载废旧物品或腐败变质有碍公共卫生物品的；⑥装载尸体、棺柩、骨灰等特殊物品的；⑦输入国家（或地区）要求作卫生除害处理的；⑧国家法律、行政法规或国际条约规定必须作卫生除害处理的。

集装箱卫生除害处理方法主要有蒸熏、消毒、杀虫 3 种。

6. 答：所有入境集装箱应实施卫生检疫。集装箱入境前、入境时或过境时，必须向入境口岸检验检疫机构报检，未经检验检疫机构许可，集装箱不得提运或拆箱。

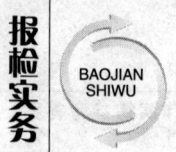

项目任务八　申请原产地证书

1. 答：

ORIGINAL

1. Goods Consigned From (Exporter's Business Name, Address, Country) GUANGDONG MACHINERY IMPORT AND EXPORT CORP. (GROUP) 726 DONGFENG ROAD EAST, GUANGZHOU, CHINA	Reference No.　GZ07/2345/12345 GENERALIZED SYSTEM OF PREFERENCES CERTIFICATE OF ORIGIN (Combined declaration and certificate)
2. Goods Consigned to (Consignee's Name, Address, Country) SHITAYA KINZOKU CO., LTD 6-11 7-CHOME UENO TAITO-KU TOKYO, JAPAN	**FORM A** THE PEOPLE'S REPUBLIC OF CHINA Issued in _____ (country) See Notes overleaf
3. Means of Transport and Route (as far as known) FROM GUANGZHOU TO YOKOHAMA BY VESSEL	4. For Official Use

5. Item number	6. Marks and Numbers of Packages	7. Number and Kind of Packages; Description of Goods	8. Origin Criterion (see Notes overleaf)	9. Gross Weight or Other Quantity	10. Number and Date of Invoices

1	A9700247 YOKOHAMA NO. 1 – 410	FOUR HUNDRED AND TEN CARTONS OF "RABBIT" BRAND SHOVEL WITH METAL HANDLE * * * * * * * *	"P"	9 850KGS * * * * TOTAL 9 850KGS	GD920029 NOV. 2, 2011

11. Certification	12. Declaration by the exporter
It is hereby certified, on the basis of control carried out, that the declaration by the exporter is correct.	The undersigned hereby declares that the above details and statements are correct, that all the goods were **CHINA** produced in _____ (country) and that they comply with the origin requirements specified for those goods in the Generalized System of Preferences for goods exported to **JAPAN** GUANGZHOU NOV. 15, 2011
_____ Place and date, Signature and Stamp of Certifying Authority	_____ Place and date, Signature and Stamp of Authorized Signatory

2. 答：造成A公司损失的主要原因是A公司的单证员在不熟悉法规

和规定的情况下贸然操作。单单一致是L/C业务的基本要求，修改出口单证时不能顾此失彼。本题中的A公司在审证时未对L/C中规定的"原产地证书不能标明发货人或受益人地址"条款给予足够的注意和重视。在此情况下，如果对我国商检机构出证的规定不熟，单证人员应事先就此问题向我国商检机构详细询问和调查，以确保出口单证能够满足B公司L/C的要求。

3. 答：北京T公司可申请产地证后发。电子申报时，在申请书备注栏注明"申请后发"，准确填写拟出运日期（即提单上ON BOARD日期），携正本提单复印件到检验检疫部门的签证机构办理后发证书。

4. 答：如果该份证书尚处于待审或缓证状态，可致电签证机构申请退单；如果该份证书已签发，企业可办理更改证书（电子申报时，新编证书号，填写更改申请书，更改相应内容，选择更改证发送，收到缓证信息后，携原证、领证凭条和发票到签证机构办理更改证），更改证日期一般与原证一致。

5. 答：此批货物是否可以申请《亚太贸易协定》优惠原产地证书。因为该批货物使用的来自非成员国或不明原产地的原材料、零件或制品的总价值不超过该产品FOB价的55%。该批货物为非原产，进口成分计19美元/台，非原成分占54%（19/35），小于产品离岸价55%，因此，该证书原产地标准栏应填"B, 54%"。

主要参考文献

[1] 肖旭,韩斌. 报检实务［M］. 北京:高等教育出版社,2009.

[2] 游蓓蕾. 出入境报检实务［M］. 北京:中国人民大学出版社,2011.

[3] 童宏祥. 报检实务［M］.2版. 上海:上海财经大学出版社,2010.

[4] 王桂英,赵阔. 出入境报检操作实务［M］. 北京:中国海关出版社,2011.

[5] 洪雷. 出入境检验检疫报检实用教程:习题与解析［M］. 上海:格致出版社,2009.

[6] 王海兰. 报检实务解惑500题［M］. 北京:对外经济贸易大学出版社,2009.

[7] 田南生,李贺. 报检实务习题与案例［M］. 大连:东北财经大学出版社,2010.

[8] 余世明. 国际商务单证实务练习题及分析解答［M］. 广州:暨南大学出版社,2006.

[9] 严思亿,李宝柱,陈波. 国际货物贸易单证实务［M］. 北京:对外经济贸易大学出版社,2007.

[10] 国家质检总局报检员资格考试委员会. 报检员资格全国统一考试教材［M］.2010年版,北京:中国标准出版社出版,2010.

图书在版编目(CIP)数据

报检实务/顾永才,王斌义主编.—北京:首都经济贸易大学出版社,2012.1
(21世纪高职高专精品系列规划教材·国际商务专业)
ISBN 978 – 7 – 5638 – 1965 – 2

Ⅰ.①报… Ⅱ.①顾… ②王… Ⅲ.①国境检疫—中国—高等学校—教材 Ⅳ.①R185.3

中国版本图书馆 CIP 数据核字(2011)第 242515 号

报检实务

顾永才　王斌义　主编

出版发行	首都经济贸易大学出版社
地　　址	北京市朝阳区红庙(邮编100026)
电　　话	(010)65976483　65065761　65071505(传真)
网　　址	http://www.sjmcb.com
E – mail	publish@ cueb.edu.cn
经　　销	全国新华书店
照　　排	首都经济贸易大学出版社激光照排服务部
印　　刷	北京地泰德印刷有限责任公司
开　　本	787 毫米×960 毫米　1/16
字　　数	356 千字
印　　张	20.25
版　　次	2012 年 1 月第 1 版第 1 次印刷
书　　号	ISBN 978 – 7 – 5638 – 1965 – 2/R·11
定　　价	33.00 元

图书印装若有质量问题,本社负责调换
版权所有　侵权必究